U0817482

林丹医方实践录

——全国名老中医药专家林丹经验集

钟军华　尹德辉　主编

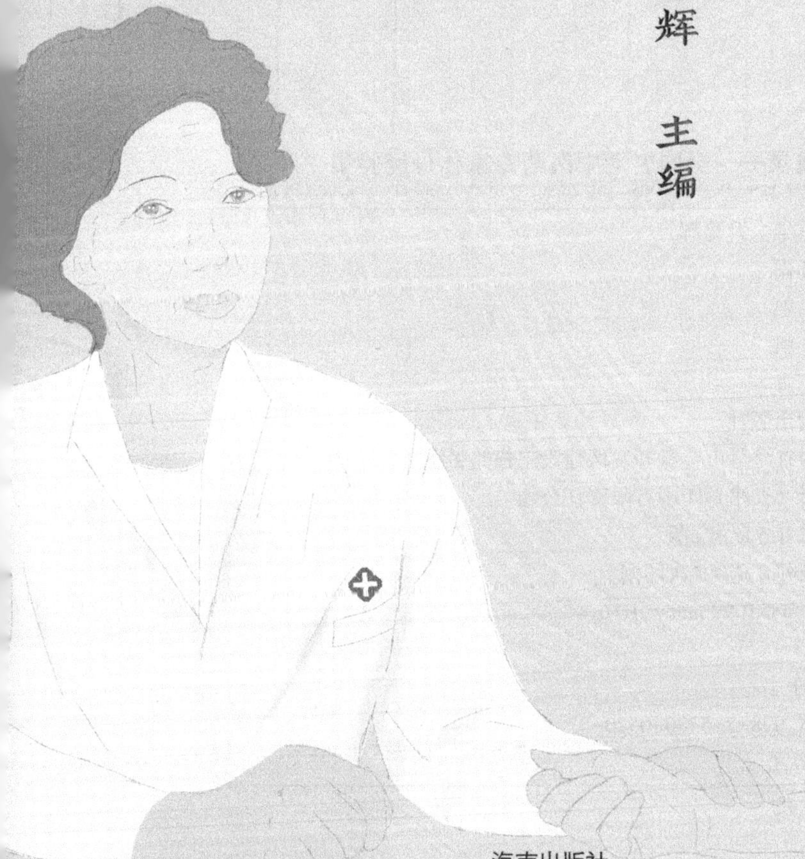

海南出版社
·海口·

图书在版编目（CIP）数据

林丹医方实践录 ：全国名老中医药专家林丹经验集 / 钟军华，尹德辉主编. -- 海口 ：海南出版社，2022.5（2025.2重印）.
ISBN 978-7-5730-0520-5

Ⅰ. ①林… Ⅱ. ①钟… ②尹… Ⅲ. ①中医临床－经验－中国－现代 Ⅳ. ①R249.7

中国版本图书馆CIP数据核字(2022)第078013号

林丹医方实践录——全国名老中医药专家林丹经验集
LIN DAN YIFANG SHIJIAN LU——QUANGUO MING LAO ZHONGYIYAO ZHUANJIA LIN DAN JINGYAN JI

主　　编：钟军华　尹德辉
责任编辑：凌亚南
执行编辑：杨　帆
读者服务：杨　帆
封面设计：陈　青
出版发行：海南出版社
地　　址：海南省海口市金盘开发区建设三横路2号
印　　刷：炫彩（天津）印刷有限责任公司
版　　次：2022年5月第1版
印　　次：2025年2月第2次印刷
开　　本：787 mm×1092 mm　1/16
印　　张：18.75
字　　数：170千字
书　　号：ISBN 978-7-5730-0520-5
定　　价：78.00元

版权所有，翻版必究！

编 委 会

主　审：林　丹

主　编：钟军华　尹德辉

副主编：袁　勇　谢　蓉　谢毅强

编　委：（按姓氏笔画排名）

马天鹏　尹德辉　李　芳　邱　龙

钟军华　宫爱民　袁　勇　高金鸟

黄宗文　董秀娟　谢　蓉　谢毅强

序 言

中医药学是中国古代科学的瑰宝，是打开中华文明宝库的钥匙。我们应当努力挖掘中医宝库，发挥中医优势，提高中医疗效。对待中医也须持科学态度，诚实、务实，既肯定中医的作用，也承认中医的不足，切勿夸大中医疗效。

林丹教授是第五批全国老中医药专家学术经验继承工作指导老师，全国名老中医药专家林丹传承工作室建设项目指导老师，海南医学院中医学教授，海南医学院第一附属医院中医科原主任，硕士、博士研究生导师（中医师承）。林丹教授专业知识精通，专业技术娴熟，内外妇儿兼治，专精于中医内科，擅长各类肝病的中医辨证治疗，对月经不调的治疗亦有独到的见解及丰富的临证经验。

怀着对中医的热爱之情，本着知足常乐的人生之道，一步一个脚印，四十余年心无旁骛，从医救人，培育后学。医者仁心，林丹教授崇尚悬壶济世，不分膏粱布衣，对病人从未有身份高下之分。师者，传道授业解惑，对后学敦敦教诲，毫无保留。她口才一流却从不夸夸其谈，言谈中往往直奔主题，有时看似片言只语，但听者只要记于心，融会贯通，灵活运用于临床，就会屡获良效。对此本人深有体会，比如我在中药降酶、肝癌晚期使用中药止痛等多方面均得到林丹教授真传。

林丹教授谦虚谨慎、精益求精的精神也值得我们学习。多年前本人曾建议她总结经验，著书立说，启迪后学。她却说：“中医乃至精至微之事，中医人须博极医源，精勤不倦，点滴经验还需要更多地验证于临床。”没有十足的把握，她绝不肯轻易落笔，以免误人子弟。正如国医大师张志远教授所说：“六十岁前读书、临床；六十岁以后临床、著书。”十年磨一剑，退休数年后，《林丹医方实践录——全国名老中医药专家林丹经验集》终将问世，这是我们期盼已久的。本书是林丹教授率其团队，根据她四十余年从事中医临床的经验编撰而成，有深入独到的辨证论治思路讲解，也有老师专病专方专药运用体会的阐述。通读初稿，干货满满，反观内省，受益良多！

全国中医药高等学校教学名师

第三批全国优秀中医临床人才

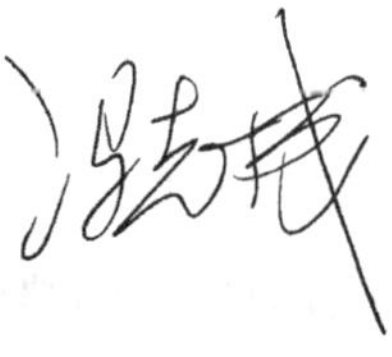

CONTENTS

目　录

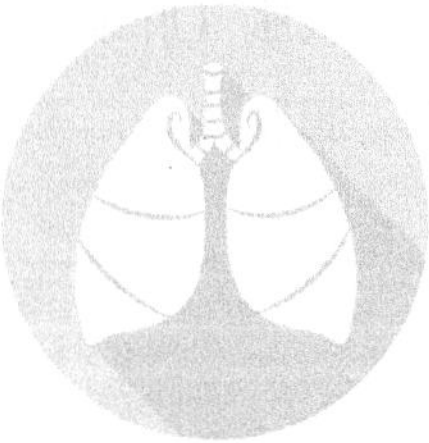

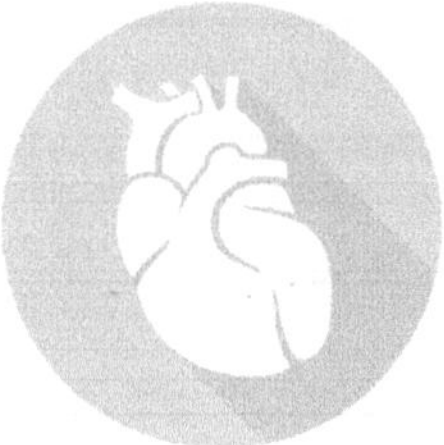

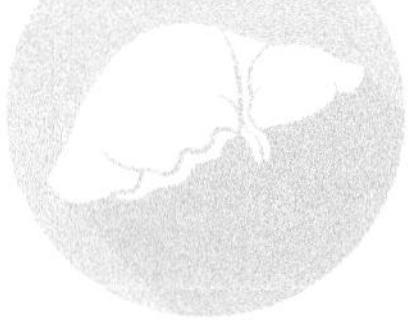

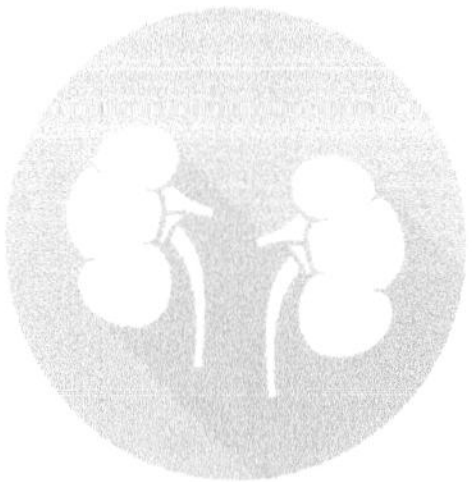

第二章　外科病证

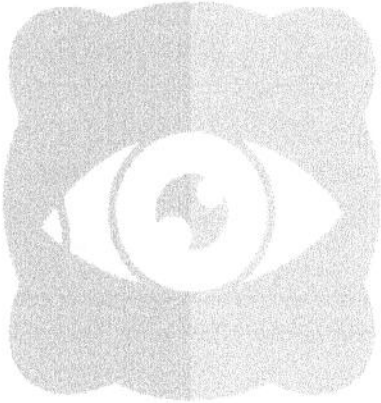

第三章　妇科病证

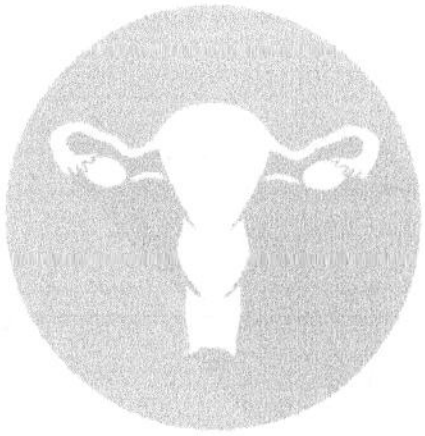

第四章　儿科病证

第一章 内科病证

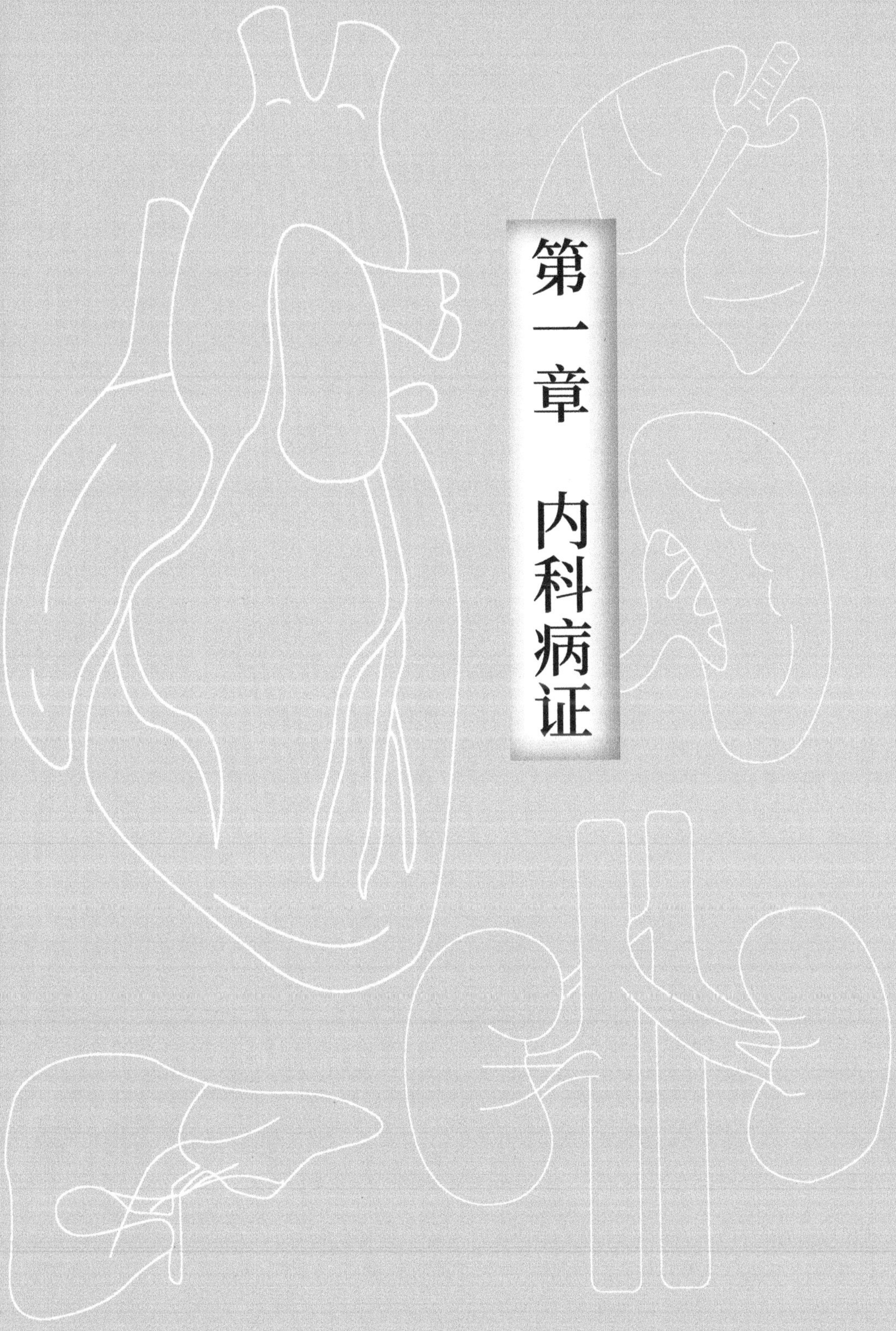

第一节 肺系病证

一、感冒

（一）学术思想

感冒是感受触冒风邪或时行病毒，引起肺卫功能失调，以鼻塞、流涕、打喷嚏、头痛、恶寒、发热、全身不适等为主要临床表现的一种外感疾病，为临床常见多发病。

林丹认同目前中医学上对感冒病因的常见分析，即六淫病邪（风、寒、暑、湿、燥、火）均可为感冒的病因。因风为“百病之长”，所以感受风邪为感冒的主因。六淫侵袭有“当令之气”和“非时之气”之别。由于气候突变，温差增大，感受当令之气，如春季受风，夏季受热，秋季受燥，冬季受寒等而致感冒；再就是气候反常，春应温而反寒，夏应热而反凉，秋应凉而反热，冬应寒而反温，人感“非时之气”或“时令不当之气”而致感冒。六淫虽可单独致病，但也常常夹杂为患，如以风邪为首，冬季夹寒邪，春季夹热邪，夏季夹暑湿邪，秋季夹燥邪，梅雨季节夹湿邪，等等。由于临床上在换季时感冒的发病率较高，故而以夹寒、夹热为多见而成风寒、风热之证。海南因地域因素，气候上兼有亚热带、热带特点，四季如夏，降雨频繁，故感冒兼夹暑湿之邪或湿热之邪者甚多。

感冒是否发生取决于正气与邪气两方面的因素。一是正气能否御邪，有人常年不感冒，是正气较强常能御邪之故；有人频繁感冒，是正气较虚不能御邪之故，“邪之所凑，其气必虚”，正气不足或卫气功能暂时低下是感冒的决定因素。二是邪气能否战胜正气，即感邪的轻重，邪气轻微不足以胜正则不患感冒，邪气盛如严寒、时行病毒，邪能胜正则患感冒，所以邪气是感冒的重要因素。

基于外感六淫病邪均可致感冒的病机，林丹在临床诊疗中经常强调审证求因、辨证治疗，治法治则亦分而论之。(1) 解表达邪。感冒由外邪客于肌表引起，应遵循“其在皮者，汗而发之”之意，采用辛散解表的方法，祛除外邪，邪去则正安，感冒亦愈。解表之法应根据所感外邪寒热暑湿的不同，而分别选用辛温、辛凉、清暑解表法。时行感冒的病邪以时行病毒为主，解表达邪的同时注意清热解毒。林丹临证常辨证使用麻黄汤、桂枝汤、九味羌活汤、小青龙汤、止嗽散、银翘散、桑菊饮、麻杏石甘汤、败毒饮等方。药物常用连翘、白屈菜、金荞麦、木蝴蝶等。(2) 宣通肺气。感冒的病机之一是肺失宣肃，因此宣通肺气有助于使肺的宣肃功能恢复正常。肺主皮毛，宣肺又能协助解表，宣肺与解表相互联系，又协同发挥作用。林丹尤为强调和重视肺的宣发肃降功能，常将炙麻黄、苦杏仁、桔梗、枳壳等配伍使用。(3) 照顾兼证。虚人感冒应扶正祛邪，中病即止，以免过汗伤正，或使用荆芥、防风、紫苏叶等轻扬柔和之药。病邪累及胃肠者，应辅以化湿、和胃、理气等法治疗，用赤小豆、生姜、大枣、炙甘草、陈皮等顾护中焦脾胃，照顾其兼证。

（二）病案整理

病案

李某某，女，33岁。初诊时间：2018年6月20日。

主诉：畏风怕冷，汗出发热2天。

现病史：2天前睡觉时被风扇直吹，醒后出现畏风怕冷，出汗多，微发热，伴有口苦失眠。

症见：患者畏风怕冷，出汗多，微发热，伴有口苦失眠，舌质淡红，苔腻微黄，脉弦细滑。

西医诊断：上呼吸道感染。

中医诊断：感冒（外感风寒表虚证）。

治法：辛温解表，祛风止汗。桂枝汤加减。

首诊处方：桂枝15g，白芍15g，生姜3片，大枣15g，炙甘草10g，防风15g，浮小麦30g，柴胡10g，黄芩15g，法半夏15g，竹茹12g。3剂，日1剂，水煎服，复渣。

二诊：诉畏风、汗出均明显缓解，口苦减轻，睡眠无碍，余无不适，查其舌苔薄黄，脉象大致同前。效不更方，以上方再服2剂。

桂枝15g，白芍15g，生姜3片，大枣15g，炙甘草10g，防风15g，浮小麦30g，柴胡10g，黄芩15g，法半夏15g，竹茹12g。2剂，日1剂，水煎服，复渣。

三诊：诉症状全消，未予用药，嘱其清淡饮食、适当运动。

（三）思路分析

纵观本病案，患者因睡觉时被风扇直吹而感风寒，出现畏风怕冷、出汗多、微发热症状，同时伴有口苦失眠，结合其舌脉之象，总属外感风寒表虚夹肝胆有热证，病位主在肌表，当解肌发表、调和营卫，处方以桂枝汤加减。此方中，桂枝解肌发表、散外感风寒，白芍益阴敛营。桂、芍相合，一治卫强，一治营弱，合则调和营卫，是相须为用。生姜辛温，既助桂枝解肌，又能暖胃止呕。大枣甘平，既能益气补中，又能滋脾生津。姜、枣相合，还可以升腾脾胃生发之气而调和营卫。炙甘草之用有二：一为益气和中，合桂枝以解肌，合芍药以益阴；二为调和诸药。柴胡透解邪热，疏达经气，黄芩清泄邪热，法半夏化痰和胃，柴胡升散，黄芩降泄，二者配伍，为和解少阳的基本结构，以和解为主，兼补胃气，以祛邪为主，兼补正气，邪气得解，胃气调和，与桂枝汤相辅相成。防风为风药中之润剂，祛风解表胜湿，助力桂枝汤解表发散，浮小麦除热止汗，略有收敛，以防发汗太过而伤及正气津液，同时兼有和中安神之意，竹茹清热化痰，三者协同，安心神，助睡眠。首诊3剂药后，患者症状缓解大半，睡眠已无碍，效不更方，再服2剂，所述症状全消，嘱清心健体，并做好感冒防护。

（四）按语

《素问·骨空论》说："风从外入，令人振寒，汗出头痛，身重恶寒……"《伤寒杂病论》也论述了寒邪所致感冒的辨证论治，所列桂枝汤、麻黄汤为感冒风寒轻、重两类证候的治疗做了示范。以风为首的六淫病邪或时邪病毒，侵袭人体的途径或从口鼻而入，或从皮毛而入。因风性轻扬，《素问·太阴阳明论》说："故伤于风者，上先受之……"肺为脏腑之华盖，其位最高，开窍于鼻，职司呼吸，外主皮毛，其性娇气，不耐邪侵，故外邪从口鼻、皮毛入侵，肺卫首当其冲。感冒的基本病机是外邪影响肺卫功能，导致卫表不和，肺失宣肃。所以临证治疗，当充分考虑肺卫的生理特点，以恢复其生理功能为方向而遣方用药。需要特别注意的是此例病案需照顾兼证，虚人感冒应扶正祛邪，不可专事发散，以免过汗伤正。病邪累及胃肠者，应辅以化湿、和胃、理气等法治疗。若外邪入里、郁而化热，又当以金银花、连翘、薄荷等透邪化热。若久而不愈，其人必虚，不得专用疏散，阳虚宜加党参、白术，阴虚宜加麦冬、白芍、五味子等。总言之，中医讲“正气存内，邪不可干”，在患者病愈后，要嘱咐患者坚持规律作息、清淡饮食、体育锻炼等，养护阳气，增强机体免疫力，以预防感冒。

二、咳嗽

（一）学术思想

咳嗽是指因外感或内伤等因素，导致肺失宣肃，肺气上逆，冲击气道，以发出咳声或伴咯痰为临床特征的一种病证。外感咳嗽多为新病，起病急，病程短，常伴有肺卫表证；而内伤咳嗽多病程比较长，反复发作。咳嗽是内科中最为常见的病证之一，中医中药对此病证的治疗具有较大优势。

咳嗽一般分为外感咳嗽与内伤咳嗽。外感咳嗽病因为外感六淫邪气；内伤咳嗽病因为饮食、情志等内伤因素致脏腑功能失调，内生病邪。外感咳嗽与内伤咳嗽，均是病邪引起肺气失于宣肃，上逆而作咳。

1. 外感咳嗽是由于气候突变或调摄失宜，导致外感六淫邪气从口鼻或皮毛侵入，使肺气被束，肺失宣肃，《河间六书·咳嗽论》中的“寒、暑、湿、燥、风、火六气，皆令人咳嗽”即是此意。由于四时主气不同，因而人体所感受的致病邪气亦有区别。《景岳全书·咳嗽》说：“盖外感之嗽，必因偶受风寒……”风为六淫之首，其他外邪多随风邪侵袭人体，所以外感咳嗽常以风为先导，或夹寒，或夹热，或夹燥，其中以风邪夹寒者居多。

2. 内伤咳嗽的病因包括饮食、情志和肺脏自病及他脏病变累及肺脏。饮食不当，嗜烟好酒，内生火热，熏灼肺胃，灼津生痰；或饮食生冷不节，过食肥甘厚味，损伤脾胃，致痰浊内生，阻塞气道，致肺气上逆而作咳。情志过激，肝失调达，气郁化火，气火循经上逆犯肺，致肺失宣肃而作咳。肺脏自病者，常由肺系疾病日久迁延不愈，耗气伤阴，肺不能主气，肃降无权而肺气上逆作咳；或肺气虚不能布津而成痰，肺阴虚而虚火灼津为痰，痰浊阻滞，肺气不降而上逆作咳。他脏病变累及肺脏常见肝气上逆犯肺，导致肺失宣降而咳。

林丹认为，无论外感六淫还是内伤所生病邪，皆侵及于肺而致咳嗽。外感咳嗽病变性质属实，为外邪犯肺，肺气壅遏不畅所致，其病理因素为风、寒、暑、湿、燥、火，以风寒为多，病变过程中可发生风寒化热，风热化燥，或肺热蒸液成痰等病理转化。内伤咳嗽病变性质为邪实与正虚并见，他脏及肺者，多因邪实导致正虚，肺脏自病者，多因虚致实。其病理因素主要为“痰”与“火”，但痰有寒热之别，火有虚实之分，痰可郁而化火，火能炼液灼津为痰。他脏及肺，如肝火犯肺，则每见气火耗伤肺津，炼津为痰。痰湿犯肺者，多因脾失健运，水谷不能化为精微上输以养肺，反而聚为痰浊，上贮于肺，肺气壅塞，上逆为咳。若久病，肺脾两虚，气不化津，则痰浊更易滋生，此即“脾为生痰之源，肺为贮痰之器”的道理。久病咳嗽，甚者延及于肾，由咳致喘。如痰湿蕴肺，遇外感引触，转从热化，则可表现为痰热咳嗽；若转从寒化，则表现为寒痰咳嗽。肺脏自病，如肺阴不足，阴虚火旺，灼津为痰，肺失濡润，气逆作咳，或肺气亏虚，肃降无权，气不化津，津聚成痰，气逆于上，引起咳嗽。总而言之，外感咳嗽与内伤咳嗽可相互影响为病，病久则邪实转为正虚。外感咳嗽如迁延失治，邪伤肺气，更易反复感邪，而致咳嗽屡作，转为内伤咳嗽，两者可互为因果。

林丹临证强调咳嗽的治疗应务必分清邪正虚实。外感咳嗽，邪气壅肺，多为实证，故以祛邪利肺为治疗原则，根据邪气风寒、风热、风燥的不同，分别采用疏风、散寒、清热、润燥的治疗方式。内伤咳嗽，多属邪实正虚，故以祛邪扶正，标本兼顾为治疗原则，根据病邪为“痰”与“火”，祛邪以祛痰、清火为治疗准则，正虚则以养阴或益气为宜，又应分清虚实主次进行处理。《素问·咳论》云：“五脏六腑皆令人咳，非独肺也。”所以林丹临证反复提及咳嗽的治疗，除直接治肺外，还应从整体出发注意治脾、治肝、治肾等。咳嗽是人体祛邪外达的一种病理表现，治疗绝不能单纯见咳止咳，必须按照不同的病因分别处理。

（二）病案整理

病案1

秦某某，男，19岁。初诊时间：2018年6月20日。

主诉：咳嗽1周。

现病史：1周前因运动出汗后吹空调，当晚出现低烧、打喷嚏、流清涕症状，自行服用三九感冒灵颗粒3天，上述症状有所缓解，现余症状有咳嗽、鼻塞、咽痒，痰白难咳。

症见：患者精神尚可，有咳嗽、鼻塞、咽痒症状，痰白难咳，舌质淡红，苔白腻，脉寸滑。

西医诊断：上呼吸道感染。

中医诊断：咳嗽（风邪犯肺）。

治法：祛风解表，止咳化痰。桔梗汤加减。

首诊处方： 蜜百部15g，紫菀15g，前胡15g，桔梗15g，荆芥12g，陈皮9g，川贝母10g，知母15g，僵蚕15g，炙麻黄9g，杏仁15g，甘草10g。5剂，日1剂，水煎服，复渣。

二诊：诉咳嗽、咽痒明显缓解，咳痰易出，余无不适，查其舌苔薄白，脉滑。守上方继续服用。

蜜百部15g，紫菀15g，前胡15g，桔梗15g，荆芥12g，陈皮9g，川贝母10g，知母15g，僵蚕15g，炙麻黄9g，杏仁15g，甘草10g。3剂，日1剂，水煎服，复渣。

三诊：诉症状全消，未予以用药，嘱其清淡饮食，尤忌辛辣动火食品，以及虾、牛肉等发物。

病案2

秦某某，女，32岁。初诊时间：2019年9月24日。

主诉：咳嗽3天。

现病史：3天前因不明原因出现咳嗽，伴有咽喉不适、痰少和气短。

症见：咳嗽，伴有咽喉不适、痰少和气短，舌质偏红，苔薄黄，脉细。

西医诊断：上呼吸道感染。

中医诊断：咳嗽（温燥犯肺）。

治法：疏风清热，润燥止咳。桑杏汤加减。

首诊处方：桑叶10g，杏仁15g，川贝母10g，知母15g，桑白皮15g，地骨皮15g，瓜蒌皮15g，天竺黄15g，枳壳15g，厚朴15g，紫苏子15g，甘草10g。5剂，日1剂，水煎服，复渣。

二诊：诉咳嗽、气短显著改善，余无不适，查其舌苔微黄、脉象大致同前。守上方继续服用。

桑叶10g，杏仁15g，川贝母10g，知母15g，桑白皮15g，地骨皮15g，瓜蒌皮15g，天竺黄15g，枳壳15g，厚朴15g，紫苏子15g，甘草10g。3剂，日1剂，水煎服，复渣。

三诊：诉症状全消，未予用药，嘱其清淡饮食，尤忌辛辣动火食品，以及虾、牛肉等发物。

（三）思路分析

【病案1】

患者风寒感冒后自行服药，症状缓解，余有咳嗽、鼻塞、咽痒，痰白难咳之症状，结合其舌脉之象，实为表邪未尽而肺气郁闭，治以宣肺解表、止咳化痰，用止嗽散合麻黄汤加减。桔梗苦辛微温，能宣通肺气，泻火散寒，治鼻塞咽阻；荆芥辛苦而温，芳香而散，散风湿，清头目，利咽喉，善治伤风咳嗽；紫菀辛温润肺，苦温下气，补虚调中，消痰止渴，治寒热结气，咳逆上气；蜜百部甘苦微温，能润肺；前胡辛苦微寒，疏散风邪，降气化痰；陈皮调中快膈，导滞消痰；川贝母润肺化痰止咳；知母清泄郁热，滋阴润燥；僵蚕息风止痉，祛风化痰，专治咽痒；炙麻黄、杏仁，取麻黄汤之意，炙麻黄尽祛在表之风寒，开闭郁之肺气，杏仁降利肺气，与炙麻黄相伍，一宣一降，以恢复肺气之宣降；甘草调和诸药。首诊5剂药后，患者咳嗽明显缓解，腻苔略减，效不更方，续服3天，巩固疗效。

【病案2】

患者发病于夏末秋初，出现咳嗽，伴有咽喉不适、痰少和气短，是为干咳，结合其舌脉之象，总属温燥犯肺证，病位在肺，当清泄燥热、润肺止咳，处方以桑杏汤合泻白散加减。此方中，桑叶清宣燥热，透邪外出；杏仁宣利肺气，润燥止咳；川贝母清化热痰，助杏仁止咳化痰；知母协同清热泻火，滋阴润燥；桑白皮甘寒性降，专入肺经，清泄肺热，止咳平喘；地骨皮甘寒，清降肺中伏火；瓜蒌皮清化热痰，利气宽胸；天竺黄清化黏痰；枳壳理气宽中、寓降于升，厚朴下气除满，紫苏子降气止咳，三者升降协同，以降逆为主，恢复肺的肃降功能；甘草调和诸药。首诊5剂药后，患者症状近乎全消，效不更方，续服3天，巩固疗效。

（四）按语

《医学心悟·咳嗽》指出："肺体属金譬若钟然，钟非叩不鸣。风寒暑湿燥火，六淫之邪，自外击之则鸣，劳欲情志饮食炙煿之火，自内攻之则亦鸣。"提示咳嗽是肺脏为了祛邪外达所产生的一种病理反应。《景岳全书·咳嗽》说："……咳证虽多，无非肺病……"这是因为肺主气，其位最高，为五脏之华盖，肺又开窍于鼻，外合皮毛，故肺最易受外感、内伤之邪，而肺又为娇脏，不耐邪侵，邪侵则肺气不清，失于肃降，迫气上逆而作咳。所以总体治疗以恢复其宣发肃降的生理功能为要，秋季主燥，最易损伤津液而伤及娇肺，所以要把握时令特点，确定治则大法，同时留意咳嗽转归，防止燥邪伤津，久耗肺阴而转为内伤之阴虚肺燥咳嗽。如若病人出现阴虚内燥，肺失滋润，肃降无权，肺气上逆而久咳，由于胃为五脏六腑阴液之源泉，故予补土生金，养胃则能化肺热止咳。治疗阴虚肺热患者一般要用到养阴润肺、止咳化痰和辛凉解表的药物，例如雪梨、沙参、麦冬、川贝母、桔梗、薄荷等。

三、喘证

（一）学术思想

喘证是指由于外感或内伤，导致肺失宣降，肺气上逆，或气无所主，肾失摄纳，以致呼吸困难，甚则张口抬肩，鼻翼煽动，不能平卧的一种病证，严重者可由喘致脱出现喘脱之危重证候。涉及现代医学的"肺气肿""肺心病"等疾病，是令中西医都感到颇为棘手的难治病。

喘证的病因很复杂，外邪侵袭、饮食不当、情志失调、劳欲久病等均可成为喘证的病因，引起肺失宣降，肺气上逆，或气无所主，肾失摄纳。林丹认为，喘由气机上逆所致，治喘当多用降气宣肺之品，如射干麻黄汤、小青龙汤、三子养亲汤等。肾不纳气也可引起气喘，另当补肾纳气，如参蛤散、金匮肾气丸、金水宝胶囊等。

喘证的病位主脏在肺和肾，与肝、脾、心有关。因肺为气之主，司呼吸，外合皮毛，内为五脏之华盖，外邪袭肺，或他脏病气上犯，皆可使肺气壅塞，肺失宣降，呼吸不利而致喘促，或使肺气虚衰，气失所主而喘促。肾为气之根，与肺同司气之出纳，故肾元不固，摄纳失常则气不归元，阴阳不相接续，亦可气逆于肺而为喘。脾虚痰浊饮邪上扰，或肝气逆乘亦能致喘，为肝脾之病影响于肺。实喘在肺，为外邪、痰浊、肝郁气逆，肺壅邪气而宣降不利；虚喘当责肺、肾两脏，因精气不足，气阴亏耗而致肺不主气，肾不纳气。故喘病的基本病机是气机的升降出纳失常，“在肺为实，在肾为虚”。病情错杂者，可下虚上实，虚实夹杂并见。

林丹治疗外感痰喘时喜用小青龙汤，认为小青龙汤是治疗外感痰喘的妙方，但又遵古而不泥古，常根据具体情况灵活变通，稳妥奏功。如治喘证之脉证俱实者，加麻黄、杏仁，认为“其效更捷”。林丹认为，喘病应究其病因而论治，然而内伤之喘病因甚多，非独责于肺肾二脏。如痰郁肺窍可作喘；肾虚不能纳气可作喘；胃气不能下行而迫肺气上逆可作喘；猝然暴怒，激动肝气，冲气上逆可作喘；等等。从而指出内伤之喘与肺、肝、肾、脾、胃、心等多个脏腑有关，治疗时应根据病因不同而选择不同的治疗方法。如痰郁肺窍作喘者，用小青龙汤加减；脾胃虚弱，胃气上逆，迫肺作喘者，药用炒白术、陈皮、淮山等；肾虚不能纳气作喘者，治以补肾纳气，药用蛤蚧、山萸肉、冬虫夏草等；对于阳虚而寒饮停于胸膈胃腑作喘者，治以苓桂术甘汤加干姜；对于素有劳痰喘嗽，稍受外感即致内伤外感并作喘者，常用越婢加半夏汤加减；喘而结胸者，以陷胸汤加减。另外，随情绪异常而猝然作喘者，药用川楝子、白芍等。林丹对于喘病的总的治疗原则是按虚实论治。实喘治肺，治以祛邪利气，但要特别区分寒、热、痰、气的不同。虚喘治在肺肾，以肾为主，治以培补摄纳。虚实夹杂，下虚上实者，需分清主次，权衡标本，灵活随证处理。

（二）病案整理

病案

黎某某，女，60岁。

主诉：哮喘20余年，加重5年。

现病史：患者每年立冬之后即出现哮喘。经市人民医院诊断为慢性支气管炎，输液疗效不明显。

症见：白天发作轻，晚上加重，吐白痰，甚则汗出，哮喘，喉中有哮鸣音，影响睡眠。腰酸疼，畏寒怕冷，手足发凉，胃脘不适，受凉则加重。舌稍紫，舌边尖赤，苔薄稍黄，脉沉细弱。

西医诊断：慢性支气管炎。

中医诊断：喘病（寒喘）。

治法：宣肺散寒，化痰平喘。射干麻黄汤加减。

首诊处方：射干10g，炙麻黄6g，桂枝10g，白芍10g，干姜10g，细辛3g，法半夏15g，五味子6g，紫菀10g，杏仁10g，炙甘草6g。5剂，日1剂，水煎服，复渣。

二诊：诉咳、喘、痰减大半，白天基本不发作，每晚10点左右、凌晨3点左右各咳喘一阵，先咽痒后咳嗽，甚则喘，喉中有哮鸣音，仍畏寒怕冷，手足发凉，有时呃逆，晨起口干，苔薄白，舌稍紫，脉沉弱。

射干10g，炙麻黄6g，桂枝10g，白芍10g，干姜10g，细辛3g，法半夏15g，五味子6g，紫菀10g，杏仁10g，炙甘草6g，紫苏子10g，白芥子10g。7剂，日1剂，水煎服，复渣。

三诊症状持续减轻，之后守上方加减再服10余剂，咳喘明显缓解，仍觉怕冷，嘱其服金匮肾气丸调理。

（三）思路分析

本病案患者有哮喘史20余年，发作时伴畏寒怕冷，手足发凉，胃弱，受凉则不适等症状，舌稍紫，舌边尖赤，苔薄稍黄，脉沉细弱，属于寒喘的范畴，治疗上应以温肺散寒平喘为主，以射干麻黄汤为主方化裁。寒饮结喉，以射干泻肺降逆，利咽散结，祛痰化饮；炙麻黄宣肺温肺，化饮散寒，止咳平喘，开达气机；寒饮内盛，以干姜和细辛温肺化饮，温宣肺气；肺主宣降，以紫菀泻肺止咳，降逆祛痰，温化寒饮，调畅气机，与杏仁相配共降肺气；痰饮蕴结，以法半夏醒脾燥湿化痰，温肺化饮，利喉涤痰；肺气上逆，以少量五味子收敛肺气，使肺气宣降有序，兼防宣发降泄太过而伤肺气。桂枝白芍，取桂枝汤之意，桂枝解肌发表、散外感风寒，白芍益阴敛营，桂、芍相合，一治卫强，一治营弱，合则调和营卫，相须为用；炙甘草调和诸药，以奏温肺化饮，下气祛痰之效。二诊加紫苏子和白芥子，取三子养亲汤之意，加强降气化痰之功。叶天士有言，虚喘治肾，实喘治肺，故先以温肺化饮为法，咳喘明显缓解后，嘱其常服金匮肾气丸调理。

（四）按语

哮喘是一种发作性的痰鸣喘咳疾患，在《金匮要略》中称为“上气”“咳嗽”，直至元代朱丹溪才首创“哮喘”病名，阐明病机专注于痰，提出“未发以扶正气为主，既发以攻邪气为急”的治疗原则。清《临证指南医案·喘》说：“在肺为实，在肾为虚。”《类证治裁·喘症论治》也明确提出“喘由外感者治肺，由内伤者治肾”的治疗原则，这些观点都对我们临床实践具有重要的指导意义。

因地制宜，在海南，四季如夏，降雨频多，湿气为甚，在临证治疗喘证患者时，尤要注意清除痰湿之邪，予气机升降以通畅。

西医认为支气管哮喘是一种由嗜酸性粒细胞、肥大细胞和T淋巴细胞等炎性细胞参与的以气道慢性炎症为基础，气道高反应性及可逆性气道阻塞为特征的疾病，主要临床表现为发作性、呼气性呼吸困难，咳嗽和哮鸣音。多数患者可自行缓解或经治疗缓解。长期反复发作者可并发慢性阻塞性肺气肿。典型哮喘发作前可有先兆症状，如鼻或眼睑发痒、流涕、打喷嚏、咳嗽、胸闷。此后症状为胸闷、咳嗽加重，出现喘鸣和呼吸困难。有时以咳嗽为唯一症状而无喘鸣。严重者不能平卧，被迫采取坐位或端坐呼吸，干咳或咳出大量白色泡沫痰，失眠、烦躁，甚至意识模糊，需分情况处理。平素要防风寒、戒烟酒，饮食宜清淡，忌食辛辣刺激及甜黏肥腻之品。避免理化因素刺激，嘱患者加强体育锻炼，提高机体的抗病能力等，预防喘证的发生，是为长久之计。

四、肺胀

（一）学术思想

肺胀是指多种慢性肺系疾病反复发作，迁延不愈，使肺、脾、肾三脏虚损的病证，以肺管不利，气道不畅，肺气壅滞，胸膺胀满为病理改变，以喘息气促，咳嗽咯痰，胸部膨满，胸闷如塞，或唇甲紫绀，心悸浮肿，甚至昏迷，喘脱为临床特征。肺胀是临床常见病、多发病，会严重地威胁患者的健康与生命。

隋代《诸病源候论·咳逆短气候》记载“肺虚为微寒所伤，则咳嗽。嗽则气还于肺间，则肺胀；肺胀则气逆。而肺本虚，气为不足，复为邪所乘，壅痞不能宣畅，故咳逆短气也”。本病的发生，多因久病肺虚，痰瘀潴留，每因复感外邪诱使本病发作加剧。肺胀的病理性质多属标实本虚，其基本病机是肺之体用俱损，呼吸机能错乱，气壅于胸，滞留于肺，痰瘀阻结肺管气道，导致肺体胀满，张缩无力，而成肺胀。病理因素有痰浊、水饮、瘀血、气虚、气滞，它们互相影响，兼见同病。久咳、久喘、久哮、复感外邪等导致肺之体用俱损，病变主脏在肺，久而累及他脏，特别是殃及脾、肾和心，造成脏腑功能失调，气血津液运行输布失常，肺气壅滞，痰瘀阻结于气道，不能敛降而肺胀。病变首先在肺，肺虚痰浊壅肺，肺脾同病；继则肺虚及肾，肺肾气虚；后期病及于心，以致阳虚水泛，痰瘀互结。久病肺虚为发病基础，病理因素主要为痰浊、水饮与血瘀互为影响，兼见同病。林丹认为瘀血的产生与肺肾气虚，气不行血及痰浊壅阻、血涩不利有关，瘀血形成后，又因瘀而滞气，加重痰、气滞塞胸中，成为肺胀的重要病理环节。正虚与邪实互为因果，互相影响，会导致病情缠绵难愈。

本病病理性质属本虚标实。本虚多为气虚、气阴两虚，发展为阳虚；标实为气滞、痰浊、水饮、瘀血。气虚、阳虚、痰阻贯穿于肺胀之始终。由于标本虚实相兼，又互相影响，故疾病迁延难愈，日渐加重。林丹在临证治疗时主张祛邪扶正、标本兼顾，感邪时偏于治实，急者以祛邪治标为主，平时偏于正虚，缓者以扶正治本为主。常灵活运用祛邪宣肺、降气化痰、温阳行水、活血化瘀、补益肺气、健脾化痰、补肾纳气、滋补阴阳诸法。海南湿邪为甚，本病证属痰瘀阻肺时，林丹常以三子养亲汤加味，同治脾胃，益气健脾。方中紫苏子、葶苈子具有明显的祛痰降气、平喘止咳的功效，而白芥子另有健胃之功，莱菔子亦能消食行气，合用共达健胃消食、行气降气之功，加上茯苓、白术、陈皮、五味子等，益脾以绝生痰之源，渗湿以泄已聚之痰，疏利气机，共补肺脾，以解肺胀。此外，随证治之，风寒内饮多用小青龙汤，肺中伏火郁热加泻白散，阳虚水泛则多采用真武汤合五苓散。林丹紧抓肺气损伤后气化不行的病机，以中医“培土生金”理论为基础，结合具有逆转肺纤维化的药物和具有调节免疫功能的药物进行抗纤维化、抑制肺泡炎症的治疗，改善肺组织微循环，改善肺胀患者的临床症状。

（二）病案整理

病案

符某，女，57岁。

主诉：反复咳嗽、咯痰8年，气促1年，加重伴胸闷2天。

现病史：患者入院后给予化痰止咳、活血通络之中药，配合抗感染、解痉、平喘、化痰、扩血管类药物，病情无明显好转，于3周后转入心血管内科，口服希刻劳等无明显好转，请林丹会诊。

症见：神清，烦躁，面色少华，时感气促，动则尤甚，口干不欲饮，纳可，睡眠差，二便调，舌质淡，舌边有瘀点，苔白腻，舌底脉络迂曲，脉细弱。

查体：T 36.4℃，P 118次/分，R 24次/分，BP 156/90mmHg①。形体偏瘦，唇绀，桶状胸，叩诊过清音，双肺呼吸音粗，可闻及干、湿啰音。

辅助检查：血常规、电解质均正常。

西医诊断：①慢性阻塞性肺疾病急性加重期。

②慢性肺源性心脏病。

③慢性心功能不全。

④心功能Ⅳ级。

中医诊断：肺胀（肺脾肾虚，痰瘀阻络）。

治法：化痰降气，健脾益肺。苏子降气汤合三子养亲汤加减。

首诊处方：紫苏子10g，白芥子10g，莱菔子10g，党参30g，茯苓15g，

①1mmHg=0.13kPa，本书下文同。

白术15g，炙甘草6g，蛤蚧1对，法半夏10g，陈皮9g，三七5g。5剂，日1剂，水煎服，复渣。

二诊：药后患者精神明显好转，心烦气促明显减轻，睡眠转佳，仍时有汗出，纳可，二便调，舌淡暗，舌边有瘀点，苔薄黄，脉弱，两寸浮。以温补肺肾、化痰祛瘀为法。守上方加麦冬12g，五味子6g。

紫苏子10g，白芥子10g，莱菔子10g，党参30g，茯苓15g，白术15g，炙甘草6g，蛤蚧1对，法半夏10g，陈皮9g，三七5g，麦冬12g，五味子6g。7剂，日1剂，水煎服，复渣。

药后无心悸气促，病情明显好转而出院。

（三）思路分析

纵观本病案，老年患者，咳嗽、咯痰、气促、胸闷常反复发作，导致肺、脾、肾虚，正虚易感邪，邪恋则伤正，形成正虚邪恋的恶性循环。正气虚损，津液代谢、输布失常，血液运行不畅，致痰瘀内生，阻滞肺气，导致肺气胀满，不能敛降，形成肺胀。本病例起病8年，咳嗽、咯痰、气促呈进行性加重，久病肺、脾、肾虚，痰瘀内阻是本病的特点。患者出现烦躁、眠差、口干等热象，实为日久肺、脾、肾虚，虚阳浮越于外，是疾病处于严重阶段的表现。气虚不能蒸发津液，使津液不能上承，故口干不欲饮。面色少华、汗出、舌淡均为虚象，因肺、脾、肾虚日久，津液失于宣布、转输、蒸化，聚而成痰，痰瘀内阻，故苔白腻，舌边有瘀点，舌底脉络迂曲。因此，应采用健脾温肺纳肾、化痰祛瘀并行的治法，用紫苏子、白芥子、莱菔子温肺降气化痰，党参、茯苓、白术、炙甘草，四君子汤健脾益气，蛤蚧温肾纳气，法半夏和陈皮化痰燥湿行气，三七活血化瘀，切中病机，故收效甚速。二诊时患者症状明显好转，又继以麦冬、五味子养阴，以防温燥伤阴，实为巧妙。

（四）按语

《灵枢·胀论》说："肺胀者，虚满而喘咳。"《灵枢·经脉》说："肺手太阴之脉……是动则病肺胀满，膨膨而喘咳……"指出了本病虚满的基本性质和典型症状。肺胀由多种慢性肺脏疾病迁延日久而成，因此在预防治疗方面应重视原发病的治疗。此外还需防止感冒，尤其是老年人、久病体虚的患者，凡近期内咳喘突然加剧，痰色变黄，舌质变红，虽无发热恶寒，亦要考虑复感外邪病情加重的可能，应及时诊治，阻断病势进一步发展。本病病位首先在肺，继则影响脾、肾，后期病及于心。因肺主气，开窍于鼻，外合皮毛，主表，卫外，故外邪从口鼻、皮毛入侵，每多首先犯肺，导致肺气宣降不利，上逆而为咳，升降失常则为喘，久则肺虚，主气功能失常。若肺病及脾，子耗母气，脾失健运，则可导致肺脾两虚。肺为气之主，肾为气之根，肺伤及肾，肾气衰惫，摄纳无权，则气短不续，动则益甚。且肾主水，肾阳衰微，则气不化水，水邪泛溢则肿，上凌心肺则喘咳、心悸。肺与心脉相通，肺气辅佐心脏运行血脉，肺虚治节失职，则血行涩滞，血瘀肺脉，肺气更加壅塞，造成气虚血滞、血滞气郁、肺病及心的恶性后果，可见心悸、紫绀、水肿、舌质紫暗等症。心阳根于命门真火，肾阳不振，进一步导致心肾阳衰，可呈现喘脱危候。故临床上在积极防治本病的同时也要及时关注病情变化，防生他变。

预防本病的关键，在于重视对原发病的治疗。一旦罹患咳嗽、哮病、喘病、肺痨等肺系疾病，应积极治疗，以免迁延不愈，发展为本病。务必叮嘱患者加强体育锻炼，平时常服扶正固本方药，有助于提高抗病能力。既病之后，宜适寒温，预防感冒，避免接触烟尘，以免加重本病。如因外感诱发，应立即治疗，以免加重。平素谨戒烟酒及辛辣、生冷之品，有易水肿者应进低盐或无盐饮食。

第二节 心系病证

心是人体生命活动的主宰，在五脏六腑中居于首要地位，为君主之官，能统摄、协调其他脏腑的生理活动。心主血脉，藏神明，其华在面，开窍于舌，与小肠相表里。心的阴阳气血是心进行生理活动的基础。心气、心阳主要推动血液运行（主血脉），心阴、心血则可濡养心神（主神志）。

心之包络为心之外卫，保护心主，故邪气逆传，多为心包所受，而心之本脏之病，多起于内伤。禀赋薄弱，脏气虚弱，病后失调，以及思虑过度伤及心脾，都是导致心阴虚或心阳虚的病因。若情思抑郁，化火生痰、痰火上扰或气滞脉中，瘀血阻络，或饮邪阻遏心阳，又可表现为心之热证和实证。

心的病证有虚有实，虚证为气血阴阳之不足，实证多是火热痰瘀等邪气的侵犯，虚实之间常兼夹互见。心主血，肺主气，血为气之母，气为血之帅，心主血脉，肺朝百脉，心肺在生理功能上密切相关，故在病理上亦相互影响，肺气虚弱，宗气不足，则运血无力，心气不足，血行不畅，则肺之宣肃失常。气机与血运失常，则表现为心悸等症。气血逆乱，阴阳不相顺接，表现为厥证。心主血，脾统血，且脾为后天生化之本，脾虚生血不足，统摄无权可致心血亏耗，心神失养而表现为心悸、不寐等症。髓海不足，心神失用，则表现为痴呆。脾在志为思，思虑过度，耗伤心血易致心脾两虚，脾虚运化失健，水湿停滞，久而化为痰饮，痰凝气郁，蒙蔽清窍则为痫病。痰饮郁久化热，扰动心神，扰乱神明，出现神志失常，表现为不寐、癫狂等病症。痰饮郁久成瘀，瘀阻心脉，心脉痹阻，胸阳不振，不通则痛，形成胸痹心痛之症。心阳下降以君火温肾水，肾阴上济以养心火，心肾相交则水火既济，阴阳协调。若肾阴不足致心火独亢，或心火亢盛不下温肾水，则心肾阴阳失调，称为心肾不交，表现为不寐。

故心系病证表现为心悸、胸痹、不寐、癫狂、痫病、厥证等。另心在窍为舌，且心与小肠互为表里，所以心热常反映为舌尖色红，如移热于小肠，则见心烦舌疮、小便短赤等症。心为君主之官，在脏腑经络上与他脏多有联系，临证需联系互参，方可获效更佳。

心系病证的诊断主要采取四诊合参，同时结合现代医学诊疗技术，如实验室检查、影像学检查等，获取相关信息，明确诊断，并根据心悸、胸痹、不寐、癫狂、痫病、厥证等病证辨证论治。心系疾病治疗当辨清虚实，分清标本缓急，治疗心之虚证有益气、养血、滋阴、温阳诸法，治疗心之实证有化瘀、豁痰、利水、宁心、通络诸法。临床上，心系病证常虚实夹杂，心之虚、实病证兼夹为患，故当以病机为要，灵活运用。

一、胸痹

（一）学术思想

胸痹，是以胸部闷痛，胸痛彻背，喘息不得卧为主症的疾病，轻者仅感胸闷如窒，呼吸欠畅，重者则有胸痛，严重者心痛彻背，背痛彻心。西医学中冠状动脉粥样硬化性心脏病之心绞痛、心肌梗死、心脏神经官能症等与本病密切相关，可参照本病辨证论治。

本病证的发生多与寒邪内侵、饮食失调、情志失节、劳倦内伤、年迈体虚等因素有关。其病机有虚实两方面，实为寒凝、血瘀、气滞、痰浊等，痹阻胸阳，阻滞心脉；虚为气虚、阴伤、阳衰，肺、脾、肝、肾亏虚，心脉失养。在本病证的形成和发展过程中，其病机大多为因实致虚，亦有因虚致实者。

其治疗原则应先治其标，后治其本，先从祛邪入手，然后再予扶正，必要时可根据虚实标本的主次，兼顾同治。标实当泻，针对气滞、血瘀、寒凝、痰浊疏理气机，活血化瘀，辛温通阳，泄浊豁痰，尤重活血通脉；本虚宜补，权衡心脏阴阳气血之不足，有无兼见肺、肝、脾、肾等脏之亏虚，补气温阳，滋阴益肾，纠正脏腑之偏衰，尤其重视补益心气之不足。在胸痹的治疗过程中，必须辨清证候之重危顺逆，一旦发现脱证之先兆，必须尽早投用益气固脱之品。

（二）病案整理

病案1

刘某，男，57岁。

主诉：胸中刺痛半年余。

现病史：患者胸痛，遇寒尤甚，每次发作持续时间长达1个多小时，休息后或舌下含服硝酸甘油后疼痛无缓解。检查发现胸片未见明显异常；心电图示窦性心律，T波低平；心脏彩超示左心房稍增大，余未见明显异常；冠状动脉造影显示左、右冠状动脉及分支未见狭窄影像。被多家医院诊断为“心脏神经官能症”，服用谷维素、维生素类西药和甘麦大枣汤、瓜蒌薤白半夏汤、血府逐瘀汤等汤剂，未见病情改善，反而加重，痛苦不堪。

症见：胸中刺痛，每次发作时手脚冰凉，放至热水中稍觉舒适，时有阴茎冷缩，有乏力、头晕症状发生，舌质淡红，苔薄白，脉弦细。

西医诊断：心脏神经官能症。

中医诊断：厥证（寒厥）。

治法：温阳散寒，活血止痛。当归四逆汤加减。

首诊处方：当归20g，桂枝20g，白芍15g，细辛10g，炙甘草10g，薤白10g，通草6g，大枣10g，三七7g。水1碗半和米酒1碗半熬至1碗，武火熬至水沸，继之文火再熬半小时余，分两次口服。

连进14剂，胸痛症状缓解，无阴茎冷缩症状，手足转温，原方基础上再加生脉散以益气养阴，再服10剂，患者病情痊愈，追访至今，未见复发。

病案2

符某，男，56岁。初诊时间：2014年1月9日。

主诉：间断胸闷、气短20余年，加重半月。

现病史：患者于20年前开始出现胸闷、气短症状，伴乏力，汗出。自述曾就诊于某医院，行冠状动脉造影显示“冠状动脉粥样硬化，斑块形成”（未见详细报告单）。入院诊为“冠心病”，经对症治疗后病情好转出院，近半月来病情反复发作，且上述症状较前加重，多在情绪激动时发作。

症见：发作时胸闷、气短，重按则舒，伴频发呃逆，平素情绪易怒，口干口苦，纳可，夜寐尚可，二便调。舌红苔白干，脉沉弦细。

查体：BP 140/80mmHg，R 65次/分，律齐。

西医诊断：冠状动脉粥样硬化性心脏病。

中医诊断：胸痹（肝郁气滞）。

治法：理气疏肝，益气活血。柴胡疏肝散加减。

首诊处方：柴胡20g，枳壳20g，延胡索20g，川芎15g，生地20g，牡丹皮15g，白芍15g，醋龟板15g，醋鳖甲10g，夏枯草15g，牛膝15g，当归 15g，厚朴15g，代赭石15g（先煎），黄芩10g。7剂，日1剂，水煎服，早晚温服。嘱调情志，节饮食，避风寒。

二诊：胸闷、憋气症状较前减轻，予原方，代赭石加量至30g。

柴胡20g，枳壳20g，延胡索20g，川芎15g，生地20g，牡丹皮15g，白芍15g，醋龟板15g，醋鳖甲10g，夏枯草15g，牛膝15g，当归15g，厚朴15g，代赭石30g（先煎），黄芩10g。7剂，日1剂，水煎服，早晚温服。

三诊：胸闷憋气症状明显好转，呃逆症状较前缓解。于二诊方加生黄芪15g继续服用。

柴胡20g，枳壳20g，延胡索20g，川芎15g，生地20g，牡丹皮15g，白芍15g，醋龟板15g，醋鳖甲10g，夏枯草15g，牛膝15g，当归15g，厚朴15g，代赭石30g（先煎），黄芩10g，生黄芪15g。14剂，日1剂，水煎服，早晚温服。

诸症明显改善。

病案3

杨某，女，76岁。初诊时间：2012年7月12日。

主诉：左侧胸膺处疼痛1天。

现病史：患者往往因劳累诱发胸痛，经休息或舌下含服硝酸甘油后可迅速缓解。发作时就近到当地卫生院就诊，经检查发现心电图呈特征性改变：V_4—V_6 胸导联ST段压低呈水平型。曾诊为“心绞痛”。患者发病前一天傍晚，邻居送来一小盆已调拌好的凉粉，微辣，进食一小碗。次日凌晨突发上腹部近心窝处胀闷剧痛，按之痛增，胃脘灼热，恶心呕吐，口苦咽干，口渴不欲饮，汗出，心烦。

症见：心窝处胀闷剧痛，按之痛增，胃脘灼热，恶心呕吐，口苦口干，口渴不欲饮，汗出，心烦。无心悸气短、呼吸困难、喘息不得卧。舌红，苔黄腻，脉滑数。

西医诊断：冠状动脉粥样硬化性心脏病（心绞痛）。

中医诊断：胸痹心痛（痰浊闭阻）。

治法：清热泄浊，豁痰开结。黄连温胆汤加味。

首诊处方：黄连10g，竹茹10g，半夏9g，橘红12g，茯苓20g，枳实10g，郁金9g，甘草3g。1剂，水煎取汁，凉温后随服。

发病时嘱卧位立即舌下含服硝酸甘油0.5毫克，再含服速效救心丸10粒。

2小时后上腹部近心窝处胀闷疼痛有增无减。立即复查心电图，发现无新增特征性改变。查血清心肌酶处于正常范围。经仔细询问，知其以往有慢性胃病史。随即改诊断为“胃痛”，辨证为胃中蕴热，方用清中汤加减。

黄连6g，栀子10g，半夏6g，茯苓20g，草豆蔻10g，砂仁10g，丹参12g，延胡索10g，甘草3g。1剂，水煎取汁，分3次服。

另用阿托品注射剂0.5毫克静注。1小时后胃脘痛显著减轻，口干口渴加重，嘱停用阿托品注射剂。中药原方继续治疗3日，胃脘痛及其他症状消失。随访1年，秋季傍晚或情绪激动时，有轻度胃痛发生。

（三）思路分析

【病案1】

该病案所用方以当归、白芍、大枣、炙甘草滋养肝血；桂枝、细辛温养阳气以通络散寒；薤白宣通心阳；三七活血定痛；通草引药上达。方中取米酒之意，源于《伤寒论》中当归四逆汤加吴茱萸生姜汤及炙甘草汤煎服法。以米酒（东汉末年称为清酒）作为提取剂，一是可以提取药液的有效成分；二是以酒力助桂枝通络散寒；三是与炙甘草、大枣相合，辛甘化合为阳，资助阳气；四是防止当归、白芍、大枣等药过于滋腻，有碍脾胃运化。全方共奏养血温经，散寒通络之法。

【病案2】

患者每因情绪激动发病，故肝气郁结，肝气通于心，则发作时伴有胸闷、气短，重按则舒。肝郁容易横逆犯及脾胃，胃气上逆，则频发呃逆。气机郁滞，郁久化热，煎灼津液，则口干口苦。舌红，苔白、干，脉沉弦细为肝气郁结，郁热扰心之证，故拟理气疏肝，益气活血为法，予以柴胡疏肝散加减。考虑患者年近六旬，加之壮火食气，故也必须兼顾考虑气不足的问题。

【病案3】

该病案患者为胸痹之疑似证，辨证思路有所波折，实为胃中蕴热，故见胃脘灼热；胃气上逆，则恶心呕吐；热伤津液，则口苦咽干，口渴不欲饮；阳明胃热扰心则心烦。舌红，苔黄腻，脉滑数为胃中蕴热之象。

（四）按语

【病案1】

当归四逆汤在临床中应从肝论治，注意把握3点原则：（1）定位在肝。牢牢把握手足厥冷和脉细两个临床特征，抓住血虚寒厥的病理机制，活用当归四逆汤。因为肝主藏血，肝又为血海，一旦肝血虚损，由血及气，气虚寒凝，按照肝经循行部位，可出现头部、心胸、脾胃、少腹、阴器、肢体等部位的病变。据现代研究表明，当归四逆汤调节血液循环、改善末梢循环障碍的作用最为突出，镇痛、抗炎作用亦较显著，故临床中可扩大当归四逆汤的运用范围。(2) 注意养肝柔肝。肝主藏血，肝体阴而用阳，尤其是在血虚寒厥证中，以滋补肝血和养护肝阴为主，组方时偏重当归、白芍和大枣等药物剂量。(3) 注意温肝畅肝。滋补肝阴、肝血的药物过量可导致血行不畅，碍及脾胃。故以桂枝、通草或米酒等药物宣行阳气，既温肝散寒，舒达肝气，通行经脉，又阳中求阴，继养阴血。当归四逆汤源于东汉末年医圣张仲景撰写的《伤寒杂病论·辨厥阴病脉证并治》，“……手足厥逆，脉细欲绝者，当归四逆加人参附子汤主之；若其人内有久寒者，当归四逆加吴茱萸生姜附子汤主之”。首先，大多数医家认为在临床上当归四逆汤常被用来治疗厥证，所谓厥证是指一类以手足逆冷为主要临床特征的综合征，《伤寒杂病论·辨厥阴病脉证并治》曰：“凡厥者，阴阳气不相顺接，便为厥。厥者，手足逆冷者是也。”其次，按照厥证的具体病因病机及治疗方法，当归四逆汤证被称为八大厥证中的血厥证。此类证候多因血虚及气，气虚生寒，血气虚寒，不能温养四末之故。其组方原则以养血温经为主。再次，因为“肝主藏血”，故临床运用当归四逆汤以遵循从肝论治的法则。

【病案2】

正如《医学正传》所说：“……遇事繁冗，思想无穷，则心君亦为之不宁，故神明不安而怔忡惊悸之证作矣。”病案2患者因平素情绪易激，此次发病亦因情志不遂，导致肝失条达，气机郁滞，郁久化热，血脉痹阻，心脉不畅，久之必然虚实夹杂，呈胸痹心痛之证。辨证处之，总以肝失条达，肝经郁热，气滞血瘀为主证，当以理气疏肝，益气活血为法。方以柴胡疏肝散加减，其中柴胡疏肝木解郁滞，白芍敛肝阴，川芎化瘀血，伍以枳壳和延胡索破滞行气，辅柴胡理气解郁。黄芩、牡丹皮、夏枯草清泻肝经郁热；配以生地、牛膝、当归补肝肾之不足，以长其生发之气。厚朴、代赭石理中气，降胃气；醋龟板、醋鳖甲滋阴柔肝。三诊加生黄芪调一身之气，故此方补气而不滞气，疏肝气而不破肝气，肝气肝火平则气机自调，肝络清和，血脉通畅，自然症状全无。正如《血证论》中“则以肝属木，木气冲和条达，不致遏郁，则血脉得畅”所说肝气条达，则百病不长。

【病案3】

该病案患者年老体衰，发病前有过食生冷与辛辣史，生冷易耗伤中焦阳气，辛辣易耗伤胃阴，胃失和降，不通则痛。由于心在胃脘上，胃脘在心下，部位相近，因此，胃痛与胸痹最易混淆。胃处腹中之上部，心居胸中之下部，正如《证治准绳·心痛胃脘痛》“然胃脘逼近于心，移其邪上攻于心，为心痛者亦多”所述，心与胃的位置很近，胃痛可影响于心，表现为连胸疼痛，心痛亦常涉及心下，出现胃痛的表现，故应高度警惕，防止胃痛与真心痛之间发生混淆。胃痛多发生于青壮年，疼痛部位在上腹胃脘部，其位置相对较低，疼痛性质多为胀痛、隐痛，痛势一般不剧，其发病与饮食关系密切，常伴有吞酸、嗳气、恶心呕吐等胃肠病症状，纤维胃镜及病理组织学等胃的检查结果显示异常；心痛多发生于老年，其痛在胸膺部或左前胸，其位置相对较高，疼痛性质多为刺痛、绞痛，有时剧痛，且痛引肩背及手少阴经循行部位，痛势较急，饮食方面一般只与饮酒饱食关系密切，常伴有心悸、短气、汗出、脉结代等症状，心电图等相关心脏检查显示异常。本例患者疼痛部位在胸骨下段与上腹部，以胀痛为主，上腹拒按，貌似胸痹疼痛，经心电图检查，结合疼痛持续的时间，并且含服硝酸甘油不缓解，应排除胸痹心痛。首诊之误在于鉴别诊断不清，将患者上腹胀痛拒按及持续时间忽略，未能详询病史，误断为胸痹，后改诊为胃痛，属于胃中蕴热，药与证符，故而取效。

二、心悸

（一）学术思想

心悸，是指病人自觉心中悸动，惊惕不安，甚则不能自主的一种病证，临床一般多呈发作性，每因情绪波动或劳累过度而发作，且常伴胸闷、气短、失眠、健忘、眩晕、耳鸣等症状。病情较轻者为惊悸，病情较重者为怔忡，可呈持续性。西医学中各种原因引起的心律失常以及心功能不全、心脏神经症等，以心悸为主症者均可参照本病辨证论治。

心悸多因体质虚弱、饮食劳倦、七情所伤、感受外邪及药食不当等引发，以致气血阴阳亏损，心神失养，心主不安，或痰、饮、火、瘀阻滞心脉，扰乱心神。

心悸应分虚实论治。虚证应予以补气、养血、滋阴、温阳；实证则应祛痰、化饮、清火、行瘀。但本病以虚实错杂为多见，且虚实的主次、缓急各有不同，故治当兼顾。同时，由于心悸有心神不宁的病理特点，故应酌情配合安神宁心或镇心之法。

（二）病案整理

病案1

李某，女，53岁。

主诉：血压升高6年余，心慌2年余。

现病史：患者自述10余年前开始出现血压升高，控制不稳定，晨起及夏秋交际时加重，就诊于当地医院，行心脏彩超示二、三尖瓣轻度关闭不全。动态心电图示偶发房性早搏、频发室性早搏，部分三联律、T波改变。血常规示总胆固醇6.7mmol↑，甘油三酯3.01mmol/L↑，载脂蛋白B1.44g/L↑。平日规律服硝苯地平、倍他乐克等药物，效可。

症见：血压升高时伴头晕、胀闷，偶有头痛。近日心慌日发作

2~4次，夜间明显，无胸闷胸痛，盗汗，无口干口苦。后背部及腰部疼痛，周身乏力，体力差。纳可，眠差，入睡困难，二便调，舌红苔黄，脉弦细。

查体：BP 136 / 70mmHg，R 69次 / 分。

西医诊断：①高血压。

②心律失常。

③室性早搏。

中医诊断：心悸（阴虚火旺）。

治法：益气活血，滋阴清热。当归六黄汤加减。

首诊处方：生黄芪30g，当归15g，生地30g，熟地30g，黄连15g，黄芩9g，黄柏9g，天麻15g，川芎15g，白芷9g，决明子30g，酸枣仁30g，夜交藤30g，合欢花15g。7剂，日1剂，水煎服，早晚饭后半小时温服。

7日后复诊，效可。

病案2

陈某，女，58岁。

主诉：阵发性心慌4月余。

现病史：患者自述因失眠、心率减慢就诊于当地医院，诊断为“心律失常、心房颤动”，住院治疗5天后好转出院，出院后未服用任何药物。心脏彩超示二尖瓣轻度关闭不全、三尖瓣轻度关闭不全、肺动脉瓣轻度关闭不全、左室充盈异常。颈部血管彩超示双侧颈动脉内膜中度增厚。动态心电图示频发房性早搏，有时成对，有时呈二联律，有时伴室内差异传导；短阵房性心动过速；阵发性心房颤动，有时伴房内差异传导；ST-T改变（见房颤时）。

症见：眠差，入睡困难，早醒，醒后难以再睡，自觉烦躁，偶有盗汗，体力一般，纳差，不欲食，小便调，大便2日1行，舌体胖大边有齿痕，舌暗苔白，脉细。

西医诊断：①心律失常。

②阵发性房颤。

③短阵室上性心动过速。

中医诊断：心悸（气阴两虚）。

治法：益气滋阴。当归六黄汤加减。

首诊处方： 生黄芪30g，党参30g，生地15g，熟地15g，黄连15g，黄芩9g，黄柏9g，生龙骨30g，生牡蛎30g，炒酸枣仁30g，夜交藤30g，合欢花15g，炒谷芽15g，炒麦芽15g。7剂，日1剂，水煎服，早晚饭后半小时温服。

7日后复诊，效可。

病案3

陈某，男，62岁。初诊时间：2018年2月8日。

主诉：心悸失眠1月余。

症见：心悸失眠，后半夜心悸后惊醒，失眠，烦躁，纳可，二便调，舌淡红，苔薄白，脉弦。

既往史：有糖尿病史2年。

西医诊断：心脏神经官能症。

中医诊断：心悸（寒热错杂）。

治法：清上温下。乌梅丸加减。

首诊处方： 乌梅30g，细辛3g，桂枝9g，黄柏9g，当归12g，花椒6g，干姜6g，炙附子6g，黄芪15g，炒枣仁30g，夜交藤30g，合欢花15g，远志12g，栀子9g，大枣3枚。7剂，日1剂，水煎服，300mL。

2018年5月17日二诊：患者虽心悸减轻但仍有心慌影响睡眠，急躁易怒，稍乏力，耳鸣，无口干口苦，纳可，失眠，二便调，舌淡苔微黄，脉弦。可见热象明显，证属阴阳失衡、热扰心神。考虑当下年运为“二之气”，主气少阴君火，客气阳明燥金不相得为逆，燥热之气盛，遂予《三因方》中的麦门冬汤加减，治以滋阴泻火，除烦安神。

麦冬30g，半夏12g，党参30g，甘草9g，竹叶9g，白芷9g，紫菀9g，炙桑白皮12g，柴胡12g，栀子12g，炒枣仁45g，首乌藤30g，白芍12g，当归15g，车前子30g，大枣3枚。7剂，日1剂，水煎服，300mL。

2018年5月31日三诊：自述效佳，心慌、失眠、烦躁易怒均较前明显好转，浑身轻松，体力改善，余无其他明显不适，纳眠可，二便调，舌淡红，苔薄黄，脉弦。

麦冬30g，半夏12g，党参30g，甘草9g，竹叶9g，白芷9g，白芍12g，当归15g，车前子30g，大枣3枚。14剂，日1剂，水煎服，300mL。

1月后随访患者症状悉除，状态良好，未再复发。

病案4

朱某，男，56岁。

主诉：自汗3年加重伴心中懊恼1月余。

现病史：患者自述3年来白昼反复全身汗出，在多家医院检查未见异常，确诊为“神经症”，服用谷维素及知柏地黄丸，病情未见好转。

症见：心中懊恼，心慌，口渴，微恶风，无手心出汗，无潮热，无口苦，大便稍硬，舌质淡，苔微黄，脉浮弱。

西医诊断：神经症。

中医诊断：自汗（营卫不和，虚实夹杂）。

治法：调和营卫，补益肺气，兼清热解郁。桂枝汤合栀子豉汤加减。

首诊处方：桂枝10g，白芍10g，炙甘草10g，生黄芪10g，浮小麦30g，大枣10g，栀子10g，淡豆豉10g。14剂，日1剂，水煎服，300mL。

继服半月，病情基本缓解。

病案5

于某，男，48岁。

主诉：心悸心慌伴自汗5年，加重2天。

现病史：患者诉5年来心悸心慌，昼时汗出，遍及全身，动时尤甚，夜卧时无汗出。口干喜热饮，畏寒喜温，时常烦躁。2天前汗出加重。

症见：上半身汗出为主，稍乏力，纳可，时有夜尿频多，无头晕，无潮热，无口苦，舌质淡，苔白，脉弱。

查体：BP 120/75mmHg，余无明显异常体征。

无特殊实验室检查及辅助检查。

西医诊断：心脏神经官能症。

中医诊断：自汗（营卫不和，肺气虚损）。

治法：调和营卫，补益肺气。桂枝汤加减。

首诊处方：桂枝10g，白芍10g，甘草10g，生黄芪10g，浮小麦30g，大枣10g，牡蛎30g，山萸肉20g。7剂，日1剂，水煎服，300mL。

7日后，汗出症状明显缓解，继服2月，病情基本缓解。

（三）思路分析

【病案1】

患者女性年逾五旬，癸水亏损，阴虚血少为先，肝肾同源，肝体阴而用阳，肝阳暴亢，则血压升高时伴头晕、胀闷，偶有头痛；肝气通于心，故可见心悸心慌；舌红苔黄，脉弦细为阴虚火旺之象。

【病案2】

根据现代医学，中医一般将房颤分为心虚胆怯、心脾两虚、阴虚火旺、心阳不振、水饮凌心、心血瘀阻、痰火扰心七种证型。临床上多以气阴两虚兼心脉瘀阻型为多见。治疗上多采用益气、养阴、通阳、活血、化瘀等方法。该患者之阵发性房颤，可归为中医学之心悸病，证属气阴两虚证。《素问·阴阳应象大论》中有“年四十，而阴气自半也，起居衰矣”的说法。患者刚步入老年，加之操劳过度，脏腑功能减退，肝肾亏虚，心血、心阴不足，心火独亢，心脉失养，神无所归，可出现心慌、胸闷、烦躁。方选当归六黄汤，方中黄芪补气通血脉，既可实卫，又可固阴；当归养血活血，生地养阴清热，熟地滋补肝肾之阴，三药合用，可补肝肾之阴，养心血，清心火；黄芩、黄柏、黄连三黄合用，泻火坚阴，除烦止汗；又因患者睡眠不佳，故加生龙骨、生牡蛎重镇安神，炒酸枣仁、夜交藤、合欢花养心安神；同时患者纳差不欲食，故用炒谷芽、炒麦芽以健脾开胃、消食和中。

【病案3】

心悸、失眠多为阴阳失调所致，同时结合五运六气之说，考虑阳虚在先亏于下，阳明胃肠燥热亢于上，虚热扰心，导致心悸、心慌；阴虚则肝体失养，肝阳暴亢，故急躁易怒，失眠。结合舌苔脉象，针对病机寒热错杂变化，拟方开药。

【病案4】

患者诉3年来白昼汗出，夜卧时无汗出，无潮热，此乃自汗之证。患者全身汗出，心中懊恼，心慌，口渴，微恶风，苔微黄，定位为表里同病。患者口渴，微恶风，舌质淡，脉浮弱，此乃气虚津伤，是因长期汗出，营卫不和所致；心中懊恼，心慌，苔微黄，此乃无形之热蕴郁心胸，留扰胸膈而致，定性为虚实夹杂。患者口渴，大便未秘结难行，故津伤不甚；患者心中懊恼，无胸闷痛，苔未见黄腻，故热亦不甚；患者微恶风，可见阳气虚损亦不甚，此乃定程度。故拟法调和营卫，补益肺气，兼清热解郁，拟桂枝汤合栀子豉汤治之。

【病案5】

患者诉5年来昼时出汗，遍及全身，动时尤甚，夜卧时无汗出，此乃自汗之证。患者以上半身汗出为主，稍乏力，纳可，舌质淡，苔白，脉弱，定位为卫表之证，“肺外合皮毛”，加之“三焦膀胱者，腠理毫毛其应”，可见此证与肺之生理功能失常息息相关。肺系通于心，故心悸心慌，患者口干喜热饮，畏寒喜温，此乃气虚津伤，是因长期汗出，营卫不和，肺气虚损所致，定性为虚证。患者烦躁，并未出现肌肤疼痛、筋脉拘挛，《黄帝内经》云“阳气者，精则养神，柔则养筋”，阳虚不甚，此乃定程度。故拟法为调和营卫，补益肺气，拟桂枝汤加减治之。

（四）按语

【病案1】

四诊合参，认为该患者之心悸病，证属阴虚火旺，可用当归六黄汤加减治疗。方中当归养血增液，以充阴血；生、熟地黄滋肾育阴，以制虚火；生黄芪益气固阴，黄连清泻心火，合以黄芩、黄柏泻火以除烦，清热以坚阴。诸药合用，共奏益气活血、滋阴清热之功。同时，根据患者症状，因人制宜，加天麻、川芎、白芷平肝息风，祛风止痛以治头痛；决明子清肝火以降血压；酸枣仁、夜交藤、合欢花养心安神，以治失眠。患者7日后复诊，疗效明显，故嘱继服7剂，以收效。

【病案2】

当归六黄汤为李杲所创，被后世医家称为“治盗汗之圣药”，随后世医学的不断发展，当归六黄汤逐渐应用于更多疾病的治疗。当代医家随证变化，将之灵活应用于多种病证，如各种汗证、皮肤病、儿童反复呼吸道感染、口腔溃疡、更年期综合征、人工流产后阴道出血、原发性干燥综合征等。当归六黄汤被广泛应用于治疗由阵发性心房颤动、室性早搏、冠心病、高血压等所引起的心悸，应因人、因地、因时制宜，灵活进行药物选择及用量的加减。若气血不足时可对黄芪、当归加量，酌情减少“三黄”（黄连、黄芩、黄柏，本节下文同）剂量；若患者以阴虚为主，则重用生、熟地之量；若为火旺者，则应增加三黄的用量。同时临证应用当归六黄汤时还须特别注意配伍安神之品，或养血安神，或重镇安神，可获良效。临床上遇到心悸病证属阴虚火旺，或气血不足，或阴虚内热者，均可应用当归六黄汤加减治疗，其理念与经验值得深入学习。

【病案3】

“……顺天以察运，因变以求气”，该病案运用了《三因方》中的麦门冬汤，使药力集中作用于厥阴经；臣以党参补肝气、当归补肝体，二者相合顾护中州，培补中土，温益脾胃，以甘味调中焦之虚；酸甘养阴，以乌梅之酸合参归之甘，助肝经相火下行，使火有所归，肝得所养，同时防疏泄过度而伤正。以连、柏苦寒之品泻肝火；酸苦泄热，以乌梅之酸合连、柏之苦清上焦相火之热。肾者肝之母，方中附桂、姜、辛、椒等大辛大热之品调补肝肾之阳，其中附子走少阴、干姜入太阴、蜀椒走厥阴，温补三阴以散下焦肝肾之寒；参、归、乌养肝肾之阴。需注意的是该方泻药多，补药少，长期服用有损伤脾胃之嫌，故本方使用一段时间后应顾护胃气，以善其后。

【病案4】

该病案病位在卫表和胸膈。营卫不和，气虚津伤为虚，无形之热蕴郁心胸，留扰胸膈为实，定性为虚实夹杂，兼有里热。定程度为津伤不甚，热亦不甚，阳气虚损亦不甚。治宜调和营卫，祛邪与扶正兼顾。故用桂枝汤调和营卫，方中桂枝为君，辛甘散寒以调卫。白芍为臣，酸寒敛阴以和营。君臣相配，一则邪正兼顾，调和营卫；二则散中有收，汗中寓补，相制相成。大枣甘平，既能益气补中，又助白芍益阴和营以助汗源。炙甘草益气和中，调和诸药，且甘草与桂枝相合能辛甘化阳以卫实，与白芍相合能酸甘化阴以和营，功兼佐使之用。肺气虚损不显，加生黄芪以益气固表止汗，并加用浮小麦加强止汗效果；里热留扰胸膈，栀子豉汤主之。辨证恰当，用药精准，故收良效。

【病案5】

拟方开药如同点将选兵，补卫阳，充实肺脾之气首选生黄芪。以桂枝、甘草和大枣辛甘化合为阳，助阳化气，充实卫阳；以白芍、大枣和甘草酸甘化合为阴，以补营阴。辛甘化合卫阳，酸甘化合为阴，调和营卫。浮小麦敛汗，合大枣治烦躁一症，桂枝合牡蛎既敛汗固阴，又治阳虚之烦躁。山萸肉补肾以治夜尿频多。牡蛎还可潜敛上亢之阳，治半身汗出。此方暗合桂枝汤、桂枝牡蛎龙骨汤和甘麦大枣汤，其组方选方严密，用药细致。

三、不寐

（一）学术思想

不寐是以经常不能获得正常睡眠为特征的一类病证，主要表现为睡眠时间、深度的不足。轻者入睡困难，或寐而不酣，时寐时醒，或醒后不能再寐；重则彻夜不寐。西医学中的神经症、更年期综合征、慢性消化不良、贫血、动脉粥样硬化等以不寐为主要临床表现时均属本病范畴，可参照本病辨证论治。

不寐每因饮食不节，情志失常，劳倦、思虑过度，以及病后、年迈体虚等因素，导致心神不安，神不守舍。不寐病位主要在心，与肝、脾、肾关系密切。因心主神明，神安则寐，神不安则不寐。血之来源，由水谷精微所化，上奉于心，则心得所养；受藏于肝，则肝体柔和；统摄于脾，则生化不息；调节有度，化而为精，内藏于肾，肾精上承于心，心气下交于肾，阴精内守，卫阳护于外，阴阳协调，则神志安宁。如思虑、劳倦伤及诸脏，精血内耗，心神失养，神不内守，阳不入阴，则致顽固性不寐。不寐的病理变化，总属阳盛阴衰，阴阳失交，一为阴虚不能纳阳，一为阳盛不得入阴。

治疗以补虚泻实，调整阴阳为原则，安神定志是本证的基本治法。实证宜清心泻火，清火化痰，清肝泄热；虚证宜补益心脾，滋阴降火，益气镇惊。

1. 辨证运用安神之品。不寐的临床主要症状为睡眠障碍，其主要病因为心失所养，心神不安，故无论是何证型的不寐均应佐以安神定志之品，如茯神、柏子仁、珍珠母、龙齿、夜交藤、远志、合欢皮等。但要在辨证的基础上灵活运用，实证应泻其有余，或清肝火，或消痰热，或泻心火；虚证应补其不足，或补益气血，或健脾补肝益肾。

2. 调整阴阳气血。不寐的病机为脏腑阴阳失调、气血不和，用药上须注重调整阴阳，补虚泻实，使阴阳达到平衡，阴平阳秘，气血调和，脏腑功能恢复正常，阴交于阳，则睡眠改善。

3. 心理治疗。对于情志不调所致的不寐，在治疗上应给予患者心理指导，使其放松紧张或焦虑情绪，保持心情舒畅以调达气机。因此心理指导对不寐的治疗起着举足轻重的作用。

（二）病案整理

病案1

程某，女，51岁。

主诉：情志抑郁、失眠2年，伴胁肋胀痛半月余。

现病史：患者自诉2年来情志抑郁，善太息，易哭，经常因家庭琐事生闷气，最近半个月病情加重。

症见：右胁肋胀痛不适，胃脘部胀满，夜间尤甚，时有泛酸，失眠，小便可，大便黏滞不爽，舌质暗红，苔薄黄腻，脉弦。

既往史：有慢性浅表性胃炎病史。

月经史：患者月经时断时续。

西医诊断：抑郁症。

中医诊断：不寐（肝郁化火）。

治法：清肝泻火。丹栀逍遥散加减。

首诊处方（颗粒剂）： 柴胡10g，茯苓20g，白术10g，当归15g，甘草10g，白芍20g，薄荷10g，牡丹皮10g，栀子10g，延胡索10g，麦芽30g，柏子仁20g，首乌藤30g，莱菔子10g，水红花子10g。14剂，水煎服，300mL，日1剂。

患者服用2周后，抑郁、失眠症状明显改善，无胁肋胀痛，无胃脘部胀满，无泛酸，大便正常，1日1行。

病案2

陈某，21岁。

主诉：情绪不宁、失眠半年，伴厌食1周。

现病史：该患者现读大三，学习临床各科课程，半年前与同学争吵后，出现情绪不宁，上课时注意力不易集中，不愿意与人沟通交流，严重失眠。

症见：失眠，入睡困难，心烦心悸，厌食，偶有腹痛腹泻，小便时有灼热感，大便干燥，2日1次，舌质紫暗，苔微黄腻，脉濡数。

西医诊断：抑郁症。

中医诊断：不寐（气郁化热，阴虚血滞）。

治法：疏肝解郁，养阴活血。柴胡疏肝散加减。

首诊处方： 柴胡15g，郁金15g，白芍20g，赤芍15g，炙甘草10g，陈皮12g，香附10g，生地12g，灯心草10g，麦芽20g。7剂，日1剂，水煎服，300mL。

服用7剂后，失眠改善，仍情绪不宁，心烦心悸，无腹痛腹泻，无小便灼热感，大便正常，仍厌食，舌质紫暗，苔微黄腻，脉细涩。

考虑郁热有所缓解，但血瘀未尽除，故原方去灯心草、麦芽，加桃仁10g、红花10g。

柴胡15g，郁金15g，白芍20g，赤芍15g，炙甘草10g，陈皮12g，香附10g，生地12g，桃仁10g，红花10g。10剂，日1剂，水煎服，300mL。

服用10剂后，患者情绪不宁症状缓解，睡眠明显好转，已经开始恢复，纳食可，偶有心烦心悸，舌质暗，苔微黄，脉细弦。

以疏肝理气为法，拟方：

柴胡10g，枳壳10g，白芍12g，炙甘草10g。10剂，日1剂，水煎服，300mL。

服用10剂后，病情痊愈，至今未见复发。

（三）思路分析

【病案1】

患者因情志抑郁、失眠2年，伴胁肋胀痛半月余就诊，故诊断考虑为“不寐”。因患者情志抑郁，善太息，易哭，又有右胁肋胀痛，脉弦，故此病定位在肝。因为肝经循胸布于胁肋，肝气郁结，则右胁肋胀痛。肝气不舒，情志异常，气郁化火，则舌质暗红，苔薄黄腻，脉弦。加之肝气横逆犯及脾胃，故胃脘部胀满不适，胃热肠燥，大便黏滞不爽，所以本病定性为肝气郁热，因其犯及脾胃，发生传变，病情较重，不能予疏肝行气之柴胡疏肝散治疗，而应加用清肝泻火之品，故拟丹栀逍遥散加减。患者胃脘部胀满，予麦芽消胀除满；患者失眠，大便黏滞，故以柏子仁、首乌藤以养心安神，润肠通便。

【病案2】

患者诊断为“不寐”。虽然患者所述症状繁多，涉及心、脾胃、肠道、泌尿各系病证，但都与肝气郁滞有关，疾病定位在肝脏。因肝失于疏泄，无以调畅情志，故情绪不宁；因肝气通于心，郁热扰心，故失眠、心烦心悸；肝郁横逆犯及脾胃，故腹痛腹泻；肝肾同源，肝有郁热，肾阴亏虚，无以主持水液代谢，故小便时有灼热感；郁热灼津，肠燥津枯，故大便干燥，2日1次。肝为血海，阴血灼伤，瘀滞内生，故舌质紫暗，苔微黄腻，脉濡数。故此病定性为气郁化热，阴虚血滞。此病程度较为严重，涉及脏腑较多，需长期调理。以疏肝解郁，养阴活血为法。

（四）按语

【病案1】

《证治汇补》云："郁病虽多，皆因气不周流，法当顺气为先，开提为次。至于降火化痰消积，犹当分多少治之。"郁证的治疗着眼于疏肝之郁结之气，本病案有气郁化火之象，故应清肝泻火。郁证一般病程较长，用药不宜峻猛。在实证的治疗中，应注意理气而不耗气，活血而不破血，清热而不败胃，祛痰而不伤正；在虚证的治疗中，应注意补益心脾而不过燥，滋养肝肾而不过腻。《临证指南医案》按语指出："不重在攻补，而在乎用苦泄热而不损胃，用辛理气而不破气，用滑润濡燥涩而不滋腻气机，用宣通而不揠苗助长。"

【病案2】

此病案说明"不寐"病位虽在肝，但其病性演变是从气郁向郁热转化，过程中往往夹有痰、瘀等因素，病情与热、痰、瘀的轻重有关。一般来讲气郁轻症以四逆散、柴胡疏肝散加减即可；如有郁热以丹栀逍遥散加减；如有痰阻，可以二陈汤加减；如痰热并见，可以黄连温胆汤加减；如有瘀血阻滞，可予桃红四物汤、丹参饮、血府逐瘀汤加减；如遇瘀热，可用桃核承气汤加减。此病案定位、定性和定程度辨证逻辑有序，故效如桴鼓。

第三节 脾胃病证

林丹临证重脾胃思想多受《黄帝内经》、张仲景、李东垣、叶天士等影响。如《素问·玉机真脏论》的“……脾为孤脏，中央土以灌四旁”，《灵枢·本神》的“脾气虚则四肢不用，五脏不安”均强调了脾化生气血对五脏的充养作用。《黄帝内经》的“五脏者皆禀气于胃”之说强调了胃气的重要性以及胃气的盛衰直接影响疾病的预后。张仲景在《金匮要略》开篇提出“四季脾旺不受邪，即勿补之”，强调了脾化生气血在五脏发病中的意义。如李中梓的“脾为后天之本”之说，如叶天士的“脾胃分治”“护胃阳”“存胃阴”之说。可见，从古至今各大医家均以脾胃为本，重视脾胃和诸病取治于中土的思想比比皆是。林丹认为脾胃为后天之本，为化生营卫气血之源，为五脏六腑之充，故治病防病均须重视脾胃，而且药物赖于脾胃的纳运和转输，故治疗用药切不可伤胃，而应注意存胃阴、护胃阳，保护脾胃，正如李中梓在《医宗必读》中所说：“胃气一败，百药难施。”故林丹在临床治疗用药时始终注重顾护脾胃，注意保护和扶助胃气，对于肠胃功能不好的患者，常嘱患者煎药时加一小撮粳米以护脾胃，以防伤胃泄泻之弊；治疗癌病患者，林丹以四君子汤为基础方，健脾益气，扶助正气，提高抗癌毒邪气的能力；临床使用石膏时，必嘱患者先煎石膏，再佐粳米、甘草顾护中焦脾胃之气，如此则不再有石膏致泄泻之忧；治疗肝病时，常遵仲景“见肝之病，知肝传脾”之意，多用茯苓、白术、神曲、薏苡仁等健脾利湿之剂以实脾护胃。

林丹认为，气机的升降出入，对于人体的生命活动至关重要，贯穿一切生命活动的始终，正如《素问·六微旨大论》所云“升降出入，无器不有”。升降出入运动亦是脏腑气机的主要运动形式，如肺主宣发肃降，脾气主升，胃气主降，肝气疏发为升，六腑主通降，肾火温煦亦主升。气机调畅各脏腑才能发挥正常生理功能，才能保证人体生命活动正常进行。一旦各种致病因素导致脏腑气机失调，则会发生疾病，即《素问·举痛论》所云：“……百病生于气也。”《黄帝内经》中有多条关于升降失常致病的精辟论述，被后世医家视为气机升降理论之渊源和典范，如《素问·阴阳应象大论篇》所云“清气在下，则生飧泄；浊气在上，则生䐜胀，此阴阳反作，病之逆从也”；如《素问·脉要精微论篇》所云“上盛则气高，下盛则气胀”；如《素问·示从容论》所云“咳嗽烦冤者，是肾气之逆也”，等等。故林丹提出治疗用药要符合脏腑正常气机的运动规律，要注重调节气机，以恢复脏腑阴阳气血平衡，此为根本治法，即“……高者抑之，下者举之。”“……惊者平之……”“……结者散之……”“……散者收之……”“疏其气血，令其调达，而致和平。”

大凡古今学验俱丰的医家大多推崇气机升降学说，重视脏腑升降相因的作用，对升降学说的发挥运用颇有建树。林丹在辨治疾病时，注重调节脏腑气机，尤其是辨治咳嗽、脾胃病时，喜用升降相因之药对来协调脏腑气机的升降。如辨治咳嗽，她推崇朱震亨“善治痰者，不治痰而治气，气顺则一身之津液亦随气而顺矣”之论，多用理气、降气、行气之法，常用厚朴、枳壳、陈皮、紫苏、旋覆花、莱菔子等药，治痰又治气，气机调畅则痰消；常用厚朴与枳壳、桔梗与杏仁、蜜麻黄与杏仁、枳壳与前胡等宣降相因之药对，一升一降，以复肺气之宣降。如脾胃病用药注重寒温并用，润燥相济，升降相因，常用药对如柴胡与枳壳，一升一降，疏肝导滞，升清降浊；黄连/黄芩与干姜，寒热平调，辛开苦降，宣降结气，泻心消痞。如病在肝者，若肝气郁而不能升发，用柴胡、香附、薄荷等疏肝升发解郁；若肝气升发太过，出现头痛、眩晕、面红目赤等，则宜用代赭石、石决明、牡蛎、龟板等重镇潜阳沉降之品。

一、胃脘痛

（一）学术思想

胃脘痛，又称胃痛，是以上腹胃脘部近心窝处疼痛为主症的一种临床常见病证。李杲《兰室秘藏·卷二》设“胃脘痛”一门，提出了胃痛的根本病机。其病位在胃，与肝脾关系密切，涉及胆、肾等脏腑，涵盖了现代医学的多种消化道疾病，如急、慢性胃炎，胃、十二指肠溃疡，胆汁反流性胃炎，胃痉挛，胃下垂，胃肠功能紊乱，胰腺炎，胆囊炎等疾病。现将林丹治疗胃脘痛的经验加以整理，总结如下。

1. 对病因病机的认识

林丹认为对于胃脘痛病因病机的认识，首先要熟悉脾胃的病理生理特点。“脾胃者，仓廪之官，五味出焉”，脾胃同居中焦，一脏一腑，互为表里，脾主运化而升清，胃主受纳而降浊，即脾宜升则健，胃宜降则和，为气机升降之枢纽；且脾喜燥恶湿，胃喜润恶燥，故脾胃病的功能失调不外乎寒热、虚实、升降、润燥四个方面出现了问题。

外邪或脏腑失和导致胃气阻滞，脾胃气机升降失常，胃失通降，不通则痛是胃脘痛的主要病机。病邪阻滞者，邪去则胃自安；脏腑失和者，协和则痛自已。现代人生活作息不调，进餐无定，加之过食肥甘厚味，劳逸失度，运动不足，则损伤脾胃。另一方面，现代社会竞争激烈，压力增大，易致情绪压抑，肝气不疏，脾胃气机升降需依靠肝气疏泄来完成，若肝气郁滞，则木郁土壅，“肝随脾升，胆随胃降”，气机升降失常则致胃气不降，气滞作痛；脾气亏虚，运化水谷或水湿失健而致食积、痰湿内阻或痰热互结；或脾胃虚弱，复饮食生冷或寒邪客胃，则胃脘寒痛；或胃痛日久，病久入络，气滞血瘀；或脾虚日久损伤中阳，则虚寒隐痛。以上诸多病理因素又可相互影响，故胃脘痛可见肝胃不和、肝郁脾虚、肝胃郁热、湿热中阻、痰热互结、脾胃虚寒、胃阴不足、食积停滞、寒热错杂等多种证型。林丹认为，海南地区气候炎热、潮湿，加之人们生活水平提高，嗜食肥甘厚味，饮酒过度等，导致脾胃病多由湿热而来，随着病情演变，复感寒邪，饮食生冷，或病久伤阳，或湿热伤阴，使病证更加复杂，而常见于寒热错杂、虚实夹杂之证候。《素问·刺志论》曰：“气实者，热也；气虚者，寒也。”而脾气多虚，胃气多实，这也是导致脾胃病寒热错杂、虚实夹杂证候的病理基础。

2. 治则治法

（1）理气为要旨

引起胃脘痛的原因较多，如气滞、寒凝、食滞、热郁、湿阻、血瘀、阴亏、虚寒等，且其病机演变较为复杂，往往寒热虚实夹杂，所以治法各异，但基本病机不外乎胃气阻滞，胃失和降，不通则痛。气机升降是人体生命活动的基本形式，而脾胃是气机升降之枢纽，故胃脘痛无论是何种证型，调理脾胃气机的升降，理气和胃都是重要治法。只有理顺胃气，顺应气机的变化，气机升降协调，脾胃功能才可正常运行，即《素问·至真要大论》所云“疏其血气，令其调达而致和平”之意。临证时，林丹常在辨证论治的基础上加用理气和胃之药物来调理中焦脾胃气机。如常用柴胡、枳实、枳壳、木香、砂仁、陈皮、法半夏、厚朴、槟榔、香附、延胡索、川楝子、佛手、莱菔子之属调理胃气，运转枢机，消积化滞，行气止痛。其中柴胡配枳实，柴胡可升发阳气，疏肝解郁，枳实理气解郁，专泻胃实，开导破结，故主中脘以治血分，疗脐腹间满实，消痰瘀，祛停水，逐宿食，上破结胸，下通便闭，两者一升一降，升清降浊，疏肝理脾作用显著。延胡索散辛通温，为活血行气止痛之良药，既能行血中之气，又能行气中之血，气郁则痛，血滞亦痛，气行血活，通则不痛，《本草纲目》谓其“能行血中气滞，气中血滞，故专治一身上下诸痛”。现代药理研究证明，延胡索能使肌肉松弛，并具有镇痛、解痉、镇静、催眠、安定的功效。木香性温，味辛、苦，善通行脾胃之滞气，既为行气止痛之要药，又为健脾消食之佳品。木香辛温香散，能升能降，通理三焦和胆经之气，既能行气健脾又能疏肝利胆，凡脾胃大肠气滞所致诸证均可用之。林丹认为木香用于止痛用量可至9~12g，而用于和胃醒脾用量仅须3~6g，防其耗气之弊。健脾药物配伍理气之品，可助运化，达到补而不滞。湿滞中焦者，在芳香除湿之品中加入理气药，则可使气机通畅，湿邪易化；食滞胃脘者，在消积导滞药物中加入理气药，则可行气去积消食，除脘腹胀满。

（2）平补而不滞

胃脘痛病位在胃，与脾密切相关，实则阳明，虚则太阴，治疗时须详辨虚实，虚实不同则补泻之法大有不同，切勿犯虚虚实实之戒，中焦之虚，常用健脾、补气、温中、滋阴之品；中焦之实多用消导、理气、和胃、泄热之药。脾胃同居中州，为气机升降之枢纽，若补益脾胃时，用药过于滋腻，则易导致脾胃枢机不利，补不为功，反招其祸。故林丹认为胃脘痛脾气亏虚者，不宜滋腻蛮补，补之不当，易生胀满，而宜平补，补而不滞，常用四君子汤或六君子汤健脾平补，佐以陈皮、木香、砂仁、藿香、厚朴等芳香行气导滞之品醒脾、悦脾，使补而不滞。阴虚胃痛者，治宜滋养胃阴，但用药须避免滋腻，如熟地、阿胶之属不可滥用，否则可引起滋腻碍胃使胃痛加剧，选用沙参、糯稻根、百合、石斛、玉竹等甘寒平和滋阴之属较为适宜，且宜稍佐芳香理气之品以助运化。虚寒胃痛者，可由脾阳虚或肾阳虚导致，治宜温阳益气，但温阳不宜过燥，常用理中之品，如干姜、附子、肉桂，但剂量不宜过大，且须密切观察患者舌质及伴随症状的变化，若出现红舌或口干，应逐渐减量或停药，否则，辛燥之品易化燥伤阴而动血。

（3）寒温并用，润燥相济，升降相因

林丹非常崇尚清代医家叶天士提出的脾宜升则健，胃宜降则和，与太阴湿土，得阳始运；阳明燥土，得阴自安及脾喜刚燥，胃喜柔润等脾胃理论，提出辨治脾胃病常须根据脾胃的不同生理特性而选药，揆度药物之寒温润燥，利用药物的属性协同以增其效，属性制约以矫其偏。如胃为阳土，喜润恶燥，脾为阴土，喜燥恶湿，所以在治疗脾病时，应注意湿易伤脾，宜多用醒脾化湿之剂，少用甘润滋腻之品，以免助湿。在辨治胃病时，应注意燥热易伤胃阴，宜用甘凉滋润之剂，慎用辛香燥热之品，以防伤阴。如脾胃津伤阴虚者，常用甘凉濡润之药配辛散行滞之品，如沙参、石斛、玉竹、麦冬、党参、白芍、山药配合紫苏梗、藿香梗、绿萼梅、玫瑰花、厚朴花、佛手等。又如脾气主升，胃气主降，脾以升为健，胃以降为和，在治脾病时，常用健脾、益气、升提之品；治胃病时，多用和中、益胃、降逆之药。对于胃痛病程较久者，往往由于病程长，寒热错杂，症状交错，宜寒温并用，温中多用干姜、桂枝、附子、豆蔻之属，泻热多用黄芩、黄连、蒲公英、连翘之类。总之，在临证组方时，林丹强调健脾养胃兼顾，润燥刚柔相济，寒温并用，升降相因，方能互相制约，相得益彰。

（4）勿忘制酸而止痛

林丹认为胃脘痛表现为空腹及夜间疼痛明显，进食痛缓，伴泛酸、烧心，为胃酸分泌过多损伤胃黏膜而导致。胃酸分泌过多，从中医五味归属五脏角度分析与肝有关，正如《寿世保元·吞酸》中说："夫酸者，肝木之味也，由火盛制金不能平木，则肝木自甚，故为酸也。"亦如《医家心法·吞酸》中说："凡为吞酸，尽属肝木，曲直作酸也。"肝木失常则产酸，且多属于热，为肝郁化热犯胃所致，如《素问·至真要大论》中说："诸呕吐酸……皆属于热。"亦有因寒者，多为脾胃虚弱，土虚木乘而致，正如《证治汇补·吞酸》中说："大凡积滞中焦，久郁成熟，则本从火化，因而作酸者，酸之热也。若客寒犯胃，顷刻成酸，本无郁热，因寒所化者，酸之寒也。"故林丹临证辨治胃脘痛，重视制酸和胃止痛法，临床常用煅瓦楞子、乌贼骨、浙贝母、左金丸、刺猬皮、白及、延胡索等。如患者烧心、泛酸、夜间睡眠不安，可酌加龙骨、牡蛎，既可中和胃酸，又可重镇安神。

（5）久病入络须活血

胃脘痛病程较长，易致瘀血内停，即"久病入络""久病必瘀"，表现为胃脘部刺痛，痛有定处，按之痛甚，疼痛延久屡发，若瘀痛日久，易损伤胃络，出现黑便、呕血等。此时宜用活血化瘀通络、理气和胃止痛之法，常用方剂为失笑散、血府逐瘀汤等，常用药物如蒲黄、五灵脂、当归、川芎、丹参、三七、白及、延胡索、木香、砂仁、莪术、九香虫等。伴有瘀热者，酌用牡丹皮、栀子、郁金、赤芍、茜草根等；伴有阴虚者，酌用沙参、石斛、麦冬等；伴有热毒者，酌用半枝莲、白花蛇舌草等；伴有脾气亏虚者，酌用四君子汤，或黄芪、党参等。

（6）衷中参西理

林丹提倡临证时以中医辨证论治为根本，西医理论亦须参考，除中医之四诊，还需尽量全面获取其他临床资料，包括现代医学的疾病诊断、检查、化验结果等。譬如现代医学的纤维胃镜，可以看作是中医望诊的延伸，胃镜显示的结果对疾病的诊治起到了很好的补充，值得借鉴。如胃镜见胃黏膜点、片状糜烂，则配以乌贼骨、三七、白及、蒲公英、黄连等清热利湿、收敛生肌；如胃镜见胆汁反流，则配以柴胡、枳壳、郁金、香附、陈皮、半夏等疏肝利胆和胃；如胃镜见新鲜溃疡，表面有炎性分泌物，多由胃热引起，中医以内疡论治，配以清热解毒消痈法治之；如胃镜见广泛出血点，则配以白及、仙鹤草、三七、侧柏叶、地榆、茜草等凉血收敛止血；如胃镜见陈旧溃疡，或胃黏膜苍白，多为脾胃虚寒，配以党参、黄芪等益气健脾；如胃镜病理结果显示胃黏膜萎缩，多为胃阴亏虚，配以太子参、乌梅、白芍、生甘草、石斛、沙参等益气养阴、酸甘化阴；如胃镜病理结果显示胃肠上皮化生、非典型增生等癌前病变，则配以藤梨根、半枝莲、白花蛇舌草、生薏苡仁、石见穿、三棱、莪术、刺猬皮等清热解毒、化瘀散结。除胃镜外，若检查为幽门螺杆菌阳性者，多属湿热毒邪，则配以黄芩、黄连、连翘、蒲公英等清热利湿解毒。

（7）辨证论治，随证加减

中医辨证论治是根本，随症加减要灵活，临证须详辨与细分。胃脘痛一证，临床表现为胃脘疼痛，胀满，痛连两胁，嗳气频频者，辨为肝胃不和证，可选用四逆散或柴胡疏肝散为主方治疗，常用药物如柴胡、香附、枳壳、白芍、甘草、半夏、陈皮、厚朴、木香、砂仁、黄连、黄芩、代赭石等；伴口干口苦，胃内嘈杂吞酸，舌红苔黄者，为肝胃郁热证，可选用丹栀逍遥散合左金丸、金铃子散为主方以疏肝泄热，和胃止痛；伴灼热疼痛者，加黄芩、黄连、连翘、蒲公英等直折火势；临床表现为胃痛隐隐，绵绵不休，空腹痛甚，得食则缓，喜温喜按，倦怠乏力，食少纳呆，手足不温者，辨为脾胃虚寒证，可予小建中汤、黄芪建中汤、理中汤等治疗；对于饮食停滞者，多用保和丸或枳实消痞丸加木香、砂仁、陈皮等行气导滞之品；胃阴亏虚者，多用益胃汤润之；脾胃气虚者，常予香砂六君子汤健脾益气，和胃止痛；湿浊中阻者，多以平胃散燥祛湿运脾，行气和胃；脾胃湿热者，以黄连、黄芩、厚朴、白术等为主清热化湿，和胃止痛；肝胃气滞，胀痛甚者，酌用木香、香附、延胡索、郁金、佛手等；痉挛疼痛者，重用芍药甘草汤缓急止痛；气滞腹胀者，酌加厚朴、槟榔、莱菔子、枳壳、紫苏梗等理气宽中，消胀降逆；寒热错杂者，以半夏泻心汤或黄连、黄芩、干姜为主寒热同调，辛开苦降；瘀阻作痛者，酌加失笑散、三七、丹参、莪术等化瘀止痛；呕恶者，酌加竹茹、半夏、代赭石、生姜、藿香等降逆和胃止呕；湿重便溏者，酌加藿香、炒扁豆、薏苡仁、白术等健脾渗湿止泻；吞酸者，加煅瓦楞子、乌贼骨等制酸止痛；大便干结者，酌加白芍、大黄、厚朴、火麻仁等。

（8）遣方用药特点

纵观林丹治疗脾胃病的处方，多以香砂六君子汤、理中汤、黄芪建中汤、半夏泻心汤、四逆散、金铃子散、枳实消痞丸、平胃散、保和丸、旋覆代赭汤加减化裁，疗效显著。其特点为方小，每方用药在9~12味，用药平凡便廉，少用怪僻贵重药物，看似平淡，却总有实实在在的疗效。

同时她也非常注重药物的配对应用，通常结合脾胃病的病理生理与药物性味特点来配伍使用，如寒与热、润与燥、升与降、涩与通、补与泻、气与血等配对。寒热配对如黄连、黄芩与干姜，黄芩、黄连清热泻火燥湿，味苦降泻，干姜温中暖脾化饮，味辛而散，三药相伍，寒热平调，辛开苦降，宣降结气，以泻心消痞，适用于寒热错杂之证。升降浮沉配对如柴胡与枳壳，一升一降，疏肝导滞，升清降浊，可治疗肝脾不调、气机不畅造成的胸胁胀满、脘腹痞满等。理气活血配对如延胡索与川楝子，两药合用即有金铃子散的疗效，延胡索走血分，川楝子入气分，既疏肝清热，又活血止痛，使气血并行，脉络通畅，通而不痛，诸痛自止。补泻配对如党参与大黄，党参健脾益气，大黄泻热通腑，补泻兼施，适用于太阴虚而阳明实证者。

（二）病案整理

病案1

胡某，男，27岁。初诊时间：2013年3月19日。

主诉：胃脘灼热疼痛1月余。

现病史：患者1月余前因过度饮酒出现胃脘灼热疼痛不适，尤以夜间为甚，曾在外院服用中药治疗月余未愈，今来林丹门诊求治。

症见：胃脘疼痛不适，灼热嘈杂，嗳气频频，反酸水、苦水，口干、口苦，胃纳欠佳，睡眠不安，二便正常，舌尖红，苔黄腻，脉弦。

辅助检查：胃镜示胆汁反流性胃炎。

西医诊断：胆汁反流性胃炎。

中医诊断：胃脘痛（肝胃郁热，胃失和降）。

治法：疏肝理气，和胃泄热。四逆散合金铃子散加减。

首诊处方：柴胡12g，枳壳12g，白芍15g，甘草10g，川楝子12g，延胡索15g，黄连6g，黄芩15g，蒲公英25g，乌贼骨25g，木香9g（后下），砂仁9g（后下）。7剂，日1剂，水煎服，复渣。

二诊：于2013年5月25日来诊，诉服上药7剂后上症悉除未再发，但此次因前日参加婚宴饮酒后再发，舌尖红，苔薄白，脉弦。

中药守上方，加法半夏12g。

柴胡12g，枳壳12g，白芍15g，甘草10g，川楝子12g，延胡索15g，黄连6g，黄芩15g，蒲公英25g，乌贼骨25g，木香9g（后下），砂仁9g（后下），法半夏12g。7剂，日1剂，水煎服，复渣。

随访患者胃痛治愈，未再发。

病案2

许某，女，49岁。初诊时间：2013年9月10日。

主诉：心下疼痛5天。

现病史：患者因5天前外出聚餐后出现心下疼痛不适。

症见：空虚感，按之疼痛，伴嗳气，稍有吞酸，咽部不适，咳嗽，痰少，胃纳一般，睡眠欠佳，大便秘结，小便正常，舌质淡红苔薄白，脉细滑。

西医诊断：急性胃炎。

中医诊断：胃脘痛（痰热阻滞）。

治法：清热化痰，散结开痞。小陷胸汤加减。

首诊处方：黄连6g，黄芩15g，法半夏12g，瓜蒌皮15g，苏梗15g，薤白15g，枳实15g，陈皮9g，茯苓15g，前胡15g，甘草10g，炙杷叶15g。5剂，日1剂，水煎服，复渣。

二诊：于2013年9月17日来诊，诉服上药5剂后上症大减，已无咳嗽、咳痰，舌脉同前。守前方，去前胡。

黄连6g，黄芩15g，法半夏12g，瓜蒌皮15g，苏梗15g，薤白15g，枳实15g，陈皮9g，茯苓15g，甘草10g，炙杷叶15g。5剂，日1剂，水煎服。

随访患者诸症悉愈，未再发。

病案3

魏某，女，60岁。初诊时间：2014年5月26日。

主诉：胃脘部隐痛不适1周。

现病史：患者因1周前进食冷饮后出现胃脘部隐痛不适。

症见：胃痛，畏寒喜热饮，反吐酸涎，四肢不温，双下肢畏寒，牙龈松动，舌尖溃疡，胃纳一般，睡眠欠佳，大便通畅，夜尿多，舌质淡红苔薄白，脉弦细。

西医诊断：胃炎。

中医诊断：胃脘痛（中焦虚寒，水火不济）。

治法：温中健脾，交通心肾，和胃止痛。理中汤合交泰丸加减。

首诊处方：党参30g，白术15g，茯苓15g，炙甘草10g，干姜10g，木香9g（后下），砂仁9g（后下），陈皮9g，煅瓦楞子30g，乌贼骨25g，肉桂6g（焗服），黄连6g。5剂，日1剂，水煎服，复渣。

二诊：于2014年6月2日来诊，诉服上药5剂后上症大减，舌脉同前。

党参30g，白术15g，茯苓15g，炙甘草10g，干姜10g，木香9g（后下），砂仁9g（后下），陈皮9g，煅瓦楞子30g，乌贼骨25g，肉桂6g（焗服），黄连6g。5剂，日1剂，水煎服，复渣。服药后诸症悉愈。

病案4

陈某，男，22岁。初诊时间：2013年8月15日。

主诉：胃脘胀满疼痛不适10天。

现病史：患者10天前过度饮酒后出现胃脘胀满不适。

症见：胃胀痛，时有疼痛，伴吞酸，嗳气频作，喜热饮，胃纳睡眠均尚可，二便正常，舌质淡红苔厚腻而微黄，脉弦细。

西医诊断：胃炎。

中医诊断：胃脘痛（寒热错杂）。

治法：平调寒热，益气健脾，行气消胀。半夏泻心汤合香砂六君子汤加减。

首诊处方：法半夏12g，黄芩15g，黄连6g，干姜10g，甘草10g，党参30g，木香9g（后下），砂仁9g（后下），煅瓦楞子30g，槟榔15g。5剂，日1剂，水煎服，复渣。

二诊：于2013年8月22日复诊，诉服上药5剂后上症大减，余有胃脘少许胀满，舌质淡红，苔薄白而微腻。守前方，加陈皮9g。

法半夏12g，黄芩15g，黄连6g，干姜10g，甘草10g，党参30g，木香9g（后下），砂仁9g（后下），煅瓦楞子30g，槟榔15g，陈皮9g。再进5剂，诸症解除而未复发。

病案5

金某，男，43岁。初诊时间：2018年11月7日。

主诉：胃脘部灼热不适反复发作1年余，加重3天。

症见：嗳气，偶有吞酸，伴两胁胀痛，纳少，排便正常，舌质淡红，花剥苔，脉弦细。

西医诊断：慢性胃炎。

中医诊断：胃脘痛（痰热互结，肝郁脾虚）。

治法：清热化痰，疏肝健脾。黄连温胆汤合柴胡疏肝散加减。

首诊处方：瓜蒌皮12g，法半夏15g，川黄连6g，黄芩15g，柴胡12g，白芍15g，枳壳15g，砂仁9g（后下），蒲公英25g，川楝子10g，木香10g（后下），延胡索15g，甘草10g。7剂，日1剂，水煎服，复渣。

二诊：于2018年11月15日来诊，上症减，偶有嗳气，少泛酸，舌质淡红，花剥苔，脉弦，纳少，上方去白芍、枳壳，加党参30g，厚朴15g，神曲10g。

瓜蒌皮12g，法半夏15g，川黄连6g，黄芩15g，柴胡12g，砂仁9g（后下），蒲公英25g，川楝子10g，木香10g（后下），延胡索15g，甘草10g，党参30g，厚朴15g，神曲10g。再进7剂，诸症解除而未复发。

（三）按语

【病案1】

患者胃脘痛以灼热疼痛为特点，伴见嘈杂吞酸，口干口苦，舌红苔黄，脉弦，辨为肝胃郁热之证。虽然病位在胃，病因病机却关乎于肝，因肝郁化火，邪热犯胃，致肝胃郁热而发胃脘痛。故治以四逆散合金铃子散加减疏肝理气，和胃泻热而奏效。方中四逆散疏肝行气解郁，重在治肝理气，即所谓“治肝可以安胃”；金铃子散疏肝泻热，活血止痛；黄连、黄芩、蒲公英加强清热泻火利湿之功；木香、砂仁加强行气和胃止痛之效；乌贼骨和胃制酸而止痛；法半夏和胃降逆。全方药物精简恰当，切合肝胃郁热之病机，故效如桴鼓。

【病案2】

患者因饮食不当，损伤脾胃，内生痰热，邪与痰热互结心下，故见小结胸证。《伤寒论》第138条“小结胸病，正在心下，按之则痛，脉浮滑者，小陷胸汤主之”。辨证关键在于胸脘痞闷，按之则痛，故治以小陷胸汤清热化痰，开胸散结。方中瓜蒌皮甘寒，清热涤痰，宽胸散结；黄连苦寒泄热除痞；法半夏辛温化痰散结；黄芩助黄连清热除痞；苏梗、枳实加强行气宽胸散结之功；陈皮、茯苓、甘草与法半夏共成二陈汤，以化痰健脾燥湿；前胡、炙杷叶降气化痰，润肺止咳；薤白与法半夏、瓜蒌皮，组成瓜蒌薤白半夏汤，以行通阳理气豁痰之功。全方共成清热化痰，宽胸散结之功。林丹认为临床辨治小结胸证，应注意辨证与辨病结合，因为冠状动脉粥样硬化性心脏病、肺心病、支气管炎、胸膜炎、胸膜粘连、肝炎、胆囊炎等病临床亦可表现为胸脘痞闷、按之则痛，若要获取良效，关键在于根据不同的脏腑生理病理特点，用小陷胸汤灵活化裁，加味应用。

【病案3】

患者因平素肾阳不足，心火亢盛，水火不济，心肾不交，复因饮食生冷，损伤脾阳，胃失温养而发胃痛。肾阳不足见四肢不温，畏寒，夜尿多，牙龈松动；心火亢盛则见舌尖溃疡，睡眠欠佳。故治以理中汤温中祛寒，补气健脾。交泰丸中黄连苦寒，入少阴心经，清心泻火以制偏亢之心阳；肉桂辛热，入少阴肾经，温补下元以扶不足。寒热并用，如此可水火既济，但两者用量实非交泰丸的配伍比例，而是根据本例患者症状之寒多热少，两者用量为1∶1。方中木香、砂仁、陈皮温中暖胃，行气止痛；煅瓦楞子、乌贼骨制酸和胃止痛。全方共成温中健脾，交通心肾，和胃止痛之功。

【病案4】

患者因过度饮酒，损伤脾胃，中气虚弱，脾胃升降气机失常，中焦气机不利，故发胃脘胀满疼痛。患者症见胃脘胀满不适，时有疼痛，伴吞酸，嗳气频作，喜热饮，舌质淡红，苔厚腻而微黄，脉弦细，加之患者既往有类似症状反复发作多年，考虑病久易致寒热错杂，虚实夹杂，且胃胀常与脾虚不运、升降无力有关。故治以半夏泻心汤调和寒热、消痞散结，香砂六君子汤益气健脾、行气化痰。方中厚朴、槟榔加强行气消胀除痞之功；煅瓦楞子制酸和胃止痛。全方共成寒热平调，益气健脾，行气消胀之功。

【病案5】

患者胃脘部灼热不适反复发作1年余，加重3天，当诊断为胃脘痛，结合其临床表现及舌脉，辨证为肝郁脾虚，痰热互结。方用法半夏燥湿化痰，降逆止呕，消痞散结，瓜蒌皮清热化痰，宽中散结，滑肠通便，二药配伍，寒温并用，燥润相施，化痰散结；黄芩、川黄连泄热燥湿，除中焦之湿热阻滞；柴胡疏肝解郁，白芍柔肝缓急，二药配伍，相互依赖，相互促进，互制其短而展其长，故以白芍之酸敛，制柴胡之辛散，用柴胡之辛散，佐芍药之酸敛，以引药直达少阳之经，而起清胆疏肝，和解表里，升阳敛阴，解郁止痛之效；木香行气止痛，健脾消食，砂仁行气调中，和胃醒脾，二者配伍，醒脾健脾，畅导三焦气机，使脾气健运，恢复升清降浊之功；川楝子、延胡索可疏肝泄热，活血止痛；蒲公英清热利湿；甘草调和诸药。全方共奏清热化痰、疏肝健脾之功，收效显著。

二、泄泻

（一）学术思想

泄泻又称腹泻，俗称拉肚子。是指排便次数明显超过平日习惯的频率，粪质稀薄，水分增加，每日排便量超过200g，或含未消化食物，或含脓血、黏液。腹泻常伴有排便急迫感、肛门不适、失禁等症状。腹泻分急性和慢性两类。急性腹泻发病急剧，病程在2~3周。慢性腹泻指病程在两个月以上或间歇期在2~4周的复发性腹泻。本病一年四季均可发生，但以夏秋两季较为多见。

林丹认为导致本病发生的因素有很多，但最为多见的有外邪入侵、饮食不洁、情志不调、久病体虚及先天禀赋不足等。本病病因虽然复杂多样，但基本病机是脾虚湿盛，致使肠道功能失司而发生泄泻。病变部位是肠，但主要病脏为脾，同时与肝、肾密切相关。病理因素主要为湿，因脾主运化，喜燥恶湿，而湿为阴邪，易困脾阳，以致脾胃受伤，小肠无法分清泌浊，则发生泄泻。

（二）病案整理

病案

黄某，男，49岁。初诊时间：2019年3月6日。

主诉：反复腹泻1年余。

症见：泻前腹痛，泻后如常人，略有乏力，纳差，眠尚可，无头晕头痛，小便正常，舌质淡红，苔薄白，脉弦细。

辅助检查：曾查肠镜未见明显异常。

西医诊断：功能性腹泻。

中医诊断：泄泻（肝气乘脾证）。

治法：抑肝扶脾。痛泻要方加减。

首诊处方： 炒陈皮9g，炒白术15g，炒白芍15g，防风15g，党参30g，干姜10g，白豆蔻10g，茯苓15g，炙甘草10g，木香10g（后下），砂仁9g（后下），炒白扁豆25g。7剂，日1剂，水煎服，复渣。

2019年3月13日二诊：症减，偶有肠鸣。舌质淡红，苔薄白，脉弦细，中药守上方去炒白芍，加厚朴15g。

炒陈皮9g，炒白术15g，防风15g，党参30g，干姜10g，白豆蔻10g，茯苓15g，炙甘草10g，木香10g（后下），砂仁9g（后下），炒白扁豆25g，厚朴15g。7剂，日1剂，水煎服，复渣。

2019年3月20日三诊：近日上症有发作，舌质淡红，苔薄白，脉细。

炒陈皮9g，炒白术15g，炒白芍15g，防风15g，党参30g，茯苓15g，木香10g（后下），白豆蔻15g，砂仁9g（后下），炒扁豆15g，藿香12g，淮山25g。14剂，日1剂，水煎服，复渣。

（三）按语

泄泻是指以排便次数增多，粪质稀溏或完谷不化，甚至大便如水样为主症的病证。古时将大便稀溏而势缓称为泄，大便清稀如水而势急称为泻，现一般统称为泄泻。泄泻之中的肝气乘脾证，亦称肠风飧泄，该证的特点为泻前或泻时必有腹痛，泻后痛减，是泄泻中最常见的证型之一。本例患者反复腹泻1年余，泻前腹痛，泻后如常人，西医诊断为功能性腹泻，中医诊断为泄泻（肝气乘脾证），其治法应为抑肝扶脾。方用痛泻要方加减，痛泻要方由炒白术、炒白芍、炒陈皮、防风四药组成，方中以炒白芍和防风来缓肝，炒陈皮和炒白术来培土实脾。炒白术苦甘而温，健脾燥湿利水，为君药；炒白芍养血柔肝止痛，于土中泻木，为臣药；陈皮为佐，辛苦而温，理气醒脾助运；配伍少量防风，散肝舒脾胜湿，四药共奏补脾胜湿而止泻，柔肝理气而止痛之效，使肝脾调和。配以党参、茯苓、炒扁豆健脾益气；木香行气止痛，健脾消食；砂仁行气调中，和胃醒脾健脾，畅导三焦气机；白豆蔻芳香化湿；干姜温中燥湿健脾；炙甘草调和诸药。全方共奏抑肝扶脾之功，而收显效。

三、口秽

（一）学术思想

口秽是指口内出气臭秽（口臭），其不仅是目前社交活动中的敏感问题，而且某些口秽的出现也是人体健康状况的一个早期预警。现代医学认为口臭是因口腔内厌氧菌生长，产生挥发性硫化物而引起的。研究发现幽门螺杆菌、口腔疾病如牙周病是引起口臭的主要原因，约占61.22%。常见证型有胃热积中、脾肾阳虚、肝郁，约占56.66%。常见病位为胃、脾、肾、肝，约占90.70%，病性以热、湿、阳虚多见，约占80.89%。口臭患者在焦虑、抑郁、社交回避和苦恼方面的心理状况明显较非口臭人群差，严重影响口臭患者的心理健康。目前对口臭尚无特异性治疗手段，国际上对口臭的治疗主要有口腔的清洁护理、心理干预及口腔疾病和胃肠疾病的预防，虽然短期内可改善口臭状况，但长期疗效不尽如人意。

对于无明显诱因的口臭，西医在临床上治疗效果并不明显，而中医学在口臭的治疗方面有着极大潜力。口臭根据其发病特点和临床表现，可归属于中医“口秽”“浊气”等范畴。中医认为口臭是五脏六腑功能失调所导致的，其中与脾胃疾病关系最为密切，进而将口臭大致分为脾胃蕴热型、心脾积热型、肺热壅盛型、劳郁型、肾虚热型五种证型。林丹认为，口臭病位主要在脾胃，但常与肝胆有密切关系，临床常用小柴胡汤合保和丸治疗。

（二）病案整理

病案1

程某某，女，学生，21岁。初诊时间：2018年11月15日。

主诉：口苦、口干、口臭4年。

现病史：咽部有灼热有异物感，饭后腹胀，胃脘部常有灼热不适。

症见：面色无华，乏力，心烦，小便黄，大便干，舌质淡红、苔薄白，脉弦。

既往史：患者有慢性胃炎病史5年。

西医诊断：慢性胃炎。

中医诊断：口秽（胆郁化火）。

治法：和解少阳，消食除胀。小柴胡汤加减。

首诊处方：柴胡12g，法半夏15g，黄芩15g，甘草10g，党参30g，连翘15g，生姜10g，大枣10g，神曲10g，莱菔子15g，山楂10g，麦芽30g。7剂，日1剂，水煎服，复渣。

2018年12月13日二诊：患者口苦、口干、口臭较前减轻，神疲乏力好转，无明显腹胀，小便较前变淡，咽部仍有异物感，胃脘部灼热不适，舌质淡红、苔薄白，脉弦细数。患者病情较前好转，无明显乏力，但有阴虚表现，故在前方基础上去除党参、生姜、大枣、山楂等药物，加用沙参养阴清热，蒲公英清热祛湿健脾，紫苏梗理气宽中止痛，鸡内金健胃消食。

拟方如下：

柴胡12g，法半夏15g，黄芩15g，甘草10g，连翘15g，神曲10g，莱菔子15g，麦芽25g，沙参30g，蒲公英25g，紫苏梗15g，鸡内金15g。7剂，日1剂，水煎服，复渣。

患者服7剂后三诊，口苦、口干、口臭明显减轻，咽部偶有异物感，胃脘部偶有不适，守方继服7剂，诸症皆失，至今未见复发。

病案2

沈某，女，56岁。初诊时间：2018年5月20日。

主诉：口臭20年。

现病史：口臭反复发作，久治无效，以致其不愿出门，远离社交。

症见：口臭，晨起时偶有口苦，乏力，心烦，小便黄，大便正常，舌质淡红、苔薄白，脉弦细。

既往史：有高脂血症病史10年。

西医诊断：高脂血症。

中医诊断：口秽（胆郁化火）。

治法：和解少阳，消食健胃。小柴胡汤加减。

首诊处方：柴胡12g，法半夏15g，黄芩15g，甘草10g，党参30g，连翘15g，生姜10g，大枣10g，神曲10g，陈皮9g，山楂10g，荷叶30g，佩兰15g。7剂，日1剂，水煎服，复渣。

患者服7剂后复诊，经其丈夫转述口臭大减，守方继服7剂，基本痊愈，至今未见复发。

（三）按语

【病案1】

患者以“口苦、口干、口臭4年”就诊，当属中医“口秽”范畴。由于摄生不慎，焦虑、抑郁，肝郁不得升发，气机失常，影响胃之和降，气滞中焦，久而化热，积热熏蒸而见口臭、腹胀，胃脘部灼热不适；肝失疏泄，胆汁不循经而外溢，从而出现口苦，小便黄。故本病主要病位在于肝、胆、脾、胃，结合舌脉，辨证为“胆郁化火”。治疗以和解少阳，消食除胀为主，方中小柴胡汤和解少阳，其中柴胡苦平，入肝胆经，透解邪热，疏达经气；黄芩清泄邪热；法半夏和胃降逆；党参、甘草扶助正气；生姜、大枣和胃气，生津；连翘入心、肝、胆经，清热，解毒，散结；神曲、莱菔子、山楂、麦芽消食除胀。全方和解少阳，消食除胀，标本兼顾，而收显效。

【病案2】

患者以“口臭20年”就诊，由于反复发作，久治无效，以致其不愿出门，远离社交，肝郁而不得升发，气机失常，影响胃之和降，气滞中焦，久而化热，积热熏蒸而见口臭、心烦；肝失疏泄，胆汁不循经而外溢，从而出现小便黄。故本病主要病位在于肝、胆、脾、胃，结合舌脉，辨证为“胆郁化火”。治疗以和解少阳，消食健胃为主，方中柴胡升阳，能提中焦清气上行；黄芩性寒味苦，入胆、肺两经，可清胆肺之热，二药配伍，升降相因，出入相济，以调气机；法半夏、生姜和胃降逆；党参、甘草补中益气，配以神曲、陈皮、山楂内消食积，运转中焦；荷叶、佩兰健脾祛湿；连翘清热，解毒。全方和解少阳，消食健胃，遂见其效。

第四节 肝胆病证

一、胁痛（脂肪肝）

（一）学术思想

脂肪肝多属于中医“胁痛”“痰浊”“肝着”“肝癖（痞）”等范畴。中医认为饮食不节，恣食肥甘，导致脾胃气机运化失常，聚湿生痰，痰阻气滞以及肝气不畅、瘀血阻滞，是非酒精性脂肪肝的主要病机。虽然脂肪肝呈慢性发展过程，在不同的时期，其病因病机有一定差别，但肝郁气滞、痰瘀痹阻的病因病机贯彻始终。

林丹认为脾失健运，痰湿内阻是脂肪肝形成的内在基础，其发病于气，气滞而湿聚痰阻；受病于血，湿痰入血而阻滞脉络，痰瘀互结，病机转化由气及血。“痰”与“瘀”都是气血病理变化的产物，两者同性，可相互转化，相互胶结。故本病的基本病机为湿聚痰凝、气滞血瘀。治疗应主要从痰湿、血瘀论治，以燥湿化痰，健运脾胃为主，兼以行气活血为辅，常用药物有红曲、山楂、党参、白术等。治疗宜气血兼顾，一方面行气、益气、芳香化湿祛痰，治疗气分之痰，常用药物有橘红、柴胡、茵陈、香附、泽泻、荷叶、佩兰、藿香、菖蒲、党参、茯苓、白术、红景天等；另一方面活血、补血、养阴、祛湿、化痰，治疗血分之痰，常用药物有丹参、红景天、红曲、白芍、赤芍、泽兰、生山楂、当归等。林丹根据脂肪肝的基本病机特点及多年的临床经验，在二陈汤的基础上创立了“二红降脂汤”（药物组成有红曲、红景天、荷叶、泽泻、丹参、法半夏、茯苓、陈皮、甘草、香附、五味子、石菖蒲等）治疗脂肪肝。

林丹对脂肪肝的辨证注重分析论治，脂肪肝处于不同的病理阶段有不同的临床表现，主要可分为三个证型：脾虚肝郁型、湿热中阻型、痰瘀互结型。脾虚肝郁型可视为脂肪肝的初始阶段，治宜疏肝健脾、行滞化痰，可用逍遥散合二陈汤加减治疗，常用药物有柴胡、枳壳、白芍、赤芍、香附、橘红、党参、当归、茯苓、薄荷、白术、红曲等。湿热中阻型可由脾虚肝郁演化发展而来，亦可因外感湿热或湿热内生所致，治宜清热除湿、疏肝健脾，常用药物有茵陈、藿香、佩兰、荷叶、薏苡仁、茯苓、泽泻、石菖蒲、柴胡、黄芪、白术、黄连、厚朴等。痰瘀互结型往往是脂肪肝发展的后期，病久而成痰、成瘀，痰瘀之邪在体内胶结，故病程较长、病势缠绵、病情顽固，治宜疏肝健脾、化痰祛瘀，常用药物有丹参、红景天、法半夏、陈皮、茯苓、红曲、山楂、三七、桃仁、黄芪、赤芍、泽兰、当归、莪术等。

（二）病案整理

病案

李某，男，34岁，体形偏胖。初诊时间：2012年11月25日。

主诉：反复肝功能异常伴右胁隐痛半年。

现病史：患者于半年前无明显诱因出现右胁隐痛不适，无恶寒发热，无恶心呕吐，无身目黄染，无肩背放射痛，遂来我院门诊求治，检查肝功能示转氨酶升高，血脂升高（具体不详），乙肝五项阴性，丙肝抗体阴性，肝脏彩超示脂肪肝，诊断为“非酒精性脂肪性肝炎”，西医予护肝、降酶、调脂等药物治疗后，症状未见缓解，肝功能仍异常。今特来林丹门诊求治，检查肝功能示谷丙转氨酶136U/L，谷草转氨酶89U/L，谷氨酰转肽酶206U/L，血脂示甘油三酯2.16mmol/L，总胆固醇7.6mmol/L。

症见：稍感乏力困倦，右胁隐痛不适，舌质淡红，苔薄黄腻，脉沉细，胃纳、睡眠尚可，大小便正常。

既往史：有高脂血症病史，否认有长期大量饮酒史。

查体：生命体征平稳，心肺无明显异常体征，腹平软，全腹无压痛及反跳痛，肝、脾在肋下未触及，肝区叩击痛（+）。

西医诊断：非酒精性脂肪性肝炎。

中医诊断：胁痛（痰湿中阻）。

治法：祛痰除湿泄浊，佐以疏肝行气活血。自拟经验方二红降脂汤加减。

首诊处方：红曲6g，红景天10g，陈皮9g，法半夏12g，茯苓15g，茵陈25g，荷叶15g，丹参25g，车前子15g，泽泻15g，香附15g，柴胡12g，竹茹10g，枳壳15g。7剂，日1剂，水煎服，复渣。

嘱患者适当运动，忌油腻饮食。

二诊：服上方7剂后，上症缓解，舌脉同前，守一诊方去枳壳。

红曲6g，红景天10g，陈皮9g，法半夏12g，茯苓15g，茵陈25g，荷叶15g，丹参25g，车前子15g，泽泻15g，香附15g，柴胡12g，竹茹10g。7剂，日1剂，水煎服，复渣。

三诊：上症明显缓解，复查肝功能、血脂均已正常，舌脉同前，守二诊方巩固。

红曲6g，红景天10g，陈皮9g，法半夏12g，茯苓15g，茵陈25g，荷叶15g，丹参25g，车前子15g，泽泻15g，香附15g，柴胡12g，竹茹10g。7剂，日1剂，水煎服，复渣。

转归：三个月后患者再次来诊，症状完全缓解，无明显不适，再次复查肝功能、血脂均正常。

（三）思路分析

非酒精性脂肪性肝炎患者临床多见痰湿中阻型，患者大多见形体丰腴，舌苔白腻。本例患者体形偏胖，乏力困倦，右胁隐痛不适，舌质淡红，苔薄黄腻，脉沉细，故辨证为痰湿中阻证。缘患者过食肥甘厚味，劳逸失度，引起肝失疏泄，脾失健运，痰湿内生，久之可致痰瘀互结。治以二红降脂汤加减，该方由二陈汤化裁而来，方中红曲、红景天、泽泻为核心药对，红曲具有健脾消积、活血行滞、化浊降脂之功效；红景天具有健脾益气、清肺止咳、活血化瘀之功效；泽泻具有利水、渗湿、泄热功效，亦具有良好的降血脂作用，是一种清除人体内血液、组织中污浊物质的良药。三者合用既能利水消痰，又能健脾消积、益气活血，正合痰湿中阻之证候。荷叶能利湿泄浊、升发清阳，有降血脂、减肥之功效；二陈汤为祛痰基本方，与荷叶、泽泻、车前子、茵陈等利湿泄浊药物相配，既可祛痰除湿，又可升清降浊；柴胡、枳壳、香附疏肝行气止痛；丹参养血活血。诸药合用，具有祛痰除湿泄浊，疏肝行气活血之功效。诚如见痰休仅治痰，须辨证求根源，治痰必治气，气顺则痰消；治痰要理血，血活则痰化，明乎此理，对二红降脂汤的组方原理则思过半矣。

（四）按语

传统中医中并无“脂肪肝”之病名，且脂肪肝患者约半数无明显症状，所以中医对脂肪肝的治疗应在辨病与辨证相结合的基础上进行。对轻度单纯性脂肪肝患者，可通过饮食、运动来调控，无需药物治疗；对于表现为苔腻、脉滑的脂肪肝患者，多采用消痰利湿法；对于病毒性肝炎后继发脂肪肝见胁肋胀痛、胸闷不舒、脉弦的患者，多采用疏肝理气法；对于肥胖型脂肪肝见疲倦乏力、腹胀便溏、舌体胖大、苔白腻、脉沉细的患者，多采用补气健脾法；对于糖尿病合并脂肪肝见肝区灼痛、五心烦热、烦躁易怒、口干便秘、腰膝酸软、舌红苔黄、脉弦细的患者，多采用养阴柔肝法；对于一些高龄或久病见肾阳亏虚的患者，多采用温阳益肾法。但不论各型，久病不愈者均应遵循"久病必瘀"的原理，加入化瘀通络之品。另在辨病辨证的基础上，酌情选用一些经现代药理研究证实有确切降脂作用的药物，以增强疗效，如泽泻、山楂、荷叶、三七、丹参之属。

二、黄疸

（一）学术思想

黄疸是以目黄、身黄、小便黄为主症的一种病证，其中目睛黄染为本病的重要特征。黄疸的病理因素有湿邪、热邪、寒邪、疫毒、气滞、瘀血六种，其中以湿邪为主，即黄疸形成的关键是湿邪为患，如汉代著名医家张仲景在《金匮要略·黄疸病脉证并治》指出"……黄家所得，从湿得之"。张仲景在《伤寒杂病论》中把黄疸分为黄疸、谷疸、酒疸、女劳疸、黑疸五种，并对各种黄疸的形成机理、症状特点进行探讨。《诸病源候论》和《圣济总录》两书都提到对"阴黄"的施治。林丹探究后认为古人对黄疸的辨证思路有二：1. 脾黄说。理论依据之一是按照五行相关理论，脾脏对应五色中的黄色，当外感寒湿之邪，饮食饥饱、生冷，或劳倦后伤脾，脾阳受损，可导致脾虚寒湿内生，困遏中焦，逼迫脾之本色外露，故而病人目黄、身黄和小便黄，此乃阴黄。理论依据之二是外感湿热毒邪，或长期嗜酒无度，或过食肥甘厚腻，或饮食不洁，脾胃损伤，运化失职，湿浊内生，郁而化热，湿热熏蒸，逼迫脾之本色外露，故而病人目黄、身黄和小便黄，此乃阳黄。2. 胆黄说。其理论依据之一是外感寒湿之邪，饮食饥饱、生冷或劳倦后伤脾，脾阳受损，都可导致脾虚寒湿内生，困遏中焦，继而壅塞胆道，致使胆液不循常道，外溢肌肤，故而病人目黄、身黄和小便黄，此乃阴黄。如《类证治裁·黄疸》说："阴黄系脾脏寒湿不运，与胆液浸淫，外渍肌肉，则发而为黄……"理论依据之二是若外感湿热毒邪，或长期嗜酒无度，或过食肥甘厚腻，或饮食不洁，脾胃损伤，运化失职，湿浊内生，郁而化热，湿热熏蒸，胆汁泛溢而发为目黄、身黄和小便黄之黄疸，此乃阳黄。阴黄之证偏重于脾黄说，故其治法为温运脾阳，化湿利水，其代表方为茵陈术附汤、茵陈五苓散。阳黄之证偏于胆黄说，其治法为清热利湿祛黄，代表方为茵陈蒿汤。阳黄、阴黄在一定的条件下可以相互转化。如阳黄失治误治，迁延日久，脾阳受损，湿从寒化，则可转为阴黄。如阴黄复感外邪，或郁久化热，又可呈阳黄表现。肝为血海，肝脏体阴而用阳，阴血亏虚，而阳热亢盛，灼阴成痰，灼血而成瘀，因此痰、瘀也是黄疸之证演变过程中容易出现的病理产物。

（二）病案整理

病案

文某某，女，60岁。初诊时间：2009年09月14日。

主诉：反复目黄、身黄、尿黄1年余，再发1周入院。

现病史：患者于2008年9月无明显诱因下出现神疲乏力、目黄、身黄和尿黄，在海南省人民医院和海口市人民医院住院治疗，排除病毒性、药物性等原因导致肝炎的可能，因无法明确诊断，遂转入广州中山医科大学附属三院，经全面检查后明确诊断为"自身免疫性肝炎、肝硬化（失代偿期）"，经护肝退黄、改善微循环及支持治疗后，黄疸指数一直异常，最低时总胆红素约80μmol/L。2009年9月6日在海南省人民医院复查，血常规白细胞计数2.6×10^9/L，血小板计数4×10^9/L；肝功能谷丙转氨酶 53U/L，谷草转氨酶 153U/L，总胆红素 113.2 μmol/L，直接胆红素 65.6 μmol/L，间接胆红素 47.6 μmol/L；腹部彩超示肝硬化，脾大，胆囊结石，腹水。

症见：神疲乏力，身目发黄，右胁隐痛不适，口干不苦，纳一般，眠安，小便黄，大便正常，舌淡，苔白腻，脉濡缓。

既往史：有“胆囊结石”“糖尿病周围神经病变”“右髋关节置换术”病史。

月经史：15 岁初潮，48 岁停经，经色、质、量、期及白带正常。否认药物、食物等过敏史，无明显家族史可循。

查体：面色晦暗，全身皮肤黏膜中度黄染，巩膜中度黄染；胸前可见散在性分布蜘蛛痣；双手可见肝掌；肝区叩击痛阳性；双下肢轻度浮肿。

辅助检查：血氨 55 μmol/L；凝血四项凝血酶原时间 24.3s，凝血酶原时间国际标准化比值 2.02，活化部分凝血酶原时间 47.5s，纤维蛋白原 1.33g/L；梅毒抗体检测 4.79 S/CO；肿瘤五项 CA125 395.3ng/mL，CA153 40.1U/mL；肝纤维化五项透明质酸 1309.5ng/mL，层粘连蛋白 152.3ng/mL，Ⅲ型前胶原肽 283.7ng/mL，Ⅳ型胶原 217.5ng/mL；自身免疫性抗体谱 AMA-M2 阳性。

西医诊断：①自身免疫性肝炎。

②肝硬化（失代偿期）。

中医诊断：黄疸（阴黄，寒湿阻遏）。

治法：温阳、化湿、利水。茵陈五苓散加减。

首诊处方：党参 30g，黄芪 30g，茯苓 15g，白术 15g，桂枝 12g，猪苓 15g，泽泻 12g，赤芍 25g，茵陈 30g。7 剂，日 1 剂，水煎服，复渣。

二诊：患者神疲乏力好转，身目发黄，右胁稍有隐痛不适，口干明显好转，食欲正常，睡眠好，小便黄，大便正常。舌淡，苔干，脉濡数。查体见面色晦暗，全身皮肤黏膜轻至中度黄染，巩膜轻度黄染，胸前可见散在性分布蜘蛛痣，双手可见肝掌，肝区叩击痛可疑阳性，双下肢无浮肿。实验室复查肝功能谷丙转氨酶68U/L，谷草转氨酶191U/L，总胆红素102 μmol/L，直接胆红素58.49 μmol/L，间接胆红素43.55 μmol/L；凝血四项凝血酶原时间22s，凝血酶原时间国际标准化比值1.803，活化部分凝血酶原时间40.3s，纤维蛋白原1.335g/L。

治法：滋阴活血，除湿利水。

红景天15g，紫草10g，茯苓15g，车前子15g，金钱草30g，白茅根30g，赤芍25g，茵陈30g，鳖甲30g，田基黄30g。14剂，日1剂，水煎服，复渣。

转归：再次复诊，身黄、目黄、尿黄已不明显，无神疲乏力感，无口干，舌淡，苔白，脉濡。查体见面色晦暗，全身皮肤黏膜无黄染，巩膜无黄染，胸前可见散在性分布蜘蛛痣，双手可见肝掌，肝区叩击痛阴性，双下肢无浮肿。复查肝功能总胆红素26 μmol/L，余项正常；凝血四项正常；自身免疫性抗体谱阴性。

（三）思路分析

纵观本病案，患者病因为外感寒湿毒邪，病位着眼点在于脾胃，涉及肝胆，病性偏寒湿，病情程度较重，一诊辨证为阴黄，证属寒湿阻遏，拟温阳化湿利水为法，茵陈五苓散加减，以党参、黄芪、白术健运脾阳，茯苓、猪苓、泽泻利水，茵陈祛湿，为防寒凝经脉，血瘀阻滞，加赤芍活血。二诊时，患者阴血内耗，瘀血产生，湿有热合倾向，病位着眼点在于肝胆，涉及脾胃，病性偏湿热，病情程度较轻，阴黄转化为阳黄，故以滋阴活血、除湿利水为法，自拟方加减，以鳖甲养阴，紫草、赤芍活血，茵陈、田基黄、金钱草祛湿退黄，车前子、茯苓、白茅根利水养阴。经过诊治后，再次复诊，患者身黄、目黄、尿黄已不明显，无神疲乏力感，无口干，舌淡，苔白，脉濡。查体见面色晦暗，全身皮肤黏膜无黄染，巩膜无黄染，胸前可见散在性分布蜘蛛痣，双手可见肝掌，肝区叩击痛阴性，双下肢无浮肿。复查肝功能总胆红素26 μmol/L，余项正常；凝血四项正常；自身免疫性抗体谱阴性，临床疗效明显。

（四）按语

现代医学认为，自身免疫性肝炎的疾病易感性和临床病程具有强烈的遗传学基础，自身抗原的递呈、免疫细胞的活化、效应细胞的活化和肝细胞损伤可被遗传因素影响。对于治疗，一般在活动期要求患者卧床休息，限制体力劳动，禁酒，进食富含维生素的食物，药物单独应用泼尼松，或低剂量泼尼松与硫唑嘌呤联用，可使重症患者的症状缓解，提高患者生存率。然而其副作用较大，且复发率较高，为20%～100%。

中医药在调节免疫、降酶、退黄等方面有良好的作用，具有多层次、多靶点、多途径的整体调控和综合疗效优势。在临床实践中，我们对激素治疗无效或不能耐受激素治疗的自身免疫性肝炎患者，采用中医药治疗，取得了较好的疗效。中医学中没有“自身免疫性肝炎”的病名，但该病大多数患者有明显的皮肤、巩膜黄染，应属于“黄疸”的范畴。

临床观察发现，自身免疫性肝炎导致的黄疸与单一的湿热黄疸不同，其病机演变复杂。按照定位、定性和定程度的辨证思路，自身免疫性肝炎当属内伤黄疸的脾黄说。正如《脾胃论》中所述的内伤者，脾胃也，故治疗上应以后天调理为主，切不可一味地清热、利湿、退黄。同时应高度重视活血通络法的应用，自身免疫性肝炎患者多病情反复，病程较长，临床观察部分患者有脉络瘀滞之表现，根据久病入络这一理论依据，在辨证的基础上适当加用活血通络之品，如赤芍、紫草等药。

三、肝痈（肝脓肿）

（一）学术思想

肝痈，即肝脏内生痈，属内痈范畴。类似于西医之肝脓肿，又叫肝脓疡。肝痈的病因主要是热毒或湿热毒邪，也偶有寒湿毒邪。其致病原因多是饮食不洁，亦有感受外邪。其病理变化主要是上述毒邪壅阻肝络，使营血不通所致。壅阻则肿，不通则痛，血络瘀阻则化热而腐熟成脓。正如《外科心法要诀》所说："痈疽原是火毒生，经络阻隔气血凝。"因此，肝痈的病理核心是"湿热瘀毒"，临床主要表现为发热、胁肋疼痛、肝脏肿大等。林丹在前人治疗本病的基础上，结合现代医学观点及发病规律，从临床实际出发，提出了肝脓肿辨证宜分初热期、成痈期、溃疡期、恢复期四个阶段。

1. 初热期。此期的特点是湿热偏盛，表现为发热恶寒，或寒热往来，发病前多有胆道、腹腔及呼吸道的急性感染或腹泻病史。此期为2~3天，时间短，极少明确诊断，故临床往往误诊为他病而治。

2. 成痈期。本病严重阶段，此期的特点是热毒壅盛，肝络瘀阻，一般由于表邪不解，内传入里，或病久气血阻滞，化火生热，热壅血瘀于肝，蕴酿成痈，脓肿开始形成。症见寒战，高热，右胁肋饱满隆起，疼痛拒按，触之痛不可忍，甚至呼吸不利，肝脏肿大，食欲减退，口干舌燥，小便黄赤，舌质红，苔黄腻，脉滑数或弦数。治宜透脓托毒，可用透脓散合大柴胡汤加败酱草、连翘、蒲公英。此期长3~7天，湿热型可在7~15天，若治疗及时而得法，则可不化脓而消散，其病可早愈。反之，则必化脓而延长病期。

3. 溃脓期。此期的主要特点是湿热瘀毒俱盛，常可分为肝胆湿热型、热盛血郁型、气滞血瘀型、寒湿郁滞型等四型论治。

肝胆湿热型是临床上的常见证型，为湿热之邪蕴结于肝所致。症见发热恶寒，午后热甚，汗出热不解，右胸胁胀痛，恶心或呕吐，右上腹肌紧张，肝区疼痛，按之痛甚，口苦口干，或见黄疸，大便稀溏，小便短黄，舌质红，苔黄腻，脉弦数。治以清利肝胆湿热，方用龙胆泻肝汤加茵陈、滑石、皂刺等。

热盛血郁型多见于细菌性肝脓肿，为热邪炽盛，毒瘀郁结于肝所致。临床可见持续高热寒战，右胁肿痛，或有跳痛，皮肤红紫，肝肿大，压痛明显，口渴汗多，纳差乏力，便结溲赤，舌质红，苔黄或焦干，脉弦数或滑数。治以清热解毒，活血排脓，方用五味消毒饮加黄连、柴胡、穿山甲①、桃仁、赤芍等。

气滞血瘀型为肝郁气滞，湿热瘀毒内蕴于肝所致。临床可见右上腹（肝区）持续性刺痛或胀痛，触之痛不可忍，转侧不能，肝肿大，压痛明显，发热口渴，面色暗，口唇紫，纳差，大便干结，小便不畅，舌质暗或暗红，或边有瘀点，苔薄黄，脉弦或弦涩。治以疏肝理气，活血通络，方用复元活血汤加薏苡仁、皂刺等。

寒湿郁滞型临床少见。临床可见畏寒肢冷，肌肤甲错，纳减，右胁肋痛，发热但热度不高，时起时伏，日久不愈，或不发热，口淡不渴，舌淡苔白，脉沉弦。治以温阳散寒，祛瘀排脓，方用薏苡附子败酱散加川芎、穿山甲、当归、香附、皂刺。

在以上辨证的基础上，此期亦可使用千金苇茎汤，此方出自《备急千金要方》，多用于治疗肺痈，后世亦多用于治疗肺脓肿、大叶性肺炎、支气管炎、百日咳等肺部疾病，但林丹认为肝痈一样可以用此方来清热逐瘀排脓，临床验证疗效确切。

4. 恢复期。见于肝脓肿后期，经过适当的治疗，脓液逐渐排净或被吸收，脓腔缩小或消失，热毒瘀血渐除，病情趋于好转，但因热毒内蕴，瘀血阻滞经络，日久大多耗气伤津，气阴亏损，正虚瘀毒未净。

注：①穿山甲：现已禁用。

临床可见阴虚内热型，治以滋阴清热，方用青蒿鳖甲汤加麦冬、地骨皮、龟板、石斛、薏苡仁等；气血亏虚型，治以补益气血，化瘀解毒，方用补中益气汤加生黄芪、首乌、连翘、薏苡仁等。

（二）病案整理

病案

曾某某，男，50岁。初诊时间：2015年6月10日。

主诉：发热伴右季肋区疼痛12天。

现病史：患者于12天前无明显诱因出现发热，最高体温达40℃，热型不定，伴右季肋区疼痛，深吸气时明显，伴有活动后乏力，于当地医院治疗7天（具体不详），症状未见好转，遂至临高县人民医院就诊，查上腹部CT提示“肝右叶前段占位性病变，性质待查”，住院治疗（具体不详）2天后仍有发热、乏力，无头晕、头痛，无胸闷、胸痛，无咳嗽、咳痰，无尿急、尿痛，遂于2015年6月4日至我院消化内科住院，经相关检查明确诊断为“肝脓肿”，予抗感染、护肝、营养支持等对症支持治疗6天，仍有低热，畏寒，特邀林丹会诊。

症见：精神稍疲倦，低热，时畏寒，右胁隐痛，口苦咽干，食欲欠佳，睡眠尚可，二便正常，舌质淡红苔薄白，脉弦细。

既往史：自诉既往身体健康。

过敏史：无。

查体：T 37.3℃，其余生命体征平稳，全身皮肤巩膜无明显黄染，未见肝掌、蜘蛛痣，心肺无明显异常体征，肝区有压痛，叩击痛，移动性浊音阴性，双下肢无浮肿。

辅助检查：肝胆彩超提示（2015年6月5日）肝内左内叶至右前叶可见一混合性回声团，大小约80 mm×65 mm，考虑为肝脓肿。肝囊肿，胆囊息肉，胆囊壁增厚声像。肝脏CT平扫+三期增强扫描

（2015年6月9日）提示肝右前叶至左内叶占位，最大层面范围6.7 cm×6.1 cm，考虑为肝脓肿（液化期），肝右前叶及左内叶灌注不均，肝内小囊肿，胆囊窝少量积液。血常规（2015年6月5日）为白细胞计数17.72×10^9/L，红细胞计数3.86×10^{12}/L，血红蛋白116g/L，N 74.6%，中毒颗粒2%。肝功能（2015年6月5日）：谷丙转氨酶91.5U/L，谷草转氨酶58U/L，碱性磷酸酶245U/L，谷氨酰转肽酶468U/L。

西医诊断：肝脓肿。

中医诊断：肝痈（邪犯少阳，枢机不利）。

治法：和解少阳，解毒排脓。小柴胡汤合千金苇茎汤加减。

首诊处方： 柴胡10g，黄芩15g，苇茎30g，冬瓜仁30g，桃仁12g，薏苡仁30g，香附15g，金银花15g，鱼腥草25g，蒲公英25g，麦芽25g。7剂，日1剂，水煎服，复渣。

二诊（2015年6月25日）：消化内科拟请肝胆外科行肝脓肿穿刺抽液，但由于2015年6月12日复查肝胆彩超提示肝内混合性占位性病变，考虑肝脓肿（大小70 mm×60 mm×54 mm，较前减小），遂建议患者暂时不考虑穿刺抽液，继续中药治疗。于2015年6月18日复查肝胆彩超提示肝内混合性团块，考虑肝脓肿（大小49 mm×40 mm，少部分液化）。于2015年6月25日复查肝胆彩超提示肝内混合性团块，考虑肝脓肿（大小41 mm×33 mm，较前缩小）。再次邀请林丹会诊，诊见患者目前无明显不适，舌质淡红，苔薄白，脉沉细。仍按肝痈施治，拟千金苇茎汤加减。

苇茎20g，桃仁15g，冬瓜仁25g，鱼腥草25g，薏苡仁30g，败酱草25g，丹参20g，赤芍20g，蒲公英25g，连翘15g，炮山甲1袋（冲）。7剂，日1剂，水煎服，复渣。

三诊（2015年7月13日）：患者于2015年6月26日仅带中药出院，于2015年7月13日复查肝胆彩超提示肝内混合性团块，考虑肝脓肿

(大小 33 mm×29 mm，较前缩小)。遂来林丹门诊求治，诊时见无自觉肝区不适，但诉失眠，面部痤疮多发，舌质淡红苔薄黄，脉弦细。拟方千金苇茎汤加减。

苇茎 30g，桃仁 12g，冬瓜仁 25g，鱼腥草 25g，薏苡仁 25g，酸枣仁 25g，丹参 20g，赤芍 20g，蒲公英 25g，夏枯草 15g，夜交藤 25g，连翘 15g。15 剂，日 1 剂，水煎服，复渣。

四诊（2015 年 7 月 29 日）：略有口干，余无自觉不适，睡眠改善，面部痤疮消除，舌质淡红苔薄白，脉弦细。复查肝胆彩超提示有肝内不均匀回声区，范围约 22 mm×20 mm，考虑肝脓肿治疗后改变；肝右前叶见 1 个类圆形无回声区，大小约 13 mm×8 mm，考虑肝囊肿。守上方去夏枯草、夜交藤，加天花粉 20g，石斛 15g。

苇茎 30g，桃仁 12g，冬瓜仁 25g，鱼腥草 25g，薏苡仁 25g，酸枣仁 25g，丹参 20g，赤芍 20g，蒲公英 25g，连翘 15g，天花粉 20g，石斛 15g。15 剂，日 1 剂，水煎服，复渣。

转归：8 月 20 日复诊，无不适，肝胆彩超示肝右前叶见 1 个类圆形无回声区，大小约 13 mm×8 mm，考虑肝囊肿。

（三）思路分析

纵观本病案，患者因感受毒邪，壅阻肝络，营血不通，壅阻则肿，不通则痛，血络瘀阻则化热而腐熟成脓。病位着眼点在于肝胆少阳，病性偏热毒。本例患者临床表现为低热，时畏寒，右胁隐痛，口苦咽干，舌质淡红苔薄白，脉弦细，一诊辨证为热毒侵犯少阳，枢机不利，毒蕴成脓，治以小柴胡汤加减和解少阳，千金苇茎汤清热解毒，逐瘀排脓。二诊时患者病灶较前缩小，无明显不适，舌质淡红，苔薄白，脉沉细。故仍按肝痈施治，拟千金苇茎汤加味，方中用鱼腥草、败酱草、连翘、蒲公英加强清热解毒，消痈排脓；丹参、赤芍活血养血，并桃仁活血祛瘀止痛；方中用炮山甲活血消痈，消肿排脓，炮山甲可使脓未成者消散，已成者速溃，为治疗疮疡肿痛的要药。三诊中患者诉失眠，面部痤疮多发，舌质淡红苔薄黄，脉弦细，仍拟方千金苇茎汤加减，加酸枣仁、丹参、夜交藤养心安神，蒲公英、夏枯草、鱼腥草、连翘清热解毒消痈。

（四）按语

肝痈发病大致经历初热期、成痈期、溃脓期、恢复期等四个阶段，以细菌性肝脓肿的临床表现为典型，针对不同阶段实施相应的治疗手段，可提高疗效。而清热解毒排脓为治疗大法，可贯穿于肝痈诊治的全过程。清热解毒可以抗炎，促使炎症尽快消除，祛瘀排脓可以促使脓腔逐渐消失，因此清热解毒排脓是治疗肝脓肿的主要大法。如临床常用五味消毒饮、龙胆泻肝汤、甘露消毒丹、大柴胡汤、小柴胡汤等方加减，以清热解毒，利湿排脓，临床可辨证选用。此外尤其推崇治疗疔疮肿疡的著名方剂——《医宗金鉴·外科》中的五味消毒饮（金银花、野菊花、蒲公英、紫地丁、天葵子）。另外，在辨证的基础上加用败酱草、红藤和皂刺可以增加疗效。败酱草、红藤可加强清热解毒利湿，皂刺是外科常用消肿排脓药，朱丹溪认为凡痈疽未成者能引之以消散，将溃者能引之以出头，已溃者能引之以行脓，故痈肿溃疡均可用之。临床可重用皂刺30g，消肿排脓作用显著，未见毒副作用。薏苡仁、冬瓜仁、桔梗也有促进排脓的作用。治疗肝痈时亦应注意加入肝脏引经药，如柴胡之属。

四、积聚（肝癌）

（一）学术思想

肝癌属中医学“积聚”“癥瘕”“胁痛”“黄疸”等病范畴，病因多为邪毒内侵、情志内伤或饮食劳倦，致脏腑气血亏虚，气滞、血瘀、湿热、痰毒等互结于肝脏所致。肝癌的病位在肝、脾、肾三脏，病机总属本虚标实，本虚为肝肾阴虚、脾胃虚弱，标实为气郁、湿热、瘀毒等。

林丹通常将此病分四型论治：肝郁脾虚型，常用疏肝解郁、益气健脾法，以逍遥散、异功散、柴胡疏肝散等为基本方加减；气滞血瘀型，常用活血化瘀、理气散结法，以血府逐瘀汤、桂枝茯苓丸等为基本方加减；湿热蕴结型，常用清热解毒、利湿消肿法，以茵陈蒿汤、五苓散、五皮饮等为基本方加减；气阴两虚型，常用益气养阴、补肝肾法，以一贯煎、生脉散、六味地黄丸等为基本方加减。

对于肝癌的治疗，林丹提出尤须注重三大治疗法则。

1. 扶正为本，祛邪为要。《素问·评热病论》中说“邪之所凑，其气必虚”,《医宗必读》亦云“积之成也，正气不足，而后邪气踞之”。肝癌的发生以正虚为本，邪实为标，因此，肝癌的治疗当以扶助正气为本，贯穿治疗之始终，通过增强机体抗病能力，有效地遏制邪毒侵袭，常选用黄芪、党参、灵芝、黄精、太子参、蛹虫草、菟丝子、枸杞子、沙参等益气养阴之品。肝癌的瘤灶属邪实，祛邪亦是重要的治则，当机体正气尚耐攻时，应辅以清热解毒、祛湿健脾、活血软坚之法，以达到抗癌祛邪的目的。清热解毒常用夏枯草、连翘、白花蛇舌草、半枝莲、半边莲、重楼、蛇莓、核桃楸皮、猫爪草等；祛湿健脾常用薏苡仁、茯苓、猪苓、泽泻、白术、淮山、茵陈等；活血化瘀、软坚散结常用丹参、当归、桃仁、郁金、三棱、莪术、延胡索、川楝子、鳖甲、牡蛎、守宫、穿破石、鸡内金等。

2. 实脾护胃贯始终。脾胃受损是肝癌病机的重要因素，湿邪的发生、发展与脾胃功能密切相关，且肝癌患者常出现脾胃功能失常的症状。虽然肝癌的主要病位在肝，但《难经·五十四难》曰：“脏病所以难治者，传其所胜也。”《金匮要略》亦云：“见肝之病，知肝传脾，当先实脾。”因此，从脾胃论治对肝癌的治疗尤为重要。肝癌的不同阶段均存在脾胃功能失调，顾护脾胃、调理脾胃应贯穿肝癌治疗的始终。具体常用治法有益气健脾、消食开胃、理气和胃、运脾化湿、降逆止呕、涩肠止泻等。具体应用因人而异，结合症状和病期，辨证论治。

3. 祛邪须有节，活血勿动血。化瘀解毒散结法对控制肝癌病情发展起着积极作用，但应根据患者情况，适可而止，避免祛邪伤正。肝癌患者多见面色晦暗，肝掌，蜘蛛痣，肌肤甲错，肝区疼痛，结块坚硬，伴有门静脉高压，食管、胃底静脉曲张等，均是瘀血内阻之征。但肝癌患者热毒内蕴易迫血妄行，脾气虚弱又易失统血，多合并凝血功能低下，因此，在使用活血化瘀类药物时，应避免出血的发生。若瘀血重而凝血功能正常者，可适当采用破血逐瘀药物，如桃仁、红花、三棱、莪术、地鳖等；若瘀血重而凝血功能差，应选用活血养血止血药物，如丹参、三七、牡丹皮、赤芍、茜草、蒲黄，且应密切监测凝血功能及关注有无出血情况。

（二）病案整理

病案1

邓某，男，64岁。初诊时间：2014年9月5日。

主诉：发现肝硬化增生结节1月，胁痛不适10天。

现病史：患者于1月前体检，腹部彩超发现肝硬化多发增生结节，大者不排除恶变可能；乙肝两对半示“小三阳”，HBV-DNA 1.6×10^5cps/mL。无明显不适症状，予恩替卡韦分散片抗乙肝病毒治疗至今，但患者仍忧虑不解。

症见：近10天出现两胁隐痛不适，腹部稍感胀满不适，精神尚可，食欲睡眠可，二便正常，舌质淡红苔薄白，脉弦。

既往史：有慢性乙型肝炎病史10余年。

查体：生命体征平稳，可见肝掌及蜘蛛痣，心肺无明显异常体征，腹平软，全腹无压痛及反跳痛，肝脾肋下未及，肝区叩击痛(–)，移动性浊音（–），双下肢无凹陷性水肿。

西医诊断：①原发性肝癌。

②乙型肝炎肝硬化。

中医诊断：积聚（肝郁气滞，热毒瘀聚）。

治法：疏肝理气，解毒化瘀。四逆散加味。

首诊处方： 柴胡10g，枳壳15g，甘草10g，陈皮10g，木香10g（后下），丹参20g，莱菔子15g，白芍15g，香附15g，半枝莲25g，猫爪草15g，守宫10g，红景天10g。7剂，日1剂，水煎服，复渣。

嘱患者舒畅情志，释放压力。

二诊：上药7剂后，上症缓解，舌脉同前，守上方去枳壳。

柴胡10g，甘草10g，陈皮10g，木香10g（后下），丹参20g，莱菔子15g，白芍15g，香附15g，半枝莲25g，猫爪草15g，守宫10g，红景天10g。7剂，日1剂，水煎服，复渣。

三诊：守二诊方，去莱菔子，加鸡内金15g。

柴胡10g，甘草10g，陈皮10g，木香10g（后下），丹参20g，白芍15g，香附15g，半枝莲25g，猫爪草15g，守宫10g，红景天10g，鸡内金15g。7剂，日1剂，水煎服，复渣。

病案2

冯某，男，59岁。初诊时间：2014年12月26日。

主诉：肝癌介入术后低热7天。

现病史：患者于7天前在介入科行肝癌介入化疗，术后出现低热，经介入科抗菌、退热等治疗后，仍持续低热，遂请林丹会诊。

症见：午后发热，热度较低，多为38℃以下，腹中有灼热感，两胁作痛，口苦，精神、胃纳尚可，大便偏干，小便尚调，舌质淡红苔薄黄，脉弦细。

既往史：有乙型肝炎、肝硬化病史5年余。

查体：T 37.9℃，余生命体征平稳，肝病面容，胸前可见数枚蜘蛛痣，心肺无明显异常体征，腹平软，肝区有压痛，无反跳痛，肝脾肋下未及，肝区叩击痛（+），移动性浊音（-），双下肢无凹陷性浮肿。

西医诊断：①原发性肝癌。

②发热查因。

③乙型肝炎肝硬化。

中医诊断：①积聚（正虚瘀结）。

②内伤发热（少阳郁热）。

治法：和解少阳，兼清里热。小柴胡汤加味。

首诊处方：柴胡12g，黄芩15g，黄连6g，法半夏10g，党参30g，甘草10g，大黄6g，白芍30g，香附15g，郁金15g，蒲黄15g。7剂，日1剂，水煎服，复渣。

二诊：服上药7剂后，体温恢复正常，上症缓解，仅余两胁隐痛不适，二便调，舌质淡红苔薄微黄，脉弦细。守上方去大黄，加延胡索15g。

柴胡12g，黄芩15g，黄连6g，法半夏10g，党参30g，甘草10g，白芍30g，香附15g，郁金15g，蒲黄15g，延胡索15g。7剂，日1剂，水煎服，复渣。

三诊：服药后再次复诊，诉无明显不适症状，舌质淡红苔薄白，脉弦细，考虑正虚瘀结为主要矛盾，遂予扶正祛瘀，解毒散结为法，自拟扶正抗肿瘤方调治。

党参30g，白术15g，茯苓15g，炙甘草10g，红景天15g，神曲10g，夏枯草15g，半枝莲25g，猫爪草15g，丹参20g，核桃楸皮15g，炮山甲10g。7剂，日1剂，水煎服，复渣。

（三）思路分析

积聚是腹内结块，或痛或胀。多为气机阻滞，瘀血内结而成。患者缘于感受湿热疫毒之邪，湿热毒邪蕴结肝胆，肝失疏泄，气机失常，气滞血瘀而致。

【病案1】

该患者忧郁不解，肝郁气滞明显，气滞不通则胀、痛。故治以疏肝理气，解毒化瘀为法。方用四逆散加减。方中柴胡、枳壳、香附疏肝解郁，理气止痛；白芍、甘草养血柔肝，缓急止痛；木香、陈皮、莱菔子行气消胀除满；丹参养血活血，红景天健脾益气、活血化瘀，丹参合红景天则补益气血，活血化瘀，祛瘀不伤正；半枝莲清热解毒抗肿瘤；守宫解毒消坚通络，善治恶疽肿瘤；猫爪草化痰散结，解毒消肿；鸡内金健脾消食，化坚散结。诸药合用，则肝郁得解，气机调畅，气血调和，甚至结块可缓缓而消。

【病案2】

患者术后出现午后低热，两胁作痛，口苦，腹中有灼热感，考虑为少阳郁热所致，且有热入阳明之势，故治以小柴胡汤加黄连、大黄和解少阳，兼清里热，香附、延胡索、郁金、白芍配柴胡共奏疏肝解郁，柔肝止痛之功；考虑术后多瘀热，故予蒲黄化瘀又止血。全方共奏和解少阳，兼清里热，疏肝止痛之功。经调治后，患者少阳里热皆清，故予自拟扶正抗肿瘤方调治，方中四君子汤加神曲健脾益气开胃扶正；配半枝莲、夏枯草、核桃楸皮、猫爪草、炮山甲清热解毒，消痰软坚散结；配丹参活血养血，红景天益气健脾，二者共活血祛瘀又补气血。全方扶正祛邪抗肿瘤，祛邪而不伤正，适合患者长期服用。

（四）按语

肝癌是临床最常见的恶性肿瘤之一，早期以手术或局部消融、介入栓塞为首选，而晚期肝癌的患者宜选择中医药治疗。晚期肝癌患者多呈现正虚邪实之态势，治疗用药须把握好扶正与祛邪的辨证关系，尤其宜侧重扶正固本，注意保护患者的胃气，因为“胃气一败，百药难施”“得谷者昌，失谷者亡”。在扶正固本的前提下，攻伐有度；在辨证用药的基础上，适当加入抗癌攻毒之品。中医药治疗肝癌有副反应小，症状改善明显的优势，若使用得当，可控制病情进展，延长患者生存期，提高生命质量。

五、鼓胀（肝硬化腹水）

（一）学术思想

肝硬化腹水属中医学“鼓胀”范畴，为中医四大难证之一。肝硬化腹水多由邪毒感染，情志内伤，酒食不节，劳欲过度，或黄疸、胁痛、积聚等失治发展所致。主要病机是肝、脾、肾三脏功能失常，气血失和，气滞、水停、血瘀互结。多呈本虚标实、虚实夹杂之候。

对于肝硬化腹水的治疗，林丹强调三大治疗法则。

1. 分步治疗，攻补有序。治疗肝硬化腹水一般分为两个阶段，一是急则治标，首先消除腹水，减轻痛苦，防治并发症，此阶段正气尚耐，以攻为先，辅以补虚；二是病后调理巩固疗效，防止复发，此阶段以补益调理为主，辅以利水消肿。

2. 审证求因，辨证论治。肝硬化腹水若为病毒性肝炎、肝硬化引起，应首先祛除病毒这一病因，采用中西医综合措施，予抗病毒治疗。若为酒精性肝硬化引起，应首先戒酒，祛除病因。审证求因，中西医结合治疗，可获得最佳临床疗效。鼓胀可基本辨为气滞水湿、脾虚水湿、阴虚水湿、阳虚水湿、湿热蕴结、肝脾血瘀等六个证型。气滞水湿证，予胃苓汤；脾虚水湿证，予黄芪五皮汤合五苓散；阴虚水湿证，予二至丸或一贯煎合五苓散；阳虚水湿证，予实脾饮或真武汤；湿热蕴结证，予茵陈蒿汤合五苓散；肝脾血瘀证，予血府逐瘀汤合五苓散。临证除上述辨证的大体原则之外，还需细辨病机病位，如肝硬化腹水一病，肝病已传脾，故尤应重视实脾，实脾并非仅用健脾益气利湿之剂，还应注意脾虚之轻重与脾虚之类型。若单为脾气虚，则重用健脾益气药物，如黄芪、白术、山药、茯苓、薏苡仁等；若兼有阳虚，则应加用温补脾阳之类，如理中汤、附子理中汤等；若兼有肾阳虚，则应注重温肾助阳。

3. 趋利避害，平和缓消。临床若使用峻下逐水类药物，如甘遂、大戟、芫花、商陆、牵牛子等药，则往往易加重肝硬化腹水患者症状，有时可引起剧烈腹痛、腹泻和出血，从而诱发肝昏迷，用峻下逐水类药会妨碍钾离子的正常代谢，易引起电解质紊乱。消除腹水的适宜方法是用健脾利水药物使其缓慢消退。使用健脾利水消肿之法，是治疗肝硬化腹水的关键。运用健脾利水消肿之法，林丹多选用茯苓、猪苓、泽泻、白茅根、车前子、枳椇子之类利湿不伤阴之品，配以五皮饮行气利水消胀，同时加黄芪、白术、薏苡仁健脾利湿寓消于补，不用或极少用甘遂、商陆、芫花之类峻下逐水类药。健脾利水消肿药物不仅可提高体力和抵抗力，还有促进腹水消退的作用，同时也可改善肝功能。另外，配合西药补充白蛋白，配合保钾利尿剂联合排钾利尿剂保持体内钾的平衡，对腹水的消退和全身症状的改善有良好的疗效，中西医两者结合，取长补短，相得益彰。鼓胀后期，日久湿热化燥伤阴，或肝郁化火伤阴，或过用苦寒利尿药物伤及阴分，甚至动血，水湿仍久久稽留，成为阴伤湿稽的复杂证型，养阴则滞湿，化湿则伤阴，治疗颇为棘手。此时既要注意避免苦燥化湿药伤阴动血，又要防止滋腻养阴药敛邪。林丹认为此时应治以滋阴清利法，清热利湿退黄宜选用微凉不伤阴的利湿药，如茵陈、茯苓、猪苓、泽泻、白茅根、生白术、楮实子、赤小豆、薏苡仁、冬瓜皮等，滋阴宜选用平和清淡、不滋腻碍邪之品，如沙参、石斛、芦根、女贞子、灵旱莲、太子参、枸杞子等。临证要注意掌握两类药物的药味和比重，少用燥湿、滋腻的药物，并根据病情掌握分寸，避免过之不及。

（二）病案整理

病案1

黄某某，男，62岁，农民。初诊时间：2013年1月16日。

主诉：反复腹部胀大1年，再发加重1个月。

现病史：患者于1年前无明显诱因出现腹部胀满不适，逐渐胀大膨隆，伴乏力，双下肢浮肿，遂到文昌市人民医院就诊，检查肝功能、乙肝两对半及B超，诊断为“乙型肝炎后肝硬化腹水”，遂在当地某诊所接受治疗，服用草药（具体用药不详），腹水稍消退。此后，多次出现腹胀腹大，病情时有反复，曾于2012年10月因腹痛腹胀在文昌市人民医院住院治疗，经治疗腹痛腹胀缓解。近1个月再次出现上述症状，且逐日加重，伴黑便，遂在文昌市人民医院住院，诊断为“①上消化道出血；②肝硬化失代偿期”，予抑酸、止血、护肝、利尿、抗感染等对症支持治疗，出血停止，但腹部仍胀满不适，今为求进一步中西医诊治，特来我科肝病门诊就诊，门诊以“肝炎后肝硬化失代偿期”收入我科住院。

症见：精神疲倦，腹胀，食后尤甚，胃纳较少，睡眠欠佳，大便色黄质软但排出不畅，小便少，尿色深黄。无畏寒发热、恶心呕吐、头晕、头痛、胸闷、心悸、腹痛、腹泻，无齿龈出血及黑便等。舌质淡红少苔，脉弦细。

既往史：有胆结石并感染病史。

查体：BP 124/66 mmHg，T 36.3℃，神清，精神疲倦，贫血貌，

全身皮肤黏膜及巩膜轻度黄染，无肝掌，胸前可见数枚蜘蛛痣，双肺听诊呼吸音清，未闻及干湿性啰音，心尖搏动位于第五肋间，左锁骨中线内侧0.5 cm处，心界不扩大，R 82次/分，律齐，未闻及杂音。腹部膨隆，腹壁紧张，全腹无压痛及反跳痛，肝脾肋下触诊不满意，肝浊音界位于第6肋间，肝区及双肾区无叩击痛，移动性浊音阳性。双下肢明显凹陷性水肿。

辅助检查：肝胆脾胰肾彩超示右肝缩小，肝实质弥漫不均声像，考虑肝硬化，胆囊泥沙样结石并胆泥淤积，大量腹水，脾脏、胰腺、双肾未见异常。血常规：红细胞计数2.15×10^{13}/L，血红蛋白80g/L，红细胞压积25.2%，血小板计数72×10^{9}/L，红细胞平均体积117.5 fL，平均血红蛋白量37.4 pg，中性粒细胞百分比40.7%，单核细胞百分比10.7%，余项大致正常。传染病筛查示HBsAg 197.29 IU/mL，HBeAg 233.66 S/CO，Anti-HBc 10.32 S/CO，余项阴性。肝肿瘤三项示CA199 55.01U/mL，余项正常。凝血四项示凝血酶原时间20.7s，凝血酶原时间国际标准化比值1.86，活化部分凝血酶原时间55.3s，纤维蛋白原0.79g/L，抗凝血酶Ⅲ 18.9%，余项正常。肝功能谷草转氨酶73U/L，腺苷脱氨酶36U/L，总胆汁酸118.78μmol/L，白蛋白27.0g/L，球蛋白8.50g/L，白球比0.70，总胆红素116.34μmol/L，直接胆红素52.04μmol/L，间接胆红素64.30μmol/L，前白蛋白35mg/L。HBV-DNA 1.54×10^{5} IU/mL。大便常规示正常，大便隐血（-）。

西医诊断：①乙型肝炎肝硬化失代偿期，大量腹水。

②胆囊结石。

中医诊断：鼓胀（阴虚水停）。

治法：益气养阴，健脾利水。五皮饮合五苓散加减。

首诊处方：大腹皮15g，厚朴15g，茯苓皮15g，白术15g，桑白皮15g，陈皮10g，猪苓20g，泽泻10g，桂枝10g，黄芪60g，薏苡仁25g，沙参30g，太子参20g。3剂，日1剂，水煎服，复渣。

二诊：精神稍好转，乏力稍缓解，腹胀减轻，体重逐日减轻，胃纳尚可，睡眠欠佳，大便色黄质软但排出不畅，尿色深黄，昨日24小时尿量3600mL。舌质淡红少苔，脉弦细。仍予五皮饮合五苓散加减，原方去桂枝，加大太子参用量，加用大黄、白茅根。

大腹皮15g，厚朴15g，茯苓皮15g，白术15g，桑白皮15g，陈皮10g，猪苓20g，泽泻10g，白茅根30g，黄芪60g，薏苡仁25g，沙参30g，太子参30g，大黄6g。4剂，日1剂，水煎服，复渣。

三诊：精神明显好转，乏力缓，已无明显腹胀，腹水基本消退，双下肢无浮肿，胃纳尚可，夜间睡眠欠佳，大便色黄质软但排出不畅，尿色深黄，昨日24小时尿量2150mL。舌质淡红少苔，脉弦细。守上方带药7剂出院。后多年数次随访，患者腹水未起，乙肝DNA转阴，肝功能逐渐恢复正常。

病案2

曹某，女，54岁，退休工人。初诊时间：2012年8月3日。

主诉：腹部胀大伴咳喘半月。

现病史：患者于半月前因劳累后出现腹部逐渐胀大，伴咳唾引痛，气喘不能平卧，在门诊检查胸片（X线片）示右侧胸腔有大量积液。肝胆彩超示肝硬化腹水，右侧胸腔有大量积液，遂入住我院消化内科，经相关检查明确诊断为“乙型肝炎肝硬化失代偿期”，经护肝、利尿、补充白蛋白、降门静脉高压等西医常规治疗后腹水基本消退，曾行胸腔闭式引流术，分次引出胸水共约8000mL，但胸水旋而复起，故延请林丹会诊。

症见：咳唾引痛，气喘不能平卧，咳稀白痰，脘腹稍胀满，乏力，纳差，大便溏，舌质淡红，苔白腻，脉弦。

西医诊断：①乙型肝炎肝硬化失代偿期。

②胸腔积液。

中医诊断：①鼓胀。

②悬饮（脾虚湿盛，饮邪犯肺）。

治法：温阳化饮，健脾利湿，泻肺行水。苓桂术甘汤合葶苈大枣泻肺汤加减。

首诊处方：茯苓15g，桂枝12g，白术12g，甘草9g，葶苈子20g，大枣15g，猪苓25g，泽泻15g，黄芪40g，白茅根30g。7剂，日1剂，水煎服，复渣。

二诊：服上药7剂后，胸水逐渐消退，胸水引流后未见复起，续守上方。

茯苓15g，桂枝12g，白术12g，甘草9g，葶苈子20g，大枣15g，猪苓25g，泽泻15g，黄芪40g，白茅根30g。7剂，日1剂，水煎服，复渣。

三诊：服药后复诊，告知已经出院多日，在二诊方基础上加减调治半月余，随访未见胸水、腹水复发。

（三）思路分析

【病案1】

患者表现为反复腹部胀大，伴乏力、尿少，双下肢浮肿，应属鼓胀病范畴，结合舌质淡红少苔，脉弦细，辨证为肝脾失调，水饮停聚，久利伤阴，故成阴虚水停证。本病属本虚标实，方用五皮饮合五苓散加减治疗。其中五皮饮行气利水消胀满，五苓散利水渗湿消肿。太子参、沙参益气养阴不碍湿，黄芪、茯苓、猪苓、泽泻、白茅根、薏苡仁有健脾利水之功，但利湿不伤阴。二诊患者大便排出不畅，加用大黄通腑，又可活血退黄。诸药配伍，共奏健脾行气，利湿消肿，益气养阴之功，处方扶正祛邪，标本兼顾，温和平缓，疗效佳。

【病案2】

患者表现为腹部胀大、咳唾引痛、气喘不能平卧，应属鼓胀、悬饮病范畴，辨证乃为脾虚湿盛停饮，水饮泛滥，逆转于肺，肺失治节，通调失职，故饮停于胁下，上逆迫肺成标实，其病以脾阳虚为本，本虚标实。故用苓桂术甘汤涤饮与扶阳并施，偏治本；予葶苈大枣泻肺汤，专泻肺气，逐痰饮，用于治标。方中葶苈子泻肺下气，破水逐饮，令肺气通降，则气行水降；大枣安中，补气血，益津液，以防泻下之虚；方中用黄芪，益气扶正，亦可利水消肿；猪苓、泽泻、白茅根，加强利水渗湿之功。两方合用，正合脾阳亏虚而痰饮水湿之邪实的肝性胸水患者，亦体现张仲景“夫短气有微饮，当从小便去之”的立法寓意。两方配伍应用，温而不燥，利而不峻，峻而不伤正，扶正祛邪，标本兼顾。

（四）按语

肝硬化腹水属中医“鼓胀”范畴，是临床常见的重症之一。病机关键是肝、脾、肾三脏功能失调，气滞、血瘀、水饮互结于腹中，此病本虚标实，虚实错杂。治疗时应用心辨证，“虚则补之”“实则泻之”，贵在及时治疗。本病至晚期，每多并发症，如并见大量呕血，病情危重，预后不良；若出现口出秽气，身有异味（肝臭），伴烦躁不宁为昏迷先兆；若神志不清、精神错乱，时有抽搐则预后极差。本病的治疗十分棘手，应在辨别虚实的基础上，确立攻补兼施之法，若证属脾肾阳虚，肝肾阴虚者应以补虚为主，祛邪为辅；若证属气滞、瘀血、水饮者应以祛邪为主，补虚为辅。切记若一味攻伐，导致正气不支，邪恶不去，即出现危象。还要注意“……至虚有盛候……大实有羸状”的特点，合理使用祛邪与扶正的方法。

六、胆胀

（一）学术思想

胆胀是一种临床上常见的、多发的肝胆病证，主要表现为中上腹或右上腹持续性疼痛、发热，黄疸以及胃肠道症状。正如《灵枢·胀论》记载："胆胀者，胁下痛胀，口中苦，好太息。"该病证类似胆道系统感染和胆石症等疾病。

胆胀是因外邪侵袭、饮食失节、结石阻滞、蛔虫上扰或情志刺激等使肝胆气机紊乱，胆失通降，胆汁内积不畅而形成的，多见气滞、血瘀、湿热和实结等病理环节互相兼夹，互相转化，可反复发作，迁延缠绵，甚至变证百出。

胆胀病机主要在于胆汁郁滞不通，故治疗当以通利为主，"通腑利胆"为正治之法。胆汁郁滞原因各有不同，因热而郁滞者，要清热而通之；因湿而郁滞者，要利湿而通之；因气滞而郁滞者，要行气而通之；因结石而郁滞者，要化石、排石而通之。若湿热夹杂，气滞血瘀相兼，则数法合用。若患者体质虚，病程长，病多属虚实夹杂，虚在脾胃，实在肝胆，兼有脾虚者，当佐以健脾和胃。临证需注意不可见胆胀病而惟事疏利，或疏利过度，往往损伤脾胃正气。

林丹临床常将胆胀病分两型辨治：

1. 肝胆气郁证。本型症见胁腹隐痛，闷胀或窜痛，可牵引肩背或腰背，伴食少腹胀、恶心嗳气，或口苦咽干、厌食油腻，大便失调，一般无发热和黄疸，亦可有轻微黄疸，舌质淡红，苔薄白或微黄，脉平或弦。治宜疏肝利胆，化瘀止痛，方可用柴胡疏肝散或大柴胡汤加减，具体药物可选用柴胡、黄芩、半夏、白芍、大黄、枳实、郁金、鸡内金、延胡索、木香、砂仁、川楝子等。

2. 肝胆湿热证。本型症见发病急骤，胁腹疼痛，如绞如掣，持续不解，阵发加剧，局部拒按，全身壮热或身热不扬或往来寒热，恶心呕吐，身目发黄，大便干结或不爽，小便短黄，舌苔黄腻或黄厚，脉弦滑或滑数。治宜清热利湿，理气通下。方可用茵陈蒿汤合大柴胡汤加减，具体药物可选用茵陈、栀子、大黄、黄芩、蒲公英、金钱草、虎杖、柴胡、枳实、陈皮、木香、郁金、芒硝等。

胆石症者，加金钱草、海金沙、鸡内金、郁金、威灵仙、通草、芒硝等利胆化石排石；疼痛剧烈者，加白芍、甘草、延胡索、川楝子、木香、砂仁等缓急行气止痛；恶心呕吐者，加半夏、生姜、竹茹等和胃降逆止呕；脾虚者，加白术、茯苓、山药、党参、陈皮等健脾益气和胃；阴虚者，加白芍、沙参、石斛、麦冬、生地等养阴柔肝。

（二）病案整理

病案

陈某某，女性，32岁。

主诉：右上腹隐痛1周。

现病史：患者于1周前进食高脂食物后，感右上腹疼痛，呈隐痛，反射至腰背部。无恶寒发热，无恶心呕吐。当时未重视及就诊。上述症状一直未缓解，且逐日加重，遂至我院门诊就诊。

症见：精神稍疲倦，右上腹隐痛不适，放射至右腰背部，口干，口苦，胃纳一般，睡眠尚可，大便秘结，小便黄，舌质偏红，苔薄白，脉弦细滑。

既往史：平素体健，无重大病史可载。

过敏史：无。

查体：精神稍疲倦，心肺听诊无异常，腹平软，胆囊压痛（+），墨菲征（+），余无压痛及反跳痛，肝区叩击痛（−），双下肢无浮肿。

辅助检查：肝胆彩超示胆囊壁增厚，余正常。

西医诊断：急性胆囊炎。

中医诊断：胆胀（胆腑郁热，少阳阳明合病）。

治法：疏肝利胆，行气止痛。大柴胡汤加减。

首诊处方：柴胡12g，枳壳12g，白芍15g，甘草10g，黄芩15g，大黄6g，延胡索15g，川楝子12g，郁金15g，鸡内金12g，木香9g（后下），砂仁9g（后下）。5剂，日1剂，水煎服，复渣。

复诊：上症减，但诉胃胀、嗳气，舌质淡红，苔薄白，脉弦细。中药守上方加厚朴15g。

柴胡12g，枳壳12g，白芍15g，甘草10g，黄芩15g，大黄6g，延胡索15g，川楝子12g，郁金15g，鸡内金12g，木香9g（后下），砂仁9g（后下），厚朴15g。5剂，日1剂，水煎服，复渣。

（三）思路分析

本案见高脂饮食后损伤脾胃，中焦湿热蕴结，久之则胆腑气机失常，郁而化热，故见胁痛、口干口苦、大便秘结、尿黄、舌红、脉弦等症。即少阳之邪未解，化热入里成实，故用大柴胡汤。大柴胡汤来源于《伤寒论》，其辨证要点为往来寒热，心下满痛，呕吐，便秘，舌红苔黄，脉弦数有力。因本案无呕逆表现，故去半夏，以胁下疼痛为主要表现，故加延胡索、川楝子、木香、砂仁，加强行气疏肝止痛之效。胆囊炎多由胆道砂石郁滞引起，故加郁金、鸡内金，化石利胆。予柴胡、黄芩和解清热，以除少阳之邪，此两药为方中主要药物。大黄配枳壳，泄阳明热结，行气止痛；白芍与枳壳，疏肝柔肝，缓急止痛。

（四）按语

胆囊炎属胆胀范畴，肝主疏泄，胆为中精之腑，运输胆汁，传化水谷，以通为顺。凡情志抑郁，寒热不适，嗜食肥甘、辛辣，虫积扰动等，均可导致气郁、湿郁。郁久化热，湿热气滞阻于肝胆，损伤脾胃，可使胆汁排泄不畅而发病。故胆道急、慢性感染，胆石症、胆道蛔虫病、急性胰腺炎等属少阳阳明合病者均可使用大柴胡汤加减。兼黄疸者，可合茵陈蒿汤；若为胁痛剧烈者，可加金铃子散行气活血止痛；若为胆结石者，可合三金汤清热利湿，化石排石。

第五节 肾系病证

一、水肿

（一）学术思想

水肿指脏腑功能失调，三焦气化不利，导致津液运行障碍，使水湿停聚，泛溢人体各部，形成以颜面、四肢、腹背，甚至全身浮肿为特征的疾病。《黄帝内经》称本病为“水”，并提出了“风水”“肾风”等相关病名，《金匮要略》称之为“水气病”。水肿病涵盖西医学中的急、慢性肾小球肾炎，肾病综合征，充血性心力衰竭，内分泌失调，以及营养障碍等疾病所出现的水肿。

水肿的病因有内因、外因两个方面。外因为风邪外袭，如风寒、风热、风湿侵犯人体等。内因为饮食劳倦、情志损伤、房劳过度、气血不和、素体虚弱等。水肿的发病机制主要与肺、脾、肾、膀胱在水液代谢方面的失调有关，其中肾是关键。《景岳全书·肿胀》：“凡水肿等证，乃脾肺肾三脏相干之病。盖水为至阴，故其本在肾；水化于气，故其标在肺；水惟畏土，故其制在脾。”肺为水之上源，肺通过宣发肃降的功能将体内代谢的水液下输至膀胱，排出体外，若肺失通调之职，水液下输不利，可致水肿；脾居中焦，为水液运行之枢纽，若脾失健运，水湿潴留，可致水肿；肾主水，主气化，内蕴元阳，为调节人体水液代谢的主要脏器，若肾的气化失常，开合不利，可致水肿；膀胱储存和排出尿液，助肾气化，膀胱气化失司，亦可致水肿。《素问·经脉别论》中云："饮入于胃，游溢精气，上输于脾。脾气散精，上归于肺，通调水道，下输膀胱。水精四布，五经并行……"

辨证施治及用药方面，水肿首辨阳水及阴水，阳水属实，多由外感风邪、疮毒、湿热而成，病位主要在肺脾，累及肾；阴水属虚或虚实夹杂，多由饮食劳倦、禀赋不足、久病体虚而致，主要病位在脾肾。同时，阳水及阴水在一定条件下还可以互相转化。阳水迁延不愈，或者失治误治，耗损正气，伤及脾肾，可以转化为阴水；阴水复感外邪可以出现阳水症候，而成本虚标实之证。其次，辨标本虚实。本病多为本虚标实，本虚常见肺脾气虚、脾肾阳虚、心肾阳虚、肝肾阴虚，标实常见水湿、湿热、血瘀。临床上常用防己黄芪汤、真武汤、济生肾气丸、五苓散、归芍地黄丸等加减进行治疗。

（二）病案整理

病案1

张某某，男，46岁。

主诉：眼睑浮肿1周。

症见：眼睑浮肿，畏寒无发热，腰背酸痛，尿频，无尿急尿痛，无下肢浮肿，无皮肤疖肿，无咽痛，胃纳可，大便正常，舌淡苔薄白腻，脉沉细。

既往史：有2型糖尿病病史5年，余无特殊。

过敏史：无。

查体：眼睑浮肿，余无特殊。

辅助检查：血糖13.81mmol/L，肾功能正常，尿糖（3+）。

西医诊断：2型糖尿病。

中医诊断：水肿—阴水（阳虚水泛）。

治法：温阳化气，淡渗利水。真武汤合五苓散加减。

首诊处方：附子15g（先煎），茯苓15g，桂枝15g，泽泻15g，猪苓15g，薏苡仁30g，白术15g，生姜9g，菟丝子15g，杜仲15g。5剂，日1剂，水煎服，复渣。

二诊：诸证同上，舌脉同上。

附子15g（先煎），茯苓15g，桂枝15g，泽泻15g，猪苓15g，薏苡仁30g，白术15g，生姜9g，菟丝子15g，杜仲15g。5剂，日1剂，水煎服，复渣。

三诊：诸证消失，舌淡红，苔白腻减，脉沉较前有力。

附子15g（先煎），茯苓15g，桂枝15g，泽泻15g，猪苓15g，薏苡仁30g，白术15g，生姜9g，菟丝子15g，杜仲15g。5剂，日1剂，水煎服，复渣。巩固疗效。

病案2

林某，女，29岁。初诊时间：2005年8月19日。

主诉：产后全身浮肿2个月。

现病史：婚后诸医皆嘱其不能生育，然其违背医嘱于2005年6月17日在私人诊所足月自然分娩一婴儿，生产1周后出现双下肢浮肿，逐渐加重波及全身，腹围不减反增，伴心悸、胸闷、气短，动则尤甚，不能平卧，尿少、乏力。在私人诊所服用中药治疗多日，症状无改善。

症见：唇口紫绀，颈静脉充盈，腹大如怀胎十月，双下肢高度浮肿，舌质紫暗，苔白滑，脉结代。

既往史：有“风湿性心脏病”病史。

查体：尿常规、血常规、肾功能、肝功能均正常。X线提示左心影增大。腹部B超提示肝脏肿大，结合临床考虑为肝淤血、大量腹水。

因经济条件受限及哺乳原因，患者拒绝住院，要求门诊用中药治疗。

西医诊断：①风湿性心脏病。

②心功能不全。

中医诊断：水肿—阴水（心肾阳衰，水瘀互结）。

治法：温阳利水化瘀。真武汤加味。

首诊处方：制附子12g，茯苓15g，白术15g，白芍15g，生姜3片，桂枝9g，猪苓18g，泽泻15g，车前子15g，黄芪35g，丹参25g，炙甘草15g。7剂，日1剂，水煎服，复渣。

另嘱患者多卧床休息，避免体力劳动。服药1剂后，患者尿量大增，肢肿减轻，再进6剂，双下肢浮肿明显消退，腹围明显减小，胸闷、气短基本缓解。8月27日患者因感冒发热停药4天，症状有所反复，复诊仍守上方随证加减，再治半个多月后诸证皆除。9月16日复查腹部B超，结果提示腹水（-），仍示肝脏肿大。改用活血化瘀法，方用血府逐瘀汤加减善后调治1个月，10月20日腹部B超结果提示肝形态恢复正常。

病案3

王某某，女，66岁。初诊时间：2014年4月22日。

主诉：反复双下肢水肿3年余，再发2周。

现病史：患者3年多前因肺部感染于我院住院治疗，住院期间出现双下肢水肿，尿常规提示尿蛋白(+3)，当时诊断为慢性肾炎，给予利尿等对症治疗后，水肿缓解，出院后水肿仍有所反复，患者未重视，且未正规治疗。2周前，患者食用咸鱼后双下肢水肿再发，伴有疲倦乏力，腰酸痛、咳嗽及泡沫尿，遂于门诊求诊，予降压利尿配合中药治疗后双下肢水肿明显缓解，现为求进一步的中西医结合治疗而由门诊以“慢性肾功能衰竭”收住院。

症见：双踝以下少许水肿，神疲乏力，腰酸痛，口干，纳一般，睡眠差，大便稍干，日1次，小便泡沫多，夜尿每晚2~3次，无恶寒发热，无气促，无腹胀，无恶心呕吐，近期体重无下降。舌质暗，苔腻，脉细。

查体：2014年4月9日，尿常规示尿蛋白(+3)；肾功能示肌酐198.6μmol/L，尿素氮9.08mmol/L，尿酸440μmol/L。

西医诊断：①慢性肾脏病（CKD）3期。

②高血压病3级，极高危组。

③高血压性心脏病。

④高脂血症。

⑤慢性阻塞性肺疾病。

中医诊断：水肿（脾肾亏虚，湿浊内蕴）。

治法：补益脾肾，祛湿化浊。水陆二仙丹加减。

首诊处方：黄芪30g，大黄6g，当归15g，陈皮9g，泽兰15g，金樱子15g，覆盆子15g，芡实10g，杜仲10g，蒲公英15g，党参15g，茯苓15g。5剂，日1剂，水煎服。

4月30日二诊：尿常规示尿蛋白(+2)，肾功能检查示肌酐162.2μmol/L，继续守原方。

黄芪30g，大黄6g，当归15g，陈皮9g，泽兰15g，金樱子15g，覆盆子15g，芡实10g，杜仲10g，蒲公英15g，党参15g，茯苓15g。5剂，日1剂，水煎服。

5月4日查生化示：尿素氮7.82mmol/L、肌酐154.2μmol/L、总二氧化碳 21.3mmol/L、尿酸 447.3μmmol/L、血清胱抑素-C 2.14mg/L。血常规示：血红蛋白 88g/L、红细胞压积 29.2%、红细胞平均体积 65.5fL、平均血红蛋白含量 19.8pg、平均血红蛋白浓度 303g/L，余项未见明显异常；尿常规示尿蛋白(+2)，余项正常。

患者双下肢浮肿消退，精神好转，大便每日 2 次。患者病情好转出院。

（三）思路分析

【病案 1】

患者以眼睑浮肿为主症，伴畏寒，腰背酸痛，尿频，舌淡苔薄白腻，脉沉细等一派阳气虚衰的表现，当知水肿为阳虚不能制水，水邪上犯所致，因肿势尚未严重，故仅限于面部眼睑，当温阳利水治之，以防病进。真武汤乃温阳利水之代表方，源于张仲景《伤寒论》，方中以辛温之附子为君。《本草正义》云："附子，本是辛温大热，其性善走，故为通行十二经纯阳之要药，外则达皮毛而除表寒，里则达下元而温痼冷，彻内彻外，凡三焦经络诸脏诸腑果有真寒，无不可治。"制附子可温肾助阳，助肾化气行水，达辛润之功，配合辛温之生姜散中土之寒水，白术健脾燥湿，茯苓渗利水湿并健脾，白芍补阴以敛阳，使阳气不外越，得制附子、生姜而无寒凉之虑，且缓制附子刚燥之性。五苓散淡渗利水又有温阳化气之力，二方合而用之，桂附相须，温助肾阳之力增强，泽泻、白术、茯苓、猪苓合用，健脾淡渗利水之功效优，故能收获良效。

【病案 2】

本例为产后心力衰竭，中医认为这是素体心阳不足，瘀血内阻之故。产后气随血耗，更伤阳气，导致心肾阳衰。肾阳虚衰不能化气行水，心阳虚衰不能通行血脉，水湿内停，水瘀互结，其病乃成。水邪泛溢肌肤所以见肢肿；阳虚水停所以尿少、腹水多、苔白滑；水气凌心所以心悸气短；心阳被遏，瘀血内阻所以胸闷、唇口紫绀、舌质紫暗、脉结代。总之以阳虚水肿为主证，故以温阳利水为主，用真武汤加味治疗，使心肾阳气得复，阴水得消；再辅以活血化瘀之法，使瘀血得化而病除。药理研究也发现真武汤能增强心肌收缩力，改善血液循环，且不影响心肌耗氧。临床上如水肿明显，可合用五苓散。桂枝、制附子合用，可增强温阳之力，五苓散又有淡渗利水之力，可增强利水之功。如患者乏力明显，甚至动则气喘，可给予黄芪、党参加强补气。慢性心力衰竭患者往往伴有血瘀，常用丹参、三七、泽兰、桃仁、红花等活血化瘀。

【病案3】

患者以“反复双下肢水肿3年余，再发两周”为主诉，当属中医“水肿”范畴。缘患者久患肾脏疾病，脾肾亏虚，故见神疲乏力；水湿不化，湿浊内蕴，流溢肌肤，故见水肿；腰为肾之府，腰府失养，故见腰酸痛；气虚津不上承，阴亏失濡，故见口干；肾司二便，肾虚开合失司，故见夜尿频数。结合舌脉，四诊合参，证型为“脾肾亏虚，湿浊内蕴”。所以治疗上以健脾补肾，排毒化浊为原则。方中金樱子、芡实、覆盆子、杜仲温补肾气，黄芪、党参、茯苓、陈皮健脾益气，茯苓、泽兰利水消肿，当归、泽兰养血活血，大黄、蒲公英排毒泄浊，诸药合之，有健脾补肾、排毒泄浊之功。另外，本病患者饮食上应注意营养均衡，宜食用优质动物蛋白，忌阳桃及寒凉之品。

（四）按语

水肿是临床常见以颜面（包括眼睑）、四肢、腹背甚至全身浮肿为特征的疾病，临床上涵盖西医学中的急、慢性肾小球肾炎，肾病综合征，充血性心力衰竭，内分泌失调，以及营养障碍等多种疾病。本章中三个病例虽然西医诊断不同，但临床均以水肿为主要表现，故均可按水肿辨证论治。

水肿一病，应首先辨阳水阴水，一般而言，阳水以眼睑浮肿为主要表现，阴水以腰以下肿胀为甚，但不能概而论之，关键在于因人制宜。如病案1中患者仅表现为颜面浮肿，但经辨证为阴水，用真武汤合五苓散加减奏效。另外临床上还需辨证与辨病相结合，如病案2中患者为心功能不全，以水肿为主要表现，但发病机制与心、脾、肾相关，心为关键。临床上多见本虚标实，本虚以心、脾、肾阳虚为主，而标实以水湿、血瘀为主。心主血脉，心为阳中之太阳，心阳旺盛是心主血脉功能正常的保证，心阳虚导致慢性心力衰竭发病。脾虚失运，诸湿肿满内生，阳微阴弦，气血亏虚，心脉失温养，发为心力衰竭。脾虚是发病之基础；肾为先天之本，内藏元阴元阳。《景岳全书·命门余义》云："五脏之阳气，非此不能发。"心阳根于肾阳，肾阳亏虚，心阳失于温煦。心阳亏虚日久及肾，肾阳衰微，蒸腾水气不利、气不化水，气血津液运行失常，泛溢肌肤则为水肿，肾阳虚是慢性心力衰竭发病的重要因素。血瘀水停是其发生的重要病理环节。总的病机是阳气亏虚、血脉瘀阻、水饮停聚。心肾阳虚，脾失健运，气化失司，水湿内停，血行不畅，瘀血乃成，心脉痹阻，发为本病。而水、血为阴邪，易伤阳气，使阳气更虚，瘀血不去，新血不生。水湿、瘀血既为病理产物又是致病因素，加速了该病的发生、发展。故治疗上温阳利水又注重活血。病案3患者为慢性肾功能衰竭，本病发病机制以脾肾虚衰，浊毒潴留最为关键。因此在治疗方面，辨治慢性肾功能衰竭最重要的是分清本虚标实的主次，遵循急则治标，缓则治本，治本不忘祛邪，治标不忘补虚的治疗原则。治疗过程中应注重健脾补肾，尤其在早期，患者往往伴有恶心欲呕、胃纳欠佳等消化道症状，调理脾胃是改善患者病情之关键，可选用六君子汤及温胆汤加减。慢性肾功能衰竭以浊邪停留为其病理关键，化痰降浊法贯穿于肾衰治疗全过程。大黄、蒲公英等为常用药物，这些药可以通便排毒泄浊、保护肾脏功能，同时可配合灌肠加强排毒降浊之力，常用蒲公英30g、生牡蛎及生龙骨各50g，大黄10～30g，金银花15g等加减。

二、虚劳（慢性肾小球肾炎）

（一）学术思想

慢性肾小球肾炎（简称慢性肾炎），是指以蛋白尿、血尿、高血压、水肿为基本临床表现，起病方式不同，因病情迁延可出现不同程度的肾功能减退，最终可发展为肾功能衰竭的一种肾小球疾病。根据其临床特点，可归属于中医“水肿”“虚劳”“腰痛”“肾风”等范畴。

林丹将慢性肾炎的病机归纳为：第一，脾肾亏虚为发病之根本。《素问·六节藏象论》记载：“……肾者，主蛰，封藏之本，精之处也……”肾脏功能包含了蛋白质的固摄作用，体内代谢产物肌酐和尿素氮等的排泄作用。蛋白质属于中医理论中的精微物质，肌酐、尿素氮则属于痰浊瘀毒范畴，而五脏精气的收藏固涩与脾、肾关系密切。脾主运化、升清，肾主收藏、固涩，若脾胃不健运，饮食就不能很好地转化成为精微物质；若脾不能升清，肾不能藏精，则精微物质流失，易出现蛋白尿、血尿。第二，本病为本虚标实之证，标实包括外感风、湿、热、瘀血。临床上发现很多肾炎病人在发病之前有外感病史或在感受外邪后会出现蛋白尿、血尿加重，因此可以考虑本病的发生与外感六淫邪气有一定关系。风者，百病之始也，善行而数变，风邪可以袭击人体各个部位，而且风邪善与其他邪气合而侵犯人体，湿为阴邪，易袭阴位，而肾为阴中之阴，位于下焦，为湿邪最易侵犯之部位，风湿或风湿热之邪循经入里，内舍于肾，则发为肾病；脾肾亏虚，水液代谢障碍，郁而化热，湿热壅滞于肾，损伤肾的气化和封藏功能，肾失气化，则水湿潴留而水肿，封藏失司，精微外泄而出现蛋白尿，热伤脉络则出现血尿。因此，湿热在肾炎中普遍存在，它既是脾肾虚损的病理产物，也是引发肾炎的直接因素，贯穿于肾炎的整个病程。湿热胶着，黏滞难化，因此慢性肾炎湿热证患者病情反复多变，迁延日久，缠绵难愈。另外，慢性肾炎患者的肾小球毛细血管内皮细胞增生，血小板聚集，导致毛细血管栓塞，肾小球基底膜增厚，肾小球玻璃变性及纤维化，肾小球硬化，此类肾小球病变与中医“瘀血”名称各异，实质相同，符合中医微观辨证对于“瘀”的认识。瘀血阻滞，影响肾脏开合功能，肾失开合，亦造成蛋白尿、血尿。

根据其病机特点，治疗上林丹提出第一应以补益脾肾为基本原则，可用水陆二仙丹加减，常用药物有金樱子、覆盆子、芡实、山茱萸、黄芪、当归、茯苓、白术、党参等；如气阴两虚，可选用二至丸、六味地黄丸加减；如脾肾阳虚，可选用金匮肾气丸、右归丸等加减。第二，要注重祛风清热利湿，治疗上要辨证施治，因证施药，可选用麻黄连翘赤小豆汤加减，常用药物有麻黄、连翘、赤小豆、蝉蜕、薏苡仁、土茯苓、蒲公英、白花蛇舌草、黄芪、防己。第三，活血化瘀贯通始终，常用药物有当归、丹参、川芎、益母草、泽兰等。第四，攻补兼施，遵守标本缓急原则，急则治其标，缓则固其本。第五，注重预防及调护。慢性肾炎患者平时的调护对延长患者存活时间，提高患者生存质量具有极其重要的意义。应注意从以下几方面调养：①预防感冒。②控制饮食结构，忌食辛辣肥甘及寒凉之品，避免酸性物质摄入过量，加重身体代谢负担。③规律生活，远离烟酒，适当锻炼，增强体质。同时也要注意休息，劳逸结合。

（二）病案整理

病案

张某，女，45岁。初诊时间：2018年11月20日。

主诉：血尿1年余。

现病史：血尿明显，尿蛋白(3+)，曾给予雷公藤多苷片治疗，效果不明显，患者拒绝使用激素及进行肾活检，寻求中医治疗。

症见：贫血貌，无明显乏力，1周前有恶风、咽痛、咳嗽，经服药后无畏寒恶风，咽痛消失，咽痒，少许咳嗽，少许口干口苦，少许腰酸，大便平素干结，数日1行，舌淡舌尖微红，苔薄白，脉细。

既往史：慢性肾炎病史1年余。

辅助检查：尿蛋白（3+），镜下红细胞60个。

西医诊断：①上呼吸道感染。

②慢性肾炎。

中医诊断：①感冒（外感风邪）。

②血证—尿血（脾肾亏虚，湿浊内蕴）。

治法：益气固肾，滋阴止血，兼祛风止咳。二至丸合水陆二仙丹加减。

首诊处方：火麻仁30g，当归15g，黄芪20g，芡实10g，墨旱莲15g，女贞子15g，金樱子15g，覆盆子15g，生地15g，茜草15g，苦杏仁15g，僵蚕15g，白芍15g。14剂，日1剂，水煎服，复渣。

2018年12月11日二诊：患者咽痒咳嗽症状基本消失，复查尿常规示尿蛋白（2+），镜下红细胞0~2个。

火麻仁30g，当归15g，黄芪20g，芡实10g，墨旱莲15g，女贞子15g，金樱子15g，覆盆子15g，生地15g，茜草15g，鸡血藤25g，僵蚕15g，白芍15g。30剂，日1剂，水煎服，复渣。

2019年1月15日三诊：患者自诉乏力减轻，大便正常，仍自觉腰酸，余同前，舌淡苔薄白，脉细。复查尿常规示尿蛋白（1+），隐血（+-），镜下红细胞0~2个。上方去火麻仁、生地，加桑寄生、杜仲各15g。

桑寄生15g，当归15g，黄芪20g，芡实10g，墨旱莲15g，女贞子15g，金樱子15g，覆盆子15g，杜仲15g，茜草15g，鸡血藤25g，僵蚕

15g，白芍15g。30剂，日1剂，水煎服，复渣。

继续服用1月后再次复查尿常规示尿蛋白（+-）至（+），隐血阴性，随后间断服用上方，数次检查均提示隐血阴性，蛋白（+-）至（+）。

（三）思路分析

本例患者初诊以血尿、蛋白尿就诊，伴咽痒咳嗽、贫血、腰酸、口干、大便干结，舌淡苔薄白，脉细，辨证为肾虚、气血亏虚，兼外感风热，故用二至丸及水陆二仙丹为底方，二至丸滋阴止血，水陆二仙丹补肾固涩，加黄芪、当归益气补血，生地、茜草凉血止血，白芍收敛止血，僵蚕、苦杏仁祛风利咽止咳。二诊咽痒咳嗽等外感症状消失后，患者以虚证为主，故以补肾、益气养血为法巩固治疗。

（四）按语

慢性肾炎临床上多见本虚标实，本虚以脾肾虚为主，标实以风、湿、热、瘀多见，故临床上要辨证分析，因证施药，方能取效。另外本病病程较长，病情反复，因此也要及时和患者沟通，在辨证的基础上坚持用药才能见疗效。

三、尿血（肾小球性血尿）

（一）学术思想

血尿是指小便中混有血液，或夹有血块，尿时无疼痛感的异常状态。临床上血尿主要分为非肾小球性血尿和肾小球性血尿。后者是指由原发性肾小球病变或继发性、遗传性肾脏病变引起的血尿，其特点是尿中红细胞形态多形性（畸形）。肾小球性血尿是肾脏病诊断、反映病情变化及疗效判断的重要指标。

在中医学中，肾小球性血尿多归属为“尿血”“溲血”“溺血”“虚劳”等病范畴。血尿的论述最早见于《素问·气厥论》的“胞移热于膀胱，则癃溺血”。《金匮要略·五脏风寒积聚病脉证并治》曰：“热在下焦者，则尿血……”巢元方《诸病源候论》认为“心主于血，与小肠合。若心家有热，结于小肠，故小便血也”，心火移热于小肠形成血尿。《太平圣惠方·治尿血诸方》云：“夫尿血者，是膀胱有客热，血渗于脬故也。血得热而妄行，故因热流散，渗于脬内而尿血也。”认为血尿的形成是膀胱有客热，血热妄行乃下。之后各医家对尿血的认识更为全面，《三因极一病证方论》言：“病者小便出血，多因心肾气结所致，或因忧劳，房室过度，此乃得之虚寒。”李用粹在《证治汇补》中提出尿血病位虽在肾与膀胱，但其他脏器的病变亦可引起尿血，故“是溺血未有不本于热者，但有各脏虚实之不同耳”。《医学衷中参西录》曰：“……中气虚弱，不能摄血，又兼命门相火衰微，乏吸摄之力，以致肾脏不能封固，血随小便而脱出也。”指出脾虚失摄，肾虚失于封藏，导致血尿。诸家对于尿血的论述颇多，大多认为热移于下焦是其主要原因，但有各脏虚实之分。

林丹认为，肾小球性血尿临床多见虚实夹杂，脾肾亏虚或气阴两虚为血尿的基本病机，标实为风邪、湿热、瘀血。临床肾小球性血尿的常见分型有：①风热（毒）侵袭。此类患者临床上往往由外感诱发血尿或使血尿急性加重，临床上予银翘散加减，可合用一些清热凉血止血之品，如白茅根、仙鹤草、生地、小蓟、鹿衔草等，用量可至30g。如伴有咽痛口干，可加用板蓝根、鱼腥草、桔梗、甘草、蝉蜕等。此类患者因外感诱发，往往伴有肺气虚，可合用玉屏风散益气固表。②湿热内蕴。多见于肾小球性血尿的加重阶段，或持续不消的血尿，临床上常予二妙散合小蓟饮子加减，常合用白术、茯苓、泽泻、玉米须、车前子、黄柏、知母等清热利湿。③瘀血内阻。肾病日久，血尿长期不消，多伴有瘀血因素。病理上慢性肾脏病患者显示细胞增殖、细胞外基质沉积、局灶或节段小球硬化、肾间质纤维化等，符合中医瘀血改变特征，临床上常用丹参、川芎、莪术等活血化瘀，另外亦注重虫类药的使用。虫类药善治顽疴痼疾，其行走攻窜、搜风逐瘀、入络剔邪之性非草木药所能比拟。方中可加用蝉蜕、僵蚕、乌蛸蛇等药疏通肾络、止血，但有破血逐瘀作用的虫类药，如土鳖虫、水蛭等，须慎用。④脾肾亏虚。补益要平和，药量为常规用量，切忌过用大辛大热之品。如临床即使患者有恶寒怕冷症状，亦慎用肉桂、附子等辛燥之品，以防加重血尿。常用水陆二仙丹加减，临床多加用黄芪、茯苓、炒白术健脾益气，黄芪既能益气摄血，又能增强免疫力，为必用之品。补肾多用续断、寄生、杜仲、菟丝子补益肾精。血虚者，可予当归、阿胶（烊服）、枸杞子、鸡血藤等养血止血药；如血尿多，可加用仙鹤草、血余炭、地榆炭、蒲黄炭等收涩止血药。⑤气阴两虚。肾病日久，尿血不消，则气阴两虚。临床上常用二至丸、六味地黄丸加减。总之，临床上病情虚实夹杂，需辨证施治，方能奏效。

（二）病案整理

病案

吴某某，女，50岁。初诊时间：2003年11月10日。

主诉：持续镜下血尿6月余。

现病史：患者体检发现尿隐血（2+）~（3+）。

症见：眠差，乏力，口干，余无特殊不适，舌淡苔少，脉细。

辅助检查：尿隐血（3+）。

西医诊断：肾小球性血尿。

中医诊断：尿血（气阴两虚）。

治法：益气养阴。生脉散合六味地黄丸加减。

首诊处方： 生地20g，熟地20g，麦冬15g，墨旱莲20g，益母草15g，山茱萸15g，黄芪30g，白茅根30g，山药15g，党参60g，小蓟

10g，五味子10g，升麻6g，柴胡6g，白术10g，当归15g，仙鹤草30g。5剂，日1剂，水煎服，复渣。

2003年11月20日二诊：患者复查尿常规提示尿隐血（2+），眠一般，乏力及口干减轻，舌淡苔少，脉细。

生地20g，熟地20g，女贞子15g，墨旱莲20g，益母草15g，山茱萸15g，黄芪30g，白茅根30g，山药15g，党参30g，小蓟30g，白芍10g，白术10g，当归15g，仙鹤草30g。10剂，日1剂，水煎服，复渣。

2003年12月10日三诊：患者自诉服完上述药物后，自行守方10剂，复查尿常规提示尿隐血（+-），眠一般，舌淡苔少，脉细。

守上方继续治疗。随后患者间断服用该药，数次复查尿常规，维持状况较好，病情平稳。

（三）思路分析

本例患者初诊以持续镜下血尿就诊，伴乏力、口干，舌淡苔少，脉细，根据其病机特点辨证为气阴两虚，以益气养阴、健脾补肾为法，故用生脉散合六味地黄丸加减为底方，加黄芪、当归益气补血，仙鹤草、小蓟、白茅根等凉血止血。

（四）按语

尿血临床上多见本虚标实，本虚以脾肾虚、气阴虚多见，标实以风、湿、热、瘀血多见，故临床上要辨证分析，因证施药，方能取效。

四、热淋（急性膀胱炎）

（一）学术思想

急性膀胱炎临床上以急性发作的尿频、尿急、尿痛为主要特征，或伴有尿血，多发于女性，特别多发于育龄期及绝经后的女性。在中医学中属“淋证”的范畴。淋证临床上有六淋之分，急性膀胱炎多属于“热淋”范畴。林丹认为热淋最常见原因有二，一为下阴不洁，秽浊之邪从下侵入机体，上犯膀胱形成湿热而致，此病常见于女性，与女性特有解剖结构及不良生活习惯有关；二为饮食不节，喜食肥甘厚腻之品，脾胃运化失常，积湿生热，湿热下注膀胱而发病。其主要病机是湿热蕴结下焦，肾和膀胱气化不利。根据其病因病机特点，治疗上以清利湿热，扶正祛邪为基本治法，常以八正散、导赤散加减为基础方，方选车前子、瞿麦、萹蓄、滑石、栀子、炙甘草、木通、大黄、灯心草、生地等药物。现代医学研究表明，八正散治疗尿道感染有一定的疗效，为治疗泌尿系感染常用方。临床上可根据药理作用适当加用清热解毒药，如败酱草、鱼腥草、蒲公英、金钱草等，现代药理认为清热解毒药能增强白细胞的吞噬能力，促进抗体形成，提高血清溶菌酶水平，达到抗菌消炎的目的。如伴有血尿，可选用仙鹤草、生地、大蓟、小蓟、茜草、鹿衔草等清热凉血；如伴有小腹拘急，尿频、尿急明显，可选用海螵蛸、生地、枳壳等凉血、理气、收涩。

（二）病案整理

病案

李某，女，80岁。初诊时间：2014年4月24日。

主诉：尿频、尿急、尿痛4天。

现病史：无恶寒发热，无腰痛，无肉眼血尿，社区医院查尿常规示隐血（+-），蛋白（+-），白细胞（3+），诊断为急性膀胱炎，给予中药（具体不详）治疗后，尿痛有所缓解。为进一步治疗，故来我院就诊。

症见：尿频尿急，排尿时尿道口灼热，无明显尿痛，无肉眼血尿，心烦，头晕，腰酸痛，双下肢乏力，口干，胃纳正常，睡眠欠佳，大便黏腻不爽，2~3日1行，夜尿2~3次，舌红苔微黄腻，脉弦细数。

西医诊断：肾小球性血尿。

中医诊断：淋证（湿热阻滞）。

治法：清热利湿通淋。八正散合导赤散加减。

首诊处方：通草6g，大黄6g，车前子15g，滑石20g，金钱草25g，甘草10g，泽泻15g，猪苓15g，黄芪20g，茯苓15g，益智仁15g，乌药10g。5剂，日1剂，水煎服，复渣。

2014年4月30日二诊：尿频、尿急减轻，其他同前。仍以清热利湿通淋为法。

生地15g，甘草6g，薏苡仁30g，泽泻15g，通草6g，猪苓15g，滑石20g，蒲公英15g，车前子15g，黄芪20g，海螵蛸25g，茯苓15g，金钱草25g，淡竹叶10g。3剂，日1剂，水煎服，复渣。

2014年5月3日三诊：患者尿频、尿急基本消失，无尿痛，口干乏力，焦虑，夜尿3~4次，腰酸，双下肢乏力，舌红，苔薄白，脉细。

柴胡10g，白术10g，乌药10g，黄芪30g，益智仁15g，金樱子10g，升麻5g，桑寄生15g，肉苁蓉15g，太子参15g。5剂，日1剂，水煎服，复渣。

服上药后，患者诸证明显缓解，复查尿常规正常。

（三）思路分析

初期以湿热为重，本案为老年患者，且伴有乏力，故初诊及复诊治法为清热利湿兼顾扶正，以八正散合导赤散加减清热利湿通淋，黄芪补气，海螵蛸、益智仁、乌药固精缩尿。三诊时患者湿热症状已缓解，主要为气阴不足、肾虚，故以益气养阴、补肾固精缩尿为治则。淋证患者多伴有肝气不舒，故要注意疏肝。本例患者伴有心烦、焦虑症状，故加柴胡疏肝理气。女性是热淋的高发人群，可由不良生活习惯导致，甚至可反复出现尿频、尿急等症状，对于此类患者不仅应治疗其症状，更应详询其病史及生活习惯，防止病情反复迁延，日久发为劳淋。

（四）按语

热淋多因湿热客于下焦，肾与膀胱气化不利而致，热淋症候明确，诊断较易，必要时可借助现代医学检查方法。早期宜用清热利湿之法，治宜快速、疗程足，防止湿热传入他脏，或病情迁延不愈，由实转虚，发为劳淋、血淋。中后期注意扶正，同时在整个过程中，注意使肝气条达。

五、石淋（泌尿系结石）

（一）学术思想

石淋也称“砂淋”，为“尿中之砂”，相当于现代医学的泌尿系结石，临床上以血尿、疼痛为主要表现，也可不伴随临床症状。中医认为本病多由肾气虚弱、下焦湿热蕴蒸、气滞血瘀所致，其中肾虚、湿热、气滞、血瘀是关键，尤其是湿热。如《医宗金鉴》谓：“……正如汤瓶久经火炼，底结白碱也。”《外台秘要方》曰：“石淋者，淋而出石也。肾主水，水结则化为石，故肾客砂石。肾虚为热所乘，热则成淋……塞痛……”《丹溪心法》曰：“诸淋所发，皆肾虚而膀胱生热也。”湿热郁积，煎熬尿液，尿中沉积物结聚而成砂石，其病机为湿热内蕴，砂石阻络，气机不畅，或瘀血聚结。气为水液运行之动力源泉，气机郁滞，则水液停留聚集，进而生湿化浊，湿浊郁而化热，尿液为热所灼而成此证。湿为阴邪，其性重着黏滞，最易阻滞气机。湿热与砂石互结，阻于水道，通降失利，瘀结不散，气滞难行，不通则痛，故常引发肾绞痛；下焦气化失利，故小便艰涩；气滞则血行受阻，血不循经，或热盛伤络，血溢脉外故见血尿；砂石为有形之物，形成之后，瘀结于内，嵌顿梗阻，气机失其通降，水道失其疏通，而并发肾积水。因此，湿热蕴结、气滞血瘀为石淋的主要病机。

根据其病机，林丹认为第一要清热利湿，通淋排石，其病因主要为湿热留滞，因此清热利湿，通淋排石是中医治疗石淋的常规疗法。林丹常用六一散、四苓汤、三金汤等清热利湿，通淋排石。第二要重视畅通气机，以通下为原则，本病往往湿热与砂石互结，阻滞水道，气机不畅，瘀血内阻，患者可出现剧烈腹痛或伴肾积水等症，故治疗上要畅通气机，因势利导，以通下为主，临床上常用牛膝、王不留行、益母草、穿破石等活血下行。第三要补肾兼顾护正气，结石患者大多有本虚标实的临床表现，患者平素可能只诉腰酸，无其他不适，常用续断、杜仲、牛膝等药物补肾，同时重用黄芪顾护正气，其原因在于，其一治疗本病用了大量利水通下之药，病程长，恐有伤正之嫌，黄芪可补气兼调畅气机，其二治疗肾结石须重视因势利导，在结石排出的同时需配合跳绳等运动，黄芪可补充元气。第四要把握时机，因势利导，顺势而为。肾绞痛发作之时，便是因势利导之机。结石患者大多有标本缓急的症状表现。本虚和标实的共同点是都存在肾和膀胱的气化功能失常，而前者突出的表现为湿热蕴结，导致肾虚，膀胱失其气化之能，肾和膀胱失于气化会使气机郁滞而加重湿热瘀阻。因此，石淋患者在肾绞痛发作之时的湿热瘀结之象才最为突出。此时，湿热瘀结，结石阻塞，影响血脉运行，肾与膀胱气化功能低下，出现气机升降失常，络道梗阻不通，从而发生绞痛。这种绞痛的发作，正是邪正相争的客观反映，也是体内结石移动的征象。因此，及时因势利导，采用清热利湿、行气活血、通淋化石的药物治疗，改变邪正相持的状态，恢复机体有效的气化功能，就可使结石由“静”变“动”，达到加速排石的效果。但要注意，如果通道湿热瘀结较重，尤其是结石过大时，不可盲目通利。第五节制肥甘酒酪厚味，是清除湿热瘀阻的重要环节。治疗石淋，不但要抓住湿热瘀阻下焦、膀胱气化不利的病理特点，采用清热利湿、通淋化石、行气活血的方药治疗，还要嘱咐患者调整饮食，节制肥甘酒酪厚味，这样才能达到正本清源、杜绝湿热瘀结再生之目的。最后，以上治疗要把握中药排石疗法的适应证，其适应证包括结石直径小于1厘米，形状规则，表面光滑，与肾盂、肾盏无粘连；泌尿系无明显畸形、狭窄和感染；无严重肾积水，肾功能良好；青壮年或体质好的人，能配合大量饮水及跳跃活动，服药期间多饮水，勤活动有利于排石。

（二）病案整理

病案

刘某，49岁。初诊时间：2018年4月27日。

主诉：体检发现高血压、肾结石。

现病史：述当地水质异常，患肾结石者众多，且病症顽固。现无不适。

症见：无不适症状，舌质淡红苔薄白，脉沉弦。

辅助检查：肾脏CT平扫提示右肾多发结石并右肾盏稍扩张，积液。

西医诊断：肾结石。

中医诊断：尿血（湿热内蕴）。

治法；清热利湿。六一散合四苓汤。

首诊处方：金钱草30g，滑石25g，车前子15g，牛膝15g，泽泻15g，猪苓15g，茯苓15g，石韦15g，冬葵子15g，黄芪40g，穿破石25g，通草6g。7剂，日1剂，水煎服，复渣。

2018年5月3日二诊：病史如前，舌脉同前。

金钱草30g，滑石25g，车前子15g，牛膝15g，泽泻15g，猪苓15g，茯苓15g，石韦15g，冬葵子15g，黄芪40g，穿破石25g，通草6g，鸡内金15g。7剂，日1剂，水煎服，复渣。

2018年5月10日三诊：病史如前，舌脉同前，复查泌尿系B超示肾脏积液已消，结石缩小。

金钱草30g，滑石25g，车前子15g，牛膝15g，泽泻15g，猪苓15g，茯苓15g，石韦15g，黄芪40g，穿破石25g，通草6g，鸡内金15g，海金沙15g。7剂，日1剂，水煎服，复渣。

2018年7月5日四诊：患者诉未曾停药，一直在家自行抓上方服用。目前略觉腰酸伴尿黄，余无不适，舌质淡红，苔薄白，脉沉弦。

金钱草30g，滑石25g，车前子15g，牛膝15g，泽泻15g，猪苓15g，茯苓15g，石韦15g，黄芪40g，穿破石25g，通草6g，鸡内金15g，海金沙15g，续断15g。7剂，日1剂，水煎服，复渣。

2018年7月19日五诊：病史同前，伴便溏，舌质淡红苔薄白，脉沉细滑。

杜仲15g，续断15g，牛膝15g，滑石25g，茯苓15g，白术15g，金钱草30g，薏苡仁30g，通草6g，淮山25g，黄芪40g。7剂，日1剂，水煎服，复渣。

上方服用两周后异常腰痛，此方基础上加用穿破石20g，嘱患者配合跳绳跑步，服药一周余，结石下，现痊愈。

（三）思路分析

纵观本病案，患者肾结石并积水，患者无明显不适，一、二、三诊的治疗着重点在于清湿热，故以清热利湿、活血利水为主，以达到消肾脏积液及消石作用，故用大量清热祛湿、淡渗利水之品，如茯苓、泽泻、猪苓、冬葵子等，当积液消失后，治疗着眼点在于消石，可以三金汤为主方加减，三金汤以海金沙、鸡内金、金钱草排石化石，配合清热利湿通淋及活血下行之品。后期患者出现腰酸、乏力，此时应加强补肾健脾益气。当患者出现腰痛时，为排石关键时刻，在补肾基础上加用活血下行之品，并嘱患者配合跳绳等运动，因势利导，最后排石成功。

（四）按语

随着物质水平的提高，生活节奏的加快，尿石症患者亦愈来愈多。在尿石症的治疗上，林丹主张中西并举，突出中医特色。她认为，对直径大于1cm，表面不光滑的泌尿系结石，中医治疗疗程长，往往效果不理想，建议患者尽早外科治疗。而对形状比较规则，直径小于1cm的泌尿系结石，中医药治疗效果较好，且在安全性、预防复发方面亦优于西医。临证论治，当以清利湿热贯穿始终，重视固其本、调其气、正其源三法的灵活运用，治疗上宜审证详辨，法随证立，方从法出，做到有主有次，有并有独而治之，方能取得满意之疗效。

六、精寒（弱精子症）

（一）学术思想

弱精子症又称精子活力低下，是导致男性不育的主要原因之一。中医学中无弱精子症病名的记载，根据其症状表现，可归属于中医“精寒”“精冷”范畴。

对于本病的病因病机，林丹认为，其一，弱精子症的病位在肾，肾精不足、气血两虚是导致疾病发生的主要原因。《素问·上古天真论》云：“丈夫 …… 二八，肾气盛，天癸至，精气溢泻，阴阳和，故能有子……八八……则齿发去。”隋代巢元方《诸病源候论》云：“肾主骨髓，而藏于精。虚劳肾气虚弱，故精液少也。” 说明了男子的生育能力与肾气强弱息息相关。肾为先天之本，肾藏精主生殖，肾阳的气化作用是精液化生的动力，而肾阴则是化生精液的物质基础。另外，肾之化生精液的过程又依赖气血之滋养，血脉之调畅。因此，阴阳调和，精血旺盛，血脉通达则精子活泼好动。先天禀赋虚弱，或后天久病，致命门火衰，肾精不足，下焦虚寒，则精液清冷，精子活力低下。其二，肝郁是本病发生的另一重要因素或加重因素。沈金鳌在《杂病源流犀烛》中指出："又有失志之人，抑郁伤肝，肝木不能疏达，亦致阴痿不起。"清代陈士铎在《石室秘录》一书将不育分为六种："男子不能生子有六病……一精寒也，一气衰也，一痰多也，一相火盛也，一精少也，一气郁也。"《万氏家传广嗣纪要·调元》云："……男女媾精，万物化生……然男子阳道之不强者，由于肾肝之气不足也。"生活节奏快、工作压力大、经济负担重等一系列问题影响着男性的心理健康，日久则致情志不舒，郁怒伤肝，肝气郁结，疏泄无权，气郁化火，肝火亢盛，灼伤肾水，肝木失养，宗筋拘急，久而成痿，致精窍之道被阻，诱发弱精子症，最终导致男性不育。另外，很多本病患者可能因长期不育，处于一种焦虑状态，这也会导致肝气郁结，使本病加重。其三，湿热之邪也是本病的另一个致病因素。现代人生活条件好转，过食肥甘厚味，喜嗜烟酒等因素，可损伤脾胃功能，使脾胃脏腑运化功能失司，体液代谢紊乱，从而聚湿成痰，湿郁化热，聚于精室，阻滞精液化生、排泄及精子运动，导致弱精子症。

综上所述，本病的治疗原则以补肾、益气养血为主，肾阳虚者常用右归丸加减，肾阴虚者用六味地黄丸加减，肾精亏虚者用五子衍宗丸加减，常用药物有菟丝子、巴戟天、杜仲、熟地、山茱萸等。伴有湿热下注，可合用四妙散加减，常用车前子、牛膝、薏苡仁、茯苓等；伴有肝气郁结者，可与四逆散或逍遥散合用，常用柴胡、郁金、香附、白芍等。另外，本病临床多见虚实夹杂，注意临证分析、随证选方。

（二）病案整理

病案

陈某，男，35岁。初诊时间：2015年8月9日。

主诉：继发性不育2年。

症见：乏力，嗜睡，时觉腰酸，早泄，舌质淡胖，苔薄白，脉缓。

辅助检查：查精子活动率下降，现活动率为17.6%。

西医诊断：弱精症。

中医诊断：不育（脾肾亏虚）。

治法：健脾补肾。四君子汤合右归丸加减。

首诊处方：党参35g，黄芪45g，杜仲15g，巴戟天15g，菟丝子15g，枸杞子15g，淮山25g，山萸肉15g，炙甘草10g，白术15g，熟地18g，当归15g。5剂，日1剂，水煎服，复渣。

2015年8月15日二诊：患者主诉同前，乏力、腰酸症状好转，舌脉同前，继续守上方10剂。

党参35g，黄芪45g，杜仲15g，巴戟天15g，菟丝子15g，枸杞子15g，淮山25g，山萸肉15g，炙甘草10g，白术15g，熟地18g，当归15g。10剂，日1剂，水煎服，复渣。

2015年8月28日三诊：患者诉精神好转，腰酸不明显，早泄好转，稍口干口苦，舌质淡红，苔薄白，脉缓，较前有力，复查精子活动率为82%。

继续守二诊方7剂后复诊，患者病情平稳，后给予复方玄驹胶囊善后，3个月后患者诉其妻怀孕。

（三）思路分析

患者以精子活力下降，继发不育就诊，有腰酸、早泄、乏力嗜睡、舌质淡胖、脉缓，考虑为脾肾亏虚。脾肾亏虚，大补无忌，故方中给予四君子汤、当归补血汤益气养血，杜仲、巴戟天、菟丝子补肾阳，枸杞子、山茱萸补肾阴，应注重阴阳调和。诸药合之，故能取效。

（四）按语

弱精子症患者临床上亦可见虚实夹杂者（甚至多于单纯肾虚者），此时单纯补肾效果不佳，应注意疏肝、祛湿清热，注意临证分析，随证选方用药。

七、耳鸣

（一）学术思想

耳鸣是一种常见的临床症状，主要表现为外界无声源而患者自觉耳中鸣响，且仅本人能听到。如两侧耳窍同时发生耳鸣，患者常自感耳鸣从脑中发出，也称为脑鸣。耳鸣一般夜重昼轻，在安静环境下更加明显，影响患者生活质量。耳鸣的发病机制尚不明确，西医以对因、对症治疗为主，但临床疗效欠佳。中医学中耳鸣属 “聊啾”“苦鸣”“蝉鸣”“耳渐鸣”范畴，中医治疗耳鸣有其独特的优势和特色，下面对林丹治疗耳鸣的经验进行介绍。

林丹认为耳鸣的病因病机较为复杂，各脏腑功能失调均可引发，与肾脏关系最为密切，《灵枢》指出：“……髓海不足，则脑转耳鸣。”“精脱者，耳聋；气脱者……耳数鸣……”《景岳全书》曰：“且耳为肾窍，乃宗脉之所聚，若精气调和，肾气充足，则耳目聪明，若劳伤血气，精脱肾惫，必至聋聩。故人于中年之后，每多耳鸣，如风雨，如蝉鸣，如潮声者，是皆阴衰肾亏而然。”因肾主耳，司耳之生理功能。耳为肾之外窍，为肾行其职能。肾之精气上注于耳，精气充沛则耳窍受养，功能健旺，听觉聪敏；肾精亏损则髓海空虚，耳窍失养，听觉失聪，出现耳鸣耳聋。其他脏腑亏虚亦可导致耳鸣。脾胃虚弱，气血亏虚，清窍失养；或脾虚生湿，痰浊内阻，清阳不升，可导致耳鸣。

肝主藏血，耳受血而能听，肝血亏虚耳窍失养，亦可导致耳鸣。明代徐春甫《古今医统大全》曰："忧愁思虑则伤心，心虚血耗必致耳聋、耳鸣。"心血濡养耳窍，心血健旺则耳聪目明，若心虚血耗，心阴亏虚，或久病耗伤阴血，阴血不足，耳窍失养，则亦发为耳鸣。火热上攻，蒸灼耳窍也可致耳鸣。耳为清窍，居于清阳之首，与脑相通，以通为用。肝火上炎或心火上炎，热邪蒸灼清窍则耳闭而不能听音。痰瘀互结亦是耳鸣的一个重要因素，脾胃虚弱，痰湿内生，气血不通，痰瘀互结，阻滞清窍，清窍失养，亦可出现耳鸣。

治疗耳鸣以虚实为纲。实证耳鸣，患者常述耳中突发鸣响，声调高、音量大，如雷轰鸣，如擂战鼓，躁扰难忍。虚证耳鸣则起病较缓，鸣声弱而缠绵，如蝉声，如风声。治疗上，以滋养肾、心、肝之阴为本，以清热泻火、化痰活血为标。林丹常用六味地黄丸、知柏地黄丸、耳聋左慈丸加减，以补肾填精治其本；石决明、磁石、珍珠母、生龙骨、生牡蛎，以重镇降逆；龟板以滋阴潜阳；黄芩、菊花清热泻火；菖蒲、苍耳子、通草、丹参、川芎、茯苓，以化痰活血。气血亏虚明显者，可用归脾汤加减；肝火上炎为主者，可用龙胆泻肝汤加减。

（二）病案整理

病案

刘某某，女，80岁。

主诉：耳鸣10余天。

现病史：患者10余天前因劳累出现耳鸣，夜间尤甚，耳鸣声似刮风声。

症见：咽干，失眠，无口干，无明显腰膝酸软，胃纳尚可，二便正常，舌质淡红，苔少，脉弦细。

既往史：有高血压病史，服用降压药物后血压控制尚可，余无特殊病史。

查体：未见明显异常。

西医诊断：耳鸣。

中医诊断：耳鸣（肾阴亏虚）。

治法：滋阴清热补肾。知柏地黄汤加减。

首诊处方： 知母15g，黄柏12g，牡丹皮9g，泽泻15g，茯苓15g，磁石25g，山萸肉15g，熟地20g，枸杞子15g，枣仁25g，龙骨25g，牡蛎25g，蝉衣6g。5剂，日1剂，水煎服，复渣。

二诊：病史同前，上症减，舌脉同前。

知母15g，黄柏12g，牡丹皮9g，泽泻15g，茯苓15g，磁石25g，山萸肉15g，熟地20g，枸杞子15g，枣仁25g，龙骨25g，牡蛎25g，蝉衣6g。5剂，日1剂，水煎服，复渣。

三诊：病史同前，上述症状已除，为巩固疗效续服药5剂。

知母15g，黄柏12g，牡丹皮9g，泽泻15g，茯苓15g，磁石25g，山萸肉15g，熟地20g，枸杞子15g，枣仁25g，龙骨25g，牡蛎25g，蝉衣6g。5剂，日1剂，水煎服，复渣。

（三）思路分析

本证为耳鸣，患者表现为耳鸣，夜间尤甚，咽干，失眠，舌少苔，脉弦细。肾开窍于耳，考虑本病为肾阴亏虚，故选用知柏地黄汤加减，以滋阴清热补肾。方中磁石平肝潜阳，安神镇惊，聪耳明目，用以治疗耳鸣如风声，为方中重要药物之一；蝉衣可宣散风热，又可疏风止痉，治内外风热；枸杞子补益肝肾；龙骨、牡蛎潜阳镇惊安神；枣仁养心安神。

（四）按语

耳鸣的病因病机较为复杂，各脏腑功能失调均可致其发生，其中以肾脏最为密切，另外心血不足，心火上炎，脾胃虚弱，气血亏虚，肝血不足，肝火上炎等亦可导致耳鸣耳聋的发生。本案患者年逾八十，耳鸣入夜尤甚，伴口干，脉弦细，当知为肾阴亏虚无疑，方选知柏地黄汤加减，养阴清热补肾，方证相符，故能取效。

第六节 气血津液病证

一、郁证

（一）学术思想

郁证是指在疾病的发展过程中，出现脏腑气血紊乱、抑遏不出的症状，主要临床表现有情志抑郁、情绪不宁、胸部满闷、胁肋胀痛，或易怒易哭，或喉中如有异物梗阻等的一类病证。郁证有广义和狭义之分，广义上的郁证泛指由外感六淫、七情内伤等多种因素引起的脏腑气机不和，导致多种病理产物滞塞和郁结之证；狭义上的郁证仅指因情志因素而导致的气机阻滞，情志失常。《素问·通评虚实论》中有记载“暴忧之病”，《素问·举痛论》指出“思则气结”，《素问·本病论》曰：“人或恚怒，气逆上而不下，即伤肝也。”阐述了情志致病的相关观点。医圣张仲景在《金匮要略》中记载了百合病、脏躁、梅核气、奔豚气等病证，其中记载的百合汤、甘麦大枣汤等方药至今仍具有极为重要的临床价值。如《金匮要略·百合狐惑阴阳毒病证治》提到百合病“意欲食复不能食，常默然，欲卧不能卧，欲行不能行，饮食或有美时，或有不用闻食臭时，如寒无寒，如热无热……”，概括了百合病的主要症状是精神、饮食、睡眠、行为、语言、感觉的失调，与西医学抑郁症的主要症状有相似之处。西医抑郁症可参考本病论治。

傅青主基于“女子以血为本”“肝为女子先天”之说，调治妇女郁证，立论着眼于肝之“体”，施治则注重于扶正，平肝气在于柔肝体，治逆气必须实脾土，救肾燥要滋下源，而重用扶正，轻用疏理的治疗特点，更是妙理无穷。外感六淫侵袭机体诱发七情失调，发生情志病变，可导致善悲、不乐、烦闷、善太息等抑郁的症状。郁证的概念起源于《黄帝内经》的五气之郁，郁证实则多因郁怒、忧思、悲惧、悲哀、惊恐、喜乐等七情内伤，使人体气机不畅，影响脏腑功能而为病。且历代医家对于郁证的病因也多从情志内伤的角度考虑，如陈无择提出“郁不离七情”，指明郁证与情志因素存在着密切的联系，再如《素问·举痛论》认为：“思则心有所存，神有所归，正气留而不行，故气结矣。”亦指明七情内伤可致郁。此外，朱震亨在《丹溪心法·六郁》中创立的气、血、痰、火、湿、食的“六郁”论，王清任提出的“血瘀致郁论”，以及张介宾在《景岳全书·郁证》中提出的“郁总由乎心”等观点，均从不同的方面指出郁证的病因。林丹通过总结多年的临床经验并结合历代医籍，认为郁证多由内感诱发，一则多因七情内伤致使气机不畅，导致脏腑功能失调、气机郁滞而引发郁证。情志内伤可影响脏腑气机，《素问·举痛论》说：“余知百病生于气也，怒则气上，喜则气缓，悲则气消，恐则气下……惊则气乱，劳则气耗，思则气结……”情志内伤可影响脏腑气机的升降出入，导致气机紊乱，脏腑机能失调，引起体内精、气、血、津液的代谢失常，从而出现各类郁证病变。此外七情内伤还可直接伤及脏腑而导致内伤疾病，七情是脏腑精气功能活动的外在表现，情志反应太过势必伤及相应脏腑，如《黄帝内经》提出“怒伤肝”“喜伤心”“思伤脾”“忧伤肺”“恐伤肾”等理论思想，明确说明七情内伤可直接伤及脏腑，从而引发内伤疾病。二则因脏气本易郁，致使脏气亏虚而内生气、血、痰、火、湿、食六郁，亦可令气机郁滞而导致脏腑功能失调，生成郁证。《素问·阴阳应象大论》曰：“人有五脏化五气，以生喜怒悲忧恐。”气是感应、传递信息的载体，五脏精气感受外界环境而产生对应的情志活动，肝在志为怒，心在志为喜，脾在志为思，肺在志为忧，肾在志为恐，故《灵枢·本神》说：“……肝气虚则恐，实则怒……心气虚则悲，实则笑不休……”指明五脏精气的盛衰可直接影响人体的情志活动。此外《素问·调经论》提出“血有余则怒，不足则恐”，意在说明血郁等六郁可影响人体气机而诱发情志病。

（二）病案整理

病案1

杨某，女，20岁。初诊时间：2011年10月17日。

患者家属代诉：精神恍惚1月余。

现病史：患者与同学发生口角后沉默不语1个月，当时并无人发现其异常，直至期末考试每科均为零分。老师发现异常后遂送往海口市安宁医院就诊，当时诊断为“抑郁症”，住院治疗半个月，因住院治疗期间患者整日嗜睡，其母亲见，觉不妥，故将其办理出院，转至我科中医治疗。

症见：患者精神恍惚，喃喃自语，不能听清具体言语，不能与人对答，哈欠连连，不思饮食。大便可，每日1次，小便可。白天嗜睡，倦怠乏力，夜间眠差多梦，易惊醒。舌质淡，苔白微腻，脉沉细。

西医诊断：抑郁症。

中医诊断：郁证（心脾两虚，心神失养）。

治法：健脾养心，解郁开窍。归脾汤合甘麦大枣汤加减。

首诊处方：党参30g，黄芪30g，白术12g，当归9g，茯神12g，茯苓12g，远志10g，酸枣仁12g，木香9g，龙眼肉12g，石菖蒲15g，合欢皮20g，淮小麦30g，甘草10g，大枣10枚。7剂，日1剂，水煎服，复渣。

二诊：患者精神萎靡较前减轻，喃喃自语，反复念叨“我不想读书了”，依旧不与人对答，哈欠明显减少，纳欠佳。大便可，每日1次，小便可。白天嗜睡减轻，倦怠乏力减轻，夜间眠差多梦，易惊醒。舌质淡，苔白微腻，脉沉细。

考虑患者诸症较前减轻，基本证型未发生变化，守上方加用安神之药夜交藤，建议对患者进行心理辅导治疗。

党参30g，黄芪30g，白术12g，当归9g，茯神12g，茯苓12g，远志10g，酸枣仁12g，木香9g，龙眼肉12g，石菖蒲15g，合欢皮20g，淮小麦30g，甘草10g，大枣10枚，夜交藤20g。14剂，日1剂，水煎服，复渣。

三诊：患者精神萎靡较前明显减轻，喃喃自语，反复念叨“我不想读书了”，能偶尔回答其母问题，哈欠止，纳可，大便可，每日1次，小便可，白天已基本不嗜睡，倦怠乏力减轻，夜寐明显改善，梦仍有，但诉已记不清梦中具体情景，易惊醒减。舌质淡，苔白，脉沉细。

考虑患者诸症较前减轻，基本证型未发生变化，守上方。辅以相关心理辅导，指导其从简单易读的故事开始阅读，逐渐增加难度，现患者已能基本阅读初中生难度文章，守上方继续调理。

党参30g，黄芪30g，白术12g，当归9g，茯神12g，茯苓12g，远志10g，酸枣仁12g，木香9g，龙眼肉12g，石菖蒲15g，合欢皮20g，淮小麦30g，甘草10g，大枣10枚，夜交藤20g。

转归：再次就诊，患者症状逐渐减轻，又服药2个月，心理辅导共进行1个月后暂停。患者精神状态已基本恢复正常，偶有孤独感，遇事偶哭，余无明显不适。上方再服用1个半月后，患者基本无明显不适，孤独感偶有。后患者回校复读，今已大学毕业，在银行工作，已结婚生子，未复发。

病案2

虞某，女，51岁。初诊时间：2017年7月30日。

主诉：焦虑，夜寐不宁3月余。

症见：心情紧张、焦虑，手心灼热，口干咽燥，夜寐不宁，舌边有齿印，舌尖红，脉弦。

西医诊断：慢性焦虑症（广泛性焦虑）。

中医诊断：郁证（肝郁化火）。

治法：疏肝解郁，养心安神。丹栀逍遥散合酸枣仁汤加减。

首诊处方：酸枣仁12g，茯苓9g，茯神9g，知母10g，黄连6g，当归10g，柴胡6g，制香附9g，牡丹皮9g，生白芍12g，川芎6g，焦山栀9g，合欢皮15g，夜交藤20g，柏子仁9g，炙甘草6g，广郁金9g。7剂，日1剂，水煎服。

2017年8月6日二诊：寐差，焦虑，手心灼热，口干咽燥，脉弦细，舌边有齿印，舌尖红。证属肝郁化火，心神紊乱。治守原法。

酸枣仁12g，茯苓9g，茯神9g，知母10g，黄连6g，当归10g，柴胡6g，制香附9g，牡丹皮9g，生白芍12g，川芎6g，焦山栀9g，合欢皮15g，夜交藤20g，柏子仁9g，炙甘草6g，广郁金9g，珍珠母30g(先煎)，琥珀5g，紫贝齿18g(先煎)。7剂，日1剂，水煎服，复渣。

2017年8月13日三诊：用药后病情好转。继续治以疏肝解郁，养心安神。

酸枣仁12g，茯苓9g，茯神9g，知母10g，黄连6g，当归10g，柴胡6g，制香附9g，牡丹皮9g，生白芍12g，川芎6g，焦山栀9g，合欢皮15g，夜交藤20g，柏子仁9g，炙甘草6g，广郁金9g，珍珠母30g（先煎），琥珀5g，紫贝齿18g（先煎）。7剂，日1剂，水煎服，复渣。

（三）思路分析

【病案1】

《景岳全书·郁证》曰："至若情志之郁，则总由乎心，此因郁而病也。""又若思郁者，则惟旷女嫠妇，及灯窗困厄，积疑任怨者皆有之。思则气结，结于心而伤于脾也。"又心藏神而主血，脾主思而统血。纵观本病案，患者因与同学发生口角而出现情志不遂、忧思过度，伤及心脾，脾伤则气血生化不足，心伤则神不能主，出现精神恍惚，喃喃自语，不能对答，时时欠伸，夜间眠差多梦，易惊醒，自觉孤独等症状。而其病机关键在于思虑过度，心脾劳伤，证属心脾两虚，肝气郁结。方以归脾汤合甘麦大枣汤加减，以健脾养心，解郁开窍，归脾汤出自宋代严用和《济生方·惊悸怔忡健忘门》中的"治思虑过度，劳伤心脾，健忘怔忡"，明代薛己在《正体类要》中将当归、远志二药加入归脾汤，即白术、茯神、黄芪、龙眼肉、炒酸枣仁、人参、木香、炙甘草、当归、远志、生姜、大枣。甘麦大枣汤出自医圣张仲景《金匮要略·妇人杂病脉证并治》中的"妇人脏躁，喜悲伤，欲哭，象如神灵所作，数欠伸，甘麦大枣汤主之"。加石菖蒲化湿开胃；合欢皮解郁安神；夜交藤养心安神。初诊治疗后症状减轻，效不更方，继服前方至诸症痊愈。此病案心、脾、肝同治，重点在脾，脾旺则气血生化有源；同时气血并补，但重在补气，气为血之帅，气旺血自生，血足则心有所养；又兼顾疏肝解郁，安神开窍等。而心理疗法在古代中医学中称为情志疗法，是历史上广为流传的有故事情节、富有传奇性和浪漫主义色彩的治疗方法。嬉笑怒骂皆成治疗措施，且往往可以起到药物难以达到的治疗效果。

【病案2】

通过对本病案的详细分析可知，该患者因长期的忧思过度，谋虑不遂，郁怒不解，导致肝失条达、疏泄失职，出现肝气郁结，日久化火，乃至耗伤心阴，导致心血亏虚，神失所养而不寐，朱丹溪云："气血冲和，万病不生，一有怫郁，诸病生焉。"故一诊为郁证，因肝郁化火所致，治当养心安神，疏肝解郁，选用酸枣仁汤、丹栀逍遥散合方加减。以酸枣仁汤养血安神，清热除烦；丹栀逍遥散养血健脾，疏肝清热；夜交藤、柏子仁养心安神；合欢皮、广郁金解郁宁心；黄连助以清热；制香附强理气之职。合用共奏养心安神，疏肝解郁之效。二诊寐时焦虑症状加重，且脉弦细，此乃阳亢太过，耗伤营阴，故守一诊用方加珍珠母、琥珀、紫贝齿平肝潜阳，镇惊安神，又以麦冬养阴生津制约阳亢太过。三诊症状减轻，故遵循治法，继续服用二诊方药，临床疗效较好。

（四）按语

【病案1】

随着社会的不断发展和生活节奏的加快，抑郁症的发病率逐年增高，但是西医抗抑郁药不良反应较重，而中医药治疗抑郁有独特的优势。中医对于此类疾病早有从心脾论治的论述。《素问·举痛论》言："思则心有所存，神有所归，正气留而不行，故气结矣。"《素问·本病论》曰："人忧愁思虑即伤心……"《素问·阴阳应象大论》曰："思伤脾……"《素问·灵兰秘典论》曰："心者，君主之官，神明出焉。"这些都指出心为人体精神活动的主宰者，心神是人精神意识、思维活动的中枢，虽五脏各有所藏之神，但主要由心统驭。《灵枢·本神》谓："心藏脉，脉舍神……"脉即血脉，表明人的精神意识、思维活动与血脉具有密切联系。《素问·八正神明论》言："血气者，人之神，不可不谨养。"揭示了"血"是"神"的物质基础之一，"心主血脉"是

“心藏神”功能得以实现的生理基础，而脾乃后天之本，气血生化之源。同时“心主血脉”的生理功能受到心神主宰，因此人的神志活动也受心主宰。心的气血充沛、阴阳协调，则能化神、养神而使心神清明，各脏腑的生理功能才能正常，从而共同维持正常的精神情志活动，表现为精力充沛、思维清晰。反之，情志过极或情感不遂，就会耗伤心气，营血渐亏而致心神失养。故治疗抑郁症从心脾论治能取得良好疗效。抑郁症中凡证属心脾两虚者均可使用归脾汤加减治疗。

【病案2】

焦虑症是神经症这一大类疾病中最常见的一种，以情绪焦虑为主要特征，现代医学又称其为焦虑性神经症，目前病因以两种假说最为流行，即神经内分泌功能紊乱假说和神经递质假说。西医定义中与之类似的疾病有焦虑性障碍（双相情感障碍也在内）等，病情轻重不等，从医学范畴内的精神疾病到心理学范畴内的神经症、心理问题等，都笼括在内，表现为一系列的情绪、植物神经症状，以及行为躁动不安等，一般采取药物和心理治疗。药物治疗如应用苯二氮䓬类（安定类）药物劳拉西泮、阿普唑仑等，以及抗抑郁药物帕罗西汀等；心理治疗则需建立良好的医患关系，增强信任感，引导和帮助患者改变生活行为习惯、思想观念等，以帮助其减少焦虑感。二者须密切结合，缺一不可。

中医并无“焦虑症”这一病名，但从焦虑症的临床表现来看，可将其归属于“郁证”范畴。对于这一类型的疾病，中医善于运用情志治疗、中药治疗及针灸推拿等，来调整机体气血、津液状态，从而调畅人体气机，恢复脏腑功能，以使气血冲和，百病不生。

中医综合疗法中，针刺疗法具有醒脑开窍、疏通经络、调理气血的功效，中药汤剂能够扶正祛邪、平衡阴阳、巩固根本。西药具有快速起效、控制症状、延缓进展的作用。郁证的治疗不在一朝一夕，一方一药，而需把握矛盾的主要方面辨证施治，且应当重视中医与西医结合治疗，采用药物与非药物共同治疗的方法，绝不可单纯用药物治疗，顾此失彼。

二、血证

（一）学术思想

血证，在中国古医籍中也称为“血病”或“失血”，是指血液不循行于血脉常道，或上溢于口鼻清窍，或下泻于前后二阴，或渗出于肌腠而形成的出血性疾患，以出血为主要临床表现。中医血证一般有广义与狭义之分。广义血证是指因各种原因导致的与血有关的疾病，包括各种出血、血瘀、血热等病证。而以不同部位出血为主要症状的各种出血病证则为狭义的血证，如鼻衄、齿衄、咳血、吐血、便血、尿血、紫斑等。血证可由感受外邪、情志过极、饮食不节、劳倦过度、久病或热病等多种原因引发。而其病机可以归结为火热熏灼迫血妄行，气虚不摄血溢脉外。血证的致病因素有气虚、阴虚火旺、血热以及瘀血四类。其中以血热为代表，认为血证的主要病理因素为热，正如明代医家虞抟在《医学正传·血证》中称“诸见血为热证”，以及倡导火热论的刘完素在《素问玄机原病式·热类》中提出“血溢者，上出也。心养于血，故热甚则血有余而妄行”，亦认为出血主要由热盛所致。此外，明代李梴在《医学入门》中提出关于血证的治疗，十分强调脾胃的重要性，赵献可则重视“血脱必先益气”，此乃“有形之血不能即生，无形之气所当急固”。清代唐容川又提出止血、消瘀、宁血、补虚的“治血四法”。林丹通过勤求古训并结合多年临床经验，明确血证即出血，指血不循其经而成为离经之血，并根据血的运行，了解到出血的基本病机主要有三个方面，从而根据不同病理机制提出不同的治疗原则。一是瘀血阻络使血不循经而导致出血。血的运行需要脉道通畅无阻，血行脉中，脉为“血府”，脉道“壅遏营气，令无所避”，因此脉道的通畅无碍是保证血液正常运行的重要因素。若脉道涩滞不利，则会阻碍血液的运行，使血行缓慢，久之形成瘀血，导致血液不能正常循行于脉内而溢于脉外。根据瘀血的形成原因，治疗时当考虑活血化瘀以止血。二是因血热迫血妄行而出血。“血得温则行，得寒而凝”，血热，即热入血脉之中，迫使血行加速，脉络扩张，或入血热邪迫血妄行而导致出血。此外，由于血液主要由营气和津液组成，热入于血不仅可耗伤营气、津液导致血虚，还可煎灼津液，使之黏稠甚至干涸而不能充盈脉道，阻碍血液运行而留为瘀，瘀血最终又导致出血。如此当清解血热，清热凉血以止血。三是由于气虚，血失统摄而出血。气为血之帅，气亦能摄血，清代沈明宗在《金匮要略编注·下血》中提出“五脏六腑之血，全赖脾气统摄”，故血的运行还依赖于气的固摄。气虚则统摄血液的生理功能减弱，使血不循经而溢出脉外。《医学真传·气血》提出“血非气不运”，认为血液的运行还需要气的推动作用，气虚不足必将导致气对血的推动无力而使血行不畅，血液瘀阻导致瘀血，从而加重出血。对此当补气以摄血、行血而止血。综上所述，气、血及热都与出血有着密切的联系，临床治疗当追根溯源，治病求本，观其脉症，知犯何逆，随证治之。

《黄帝内经》对血溢、衄血、咳血、呕血、溺血、便血等病证均有记载，并对引起出血的原因及部分血证的预后有所论述。汉代张仲景在《金匮要略·惊悸吐衄下血胸满瘀血病脉证治》中记载了泻心汤、柏叶汤、黄土汤等治疗吐血、便血的方剂，从临床上对数种血证的证治经验进行了总结。隋代巢元方在《诸病源候论·血病诸候》中将血证称为血病，对各种血证的病因病机做了较详细的论述。唐代孙思邈的《备急千金要方》首次记载了犀角地黄汤。宋代严用和《济生方·失血论治》提出失血“因大虚损，或饮酒过度，或强食过饱，或饮啖辛热，或忧思恚怒”等多种原因所致，其病机则强调热者为多。明朝虞抟在《医学正传·血证》中率先将各种出血病证进行归纳，并以“血证”名之。明代缪希雍在《先醒斋医学广笔记·吐血》中提出了著名的治吐血三要法，强调了行血、补肝、降气在治疗吐血中的重要作用。明代张介宾在《景岳全书·血证》中把出血的病机概括为“火盛”及“气虚”两个方面。清代唐容川《血证论》是首部论述血证的专著，提出了治血四法——止血、消瘀、宁血、补血。清代叶天士在《温热论》中提出“在卫汗之可也，到气才宜清气，乍入营分，犹可透热，仍转气分而解……至入于血，则恐耗血动血，直须凉血散血”。西医中以“血液系统疾病”归类的，统称为“血液病”，如上消化道出血、慢性溃疡性结肠炎、特发性血小板减少性紫癜等，凡以出血为主要表现者，均可参考本节进行辨证论治。

（二）病案整理

病案

黄某某，女，17岁。初诊时间：2017年11月29日。

主诉：反复皮下及牙龈出血3年。

现病史：反复皮下及牙龈出血3年。3年前被我院血液科诊断为“血小板减少性紫癜”，长期口服强的松（泼尼松）治疗，激素减量至10mg则见皮下出血，甚则牙龈出血。为摆脱激素依赖而转求中医治疗。就诊时患者每日服用强的松（泼尼松）15mg。

症见：疲乏，睡眠欠佳，心烦，身体灼热不适，舌尖红，舌苔薄白，脉弦细略数。

既往史：身体健康，无其他慢性疾病史。

西医诊断：血小板减少性紫癜。

中医诊断：血证（热入血分证）。

治法：凉血止血，益气养阴。犀角地黄汤加减。

首诊处方： 水牛角20g，赤芍20g，生地25g，牡丹皮10g，玄参20g，黄芩15g，丹参20g，龟板25g，鸡血藤25g，太子参30g，紫草10g，甘草10g。7剂，日1剂，水煎服，复渣。

二诊：患者自觉症状改善，自行停服激素，单纯接受中药治疗，方守前法。两个月后病情出现反复，又见四肢皮下出血伴鼻衄，血小板过低。嘱其激素不能骤停，从30mg/d逐渐减量，每周减5mg。中药守上方去丹参，加侧柏叶15g。

水牛角20g，赤芍20g，生地25g，牡丹皮10g，玄参20g，黄芩15g，龟板25g，鸡血藤25g，太子参30g，紫草10g，甘草10g，侧柏叶15g。14剂，日1剂，水煎服，复渣。

转归：又守上方2月后，患者停用激素，皮下及牙龈未见出血，血常规正常，未见不适。

（三）思路分析

纵观本病案，患者属热入血分，兼气阴两虚。予犀角地黄汤加减。方中水牛角、玄参清热解毒，凉血止血；生地滋阴清热凉血；赤芍、牡丹皮清热凉血，活血散瘀；黄芩有增强清热解毒之力的功效；紫草凉血止血；龟板、鸡血藤滋阴补血；太子参益气摄血；丹参活血祛瘀，安神宁心，止血而不留瘀。二诊将丹参改为侧柏叶，侧柏叶有凉血止血之功。此方配伍精妙，清热之中兼以养阴补血，使热清血宁而不耗阴血；凉血之中兼以散瘀，使血止而瘀血不留。

（四）按语

《备急千金要方》记载犀角地黄汤："治伤寒及温病，应发汗而不汗之内蓄血，及鼻衄、吐血不尽，内余瘀血，大便黑，面黄，消瘀血方。"吴塘认为，犀角地黄汤一方中"犀角味咸，入下焦血分以清热；地黄去积聚而补阴；白芍去恶血、生新血；牡丹皮泻血中伏火"。清代唐容川在《血证论》中提出止血、消瘀、宁血、补血的治血四法，认为止血为第一要法。血止之后，其离经而未吐出者，是为瘀血，瘀血不除则新血不生，必须要清除瘀血，以免后来诸患，故以消瘀为第二法。止血消瘀之后，又恐血再潮动，则须用药安之，故以宁血为第三法。邪之所凑，其正必虚，去血既多，阴无有不虚者矣，阴者阳之守，阴虚则阳无所附，久则阳随而亡，故又以补虚为收功之法。四者乃通治血证之大法，值得临床借鉴参考。此病案所用之方正是集止血、消瘀、宁血、补血为一体。现代药理学证明犀角有清营凉血、清热解毒之功，因犀牛属国家珍稀动物，故以水牛角代替，其对血管有先短暂收缩而后持续扩张的作用，能明显缩短出血时间及降低毛细血管通透性，并有解毒、抗炎、抗感染等作用，从而可降低过敏性紫癜患者毛细血管的脆性，减少炎性物质的渗出；生地可清热凉血、滋养阴液，为臣，具有抗凝、扩张冠状动脉、增加血流量、增加机体组织的缺氧耐受力的作用，还可抑制多种真菌的生长，并有皮质激素样作用，其提取物还有促进血液凝固、缩短出血时间的作用；赤芍、牡丹皮泻血分伏热，凉血散瘀，为佐使，具有降低毛细血管通透性，抗血小板凝集，抗血栓形成，改善微循环，解热、抗炎、镇痛等作用。故临床可参考本病案治疗血证中的血热证型者。

三、痰饮

（一）学术思想

痰饮是指体内水液输布、运化失常，停积于某些部位的一类病证。痰，古通“淡”，是指水一类的可以“淡荡流动”的物质。饮也指水液，作为致病因素，则指病理性质的液体。为此，古代所称的“淡饮”“流饮”，实均指痰饮。“饮”始见于《黄帝内经》，其中有“水饮”“积饮”的记载。而《素问·气交变大论》以及《素问·六元正纪大论》也指出，脾胃功能失调，湿邪淫溢，可发生饮停之病。《黄帝内经》对水液代谢生理、病理的论述，为后世痰饮学说的形成和发展奠定了理论基础。至汉代始有“痰饮”之称，张仲景在《金匮要略》中专篇加以论述，并提出痰饮有广义和狭义之分。广义的痰饮包括痰饮、悬饮、溢饮、支饮四类，是诸饮的总称。饮停于胃肠则为狭义的痰饮；饮留于胁下则为悬饮；饮溢于四肢则为溢饮；饮撑于胸肺则为支饮。张仲景提出“温药和之”的治疗原则，至今仍为临床所遵循。巢元方在《诸病源候论·痰饮病诸候》中列有“留饮”“癖饮”等证候，此外，宋代严用和提出“气滞”可以生痰饮的诊断思路，从气和水的关系来论述痰饮的病因病机，明确阐述了气滞津凝则生痰饮，甚为精辟，对后世有极大的影响。叶天士总结前人治疗痰饮病的经验，重视脾、肾，提出了“外饮治脾，内饮治肾”大法。在正常情况下，水液的输布、排泄，主要依靠三焦的气化作用和肺、脾、肾三脏的功能活动。三焦司全身的气化，为内脏的外府，是运行水谷津液的通道，气化则水行，若三焦功能失常，水液代谢输布失常，易致水饮停积为患。如《圣济总录·痰饮统论》云：“盖三焦者，水谷之道路，气之所终始也。三焦调适，气脉平匀，则能宣通水液，行入于经，化而为血，溉灌周身。三焦气涩，脉道闭塞，则水饮停滞，不得宣行，聚成痰饮。”因此痰饮的病机主要为中阳素虚，复加外感寒湿，或为饮食、劳欲所伤，致使三焦气化失常，肺、脾、肾通调、转输、蒸化无权，阳虚阴盛，津液停聚。

（二）病案整理

病案

罗某，女，46岁。初诊时间：2016年6月25日。

主诉：胸胁胀痛4年余。

现病史：患者平素性情抑郁，脾胃偏虚，常觉胁肋不舒，脘腹痞塞，时吐痰涎。2012年2月因家事不遂，生嗔动怒，突然昏迷约30分钟，事后胸胁憋闷胀痛，嗳气呃逆，脘腹痞满，按之疼痛，欲矢气而不能，痛苦异常。经某医院中医以肝胃气滞辨治，服柴胡疏肝散、旋覆代赭汤等30余剂，大便通利，嗳气呃逆消失，但胸胁胀满不减，且游走窜痛，又服血府逐瘀汤、膈下逐瘀汤等20余剂，亦无明显效果；又经某医以气虚胃痞施治，服补中益气汤等20余剂。肌肉注射新斯的明等均无效，改服乌鸡白凤丸、补中益气丸4月余，精神好转，唯两胁胀满窜痛如故。2015年7月曾输代血浆、抗生素、维生素等药，胁痛一度好转，旋即如故，输液后出现视力模糊、头晕、呕吐等症，至今仍视物不清，头晕、呕吐时发。

症见：两胁胀满窜痛，重则头晕欲呕，心悸烦乱，无所适从。脘腹痞塞不舒，按之辘辘有声，每揉按至无水气声时胁痛亦减。疲惫乏力，晨起较重，体重由70kg渐减为43kg。面色晦滞无华，舌体略胖，质淡、苔白，脉弦滑。

西医诊断：胃肠神经官能症。

中医诊断：痰饮（饮停胸胁）。

治法：温化痰饮，行气宽胸。苓桂术甘汤加味。

首诊处方：茯苓24g，桂枝9g，枳壳9g，紫苏叶9g，生姜9g，甘草6g，白术12g，大枣6枚。3剂，日1剂，水煎服，复渣。

2016年6月28日二诊：患者自述服上方后胸胁胀满窜痛程度减轻，脘腹由痞塞渐转宽松，两天来头晕欲呕、心悸烦乱未作，睡眠较佳，食欲较前增加，腹中辘辘水气声偶有发生，舌脉同前。药病相投，效不更方，仍用苓桂术甘汤加减。

茯苓30g，桂枝9g，白术15g，甘草6g。3剂，煎服法同前。

2016年7月6日三诊：胸胁疼痛基本消失，脘腹柔软松和，余症均减，视物不清也有好转。患者以为病愈，服完上方5日未复诊，昨日又感两胁胀满微痛，头晕、心悸复作，故前来就诊。此乃痰饮痼疾，病虽减，但非短时所能根除，因其舌体略胖、质淡，苔白如旧，故仍宗前法，予苓桂术甘汤合泽泻汤加减。

茯苓30g，桂枝9g，白术15g，泽泻12g，甘草6g。6剂，隔日1剂，煎服法同前。

上方服完，5年痼疾渐臻痊愈，随访未见复发。

（三）按语

胸胁乃肝经之属，又为气机升降出入的枢纽，故胁痛初起多为肝气郁滞，久则兼见瘀血阻络。所以，疏肝理气与活血祛瘀为胁痛辨治两大法。据临床经验，痰饮胁痛亦不鲜见。盖痰饮属阴邪，易遏伤阳气，阻滞气机，且痰饮流动，病位不定，故痰饮停留胸胁，阻滞气机，其主症亦多为胸胁胀满窜痛，类似气滞，易使医者混淆，给辨治带来困难。对此，痰饮为其病本，气滞乃其病标，痰饮若不除，理气行滞亦属枉然。本案即其例。患者素体脾虚肝郁，痰阻气滞，相因为患，但以脾虚痰饮为其病机之本，偶遇家事不遂，生嗔动怒以致胁痛，因肝气暴郁为病机之标，故复用大剂疏肝理气之品，嗳气、呃逆渐消，但胸胁胀痛终不减，选用活血、补虚等法，亦属罔效。本案辨证关键为胸胁胀满窜痛虽与气滞有关，然用疏肝理气药未效，说明气滞并非该病病机之本，复用活血、补虚之法病仍如故，亦排除瘀血阻络或气血虚滞的可能，胁痛重时见头晕欲呕、心悸烦乱等症，可见兼症与主症属同一病机所为，而兼症乃痰饮阻滞气机，蒙蔽清阳，犯胃凌心所致。患者体重由4年前的70kg渐减为43kg，且胁痛发作时，腹中有辘辘水气声，若揉按至无水气声时胁痛亦减轻，为《金匮要略》中“其人素盛今瘦，水走肠间，沥沥有声，谓之痰饮”的典型痰饮体征。因此，在正确辨证的前提下，法取温化痰饮为主，方用苓桂术甘汤加味10余剂，使得久年痼疾终获痊愈。

四、消渴

（一）学术思想

消渴有两种含义，包括消渴症和消渴病，消渴症是指以口渴多饮为特征的症状，多发生于热性病过程中。消渴病是指由于先天禀赋不足、饮食不节、情志失调、劳倦内伤等导致阴虚内热，以多饮、多食、多尿、形体消瘦或尿有甜味为主要特征的病证。后世将消渴病分为上、中、下“三消”，与现代医学的糖尿病有某些相似的症状，故糖尿病可参考本病来辨证论治。

《素问·奇病论》首先提出“消渴”之名。根据病机及症状的不同，《黄帝内经》还有“消瘅”“肺消”“膈消”“消中”等名称的记载，认为五脏虚弱、过食肥甘、情志失调是引起消渴的原因，而内热是其主要病机。《素问·腹中论》中强调“热中消中，不可服高粱、芳草、石药”，指出本病应禁食燥热伤津之品。东汉张仲景在《金匮要略》中立专篇讨论消渴，认为胃热、肾虚是消渴的主要病机，并最早提出白虎加人参汤、肾气丸、文蛤散等治疗方药。巢元方《诸病源候论·消渴候》明确指出本病易发痈疽和水肿。孙思邈《备急千金要方》强调生活调摄对消渴的治疗意义，首次提出节制饮食、劳、欲，“虽不服药而自可无他”。《外台秘要·消中消渴肾消方八首》最先记载了消渴病小便甜的特点，并以此作为判断本病的要点，同时论述了“焦枯消瘦”是本病的临床特点。在并发症方面，刘完素在《黄帝素问宣明论方·诸燥总论》中言消渴一证“……变为雀目或内障……”。此外，《儒门事亲·刘河间先生三消论》也云：“夫消渴者，多变聋、盲、疮、癣、痤、痱之类。”“或蒸热虚汗，肺痿劳嗽。”刘完素、张子和等发展了宋代提出的“三消”理论，提倡“三消”燥热学说，主张治当以清热泻火、养阴生津为要。朱震亨《丹溪心法》则指出，治消渴应以“养肺、降火、生血为主”。明清时期进一步深化了脾肾在治疗消渴中的地位，认为命门火衰不能蒸腾水气而致口渴溲多，故治多注重健脾益气以复阴生津，补益命门以蒸液润燥。在临床分类方面，戴思恭《证治要诀》明确提出上、中、下之分类。王肯堂《证治准绳·杂病·消瘅》对“三消”的临床分类做了规范：“渴而多饮为上消（经谓膈消），消谷善饥为中消（经谓消中），渴而便数有膏为下消（经谓肾消）。”明清至现代，中医学对消渴的治疗原则及方药有了更多且更为广泛深入的研究。消渴的病因包括禀赋不足，饮食失节，情志失调，劳欲过度等，以阴虚为本，以燥热为标。

（二）病案整理

病案

王某某，男，46岁。初诊时间：2016年11月30日。

主诉：多饮、多食、多尿10余年。

现病史：患者病已多年，在某医院检查空腹血糖14.8mmol/L，尿糖（+++），诊为糖尿病。

症见：烦渴引饮，小便频数，多食善饥，日渐消瘦，身倦乏力，头晕心悸，大便微结，夜寐不实，多梦纷纭，舌苔薄白，脉数，重按无力。

西医诊断：2型糖尿病。

中医诊断：消渴（气阴亏虚）。

治法：益气阴，滋肝肾，补心脾。梅花取香汤合麦门冬汤加减。

首诊处方：生黄芪30g，野党参10g，麦冬10g，怀山药18g，五味子10g，玄参12g，乌梅肉4.5g，绿豆衣12g，天花粉12g，山茱萸12g，桑螵蛸10g，远志10g，何首乌15g，茯苓10g，生地12g。7剂，日1剂，水煎服，复渣。

二诊：患者自述烦渴解，尿次减，饮食如常，夜寐转佳，精神舒畅。空腹血糖8.7mmol/L，尿糖（+）。效不更方，嘱再服7~10剂。

（三）按语

本例患者三消俱备，气阴两虚，精血不足，病情复杂，但以肾阴亏虚为本，治宜以滋补肾阴为主，兼以益气，使阴复津回，水开火降，则五脏可安。方以梅花取香汤合麦门冬汤为主方加减，佐以玄参、何首乌、桑螵蛸、绿豆衣等味，并加用了生黄芪、怀山药。全方配伍严谨，阴阳兼顾，以此达到滋肾水、通肝木、泻心火、除燥热、济精血之目的，使热去津生，燥除渴止，阴平阳秘，水火既济，诸症改善。故本例患者虽患病多年，病情复杂，但只服药7剂，症状即明显改善，空腹血糖、尿糖均有下降。再诊时症状已大有减轻。

现代医学认为，糖尿病是一种因体内胰岛素相对及绝对不足，或靶细胞对胰岛素敏感性降低，或胰岛素本身存在结构上的缺陷而引起的碳水化合物、脂肪和蛋白质代谢紊乱的慢性疾病。其主要特点是高血糖、糖尿。临床上表现为多饮、多食、多尿和体重减少（即“三多一少”），可使一些组织或器官发生形态结构改变和功能障碍，并发糖尿病酮症酸中毒、肢体坏疽、失明和肾功能衰竭等。同时，长期存在的高血糖，易对各组织器官，特别是眼、肾、心脏、血管造成慢性损害，使其功能障碍。本病发病率日益增高，已成为世界性的常见病、多发病。中医的消渴在症状上和现代医学的糖尿病有相似之处，在治疗时，可结合现代医学的诊断来辅助判断患者的病情。

五、汗证

（一）学术思想

汗证是由于人体阴阳失调，营卫不和，腠理不固，而导致汗液外泄失常的病证。汗是津液所化生，在体内为津液，外泄于肌表则为汗液。根据汗出的表现，一般可分为自汗、盗汗、战汗等。时时汗出，动则益甚者为自汗；睡中汗出，醒来即止者为盗汗；外感热病突然恶寒战栗而后汗出者为战汗。

古人早在《黄帝内经》中就已对汗的生理及病理有了一定的认识，明确指出汗液为人体津液的一种，并与血液有密切关系，即所谓“血汗同源”，故血液耗伤的人，不可再发其汗，还指出生理性的出汗与气温高低及衣着厚薄有密切关系。《金匮要略·水气病脉证并治》首先记载了盗汗的名称，并认为由虚劳所致者较多。《三因极一病证方论·自汗证治》对自汗、盗汗做了鉴别：“无问昏醒，浸浸自出者，名曰自汗；或睡着汗出，即名盗汗，或云寝汗。若其饮食劳役，负重涉远，登高疾走，因动汗出，非自汗也。”并指出其他疾病中表现出来的自汗，应着重针对病源进行治疗，谓“……历节、肠痈、脚气、产褥等病，皆有自汗，治之当推其所因为病源，无使混滥”。朱丹溪对自汗、盗汗的病理属性做了概括，认为自汗属气虚、血虚、湿、阳虚、痰，盗汗属血虚、阴虚。《景岳全书·汗证》对汗证做了系统的整理，认为一般情况下自汗属阳虚，盗汗属阴虚，但“自汗盗汗亦各有阴阳之证，不得谓自汗必属阳虚，盗汗必属阴虚也”。《临证指南医案·汗》谓：“阳虚自汗，治宜补气以卫外；阴虚盗汗，治当补阴以营内。”

林丹认为其基本病机有三：一为体虚久病，素体不强，病后体虚，或久患咳喘，或劳逸太过，或久病耗伤气血阴阳，耗伤肺气，肺与皮毛相表里，肺气不足之人，肌表疏松，表虚不固，腠理开泄，均可使营卫不足。若营阴不足，阴虚生内热，则逼津液外泄，其临床主要表现为夜寐盗汗。若卫气不足，腠理不固，则津液外泄，其临床主要表现为时时汗出，动则尤甚，是以劳则耗气，卫气益损。二为情志失调，若情志不舒，则肝郁化火，邪热郁蒸，迫津外泄，其临床主要表现为腋下、阴部汗出，甚或衣服黄染。若思虑过度，耗伤心血，损伤心脾，或血证之后，血虚失养，均可导致心血不足。因汗为心之液，汗液外泄太过，阴血不足，虚火内生，迫津外泄而致汗出，其临床表现为盗汗或自汗。三为嗜食辛辣厚味，损伤脾胃，酿湿成热，湿热内蕴而导致汗出。

（二）病案整理

病案

李某，女，54岁。初诊时间：2016年3月21日。

主诉：自汗15天。

现病史：15天前患肺炎，发热，经抗炎治疗1周后，肺炎症状消失，遗留自汗一证，静坐时即有汗出，每于活动后汗出加重，面红怕风，须戴口罩外出，经玉屏风散合牡蛎散治疗效果不明显。

症见：汗出甚多，发热，面红水肿，心悸胸闷，乏力气短，头痛，失眠，怕风，纳差，舌有齿痕，苔白，脉弦，沉取无力。

西医诊断：自主神经功能紊乱。

中医诊断：自汗（肺脾气虚，卫表不固）。

治法：补肺健脾，益气固表。陈夏六君子汤合玉屏风散加减。

首诊处方：党参15g，白术10g，茯苓15g，炙甘草10g，黄连9g，柴胡12g，防风10g，羌活12g，白芍15g，桂枝12g，黄芪30g，泽泻30g，半夏10g，陈皮12g，煅龙骨30g(先煎)，煅牡蛎30g(先煎)，远志10g。7剂，日1剂，水煎服，复渣。

2016年3月28日二诊：患者自诉自汗症状渐消，守方续服7剂，1个月后随访，自汗症状消失。

（三）思路分析

纵观本病案，患者体内阴阳失调，营卫不和，腠理不固，病位着眼点在肺，涉及心、脾、胃、肾，病理性质多为虚证，病程较长。汗为心之液，由精气所化，不可过泄。一诊患者汗出甚多，发热，面红水肿，心悸胸闷，乏力气短，头痛，失眠，为耗气伤阴，气虚卫表不固的表现，以桂枝汤中的桂枝、白芍调和营卫，以升阳益胃汤健脾益气。方中党参、白术、茯苓、炙甘草补脾益胃；陈皮、半夏理气和中，燥湿化痰；黄芪、防风补脾实卫表，并加入柴胡、羌活等风药，条达肝气，鼓动中阳，祛风胜湿；泽泻利湿；黄连、白芍泻三阴郁火；煅龙骨、煅牡蛎、远志养心脾。二诊患者自诉自汗症状渐消，但仍肺脾气虚，卫表不固，经过前面的诊治，病邪虽去，但正气仍虚弱，守方续服7剂，1个月后随访，患者自汗症状消失。

病后体质虚弱，面色不华，舌质淡，脉弱而见汗出者，以玉屏风散加人参、山茱萸、茯苓、甘草、五味子等益气固摄。汗出多者，酌加龙骨、牡蛎固涩敛汗。兼气虚者，加黄芪益气固表。兼阳虚者，加附子温阳敛汗。半身或局部出汗者，可配合甘麦大枣汤进行治疗。

（四）按语

现代医学认为汗液是从汗腺分泌的液体，经排泄管从皮肤的汗孔排出。汗液是一种低渗体液，除水分外还有0.3%～8%的固体物质（如氯化钠、氯化钾、尿素等)。汗腺受交感神经支配，其分泌递质主要是乙酰胆碱，部分为肾上腺素。现代医学强调出汗机能在调节体温方面的重要性，指出皮肤泌汗与肾脏泌尿机能在维持内环境方面有相似意义，也注意到汗出过多会导致血容量下降，这与中医上的“夺血者无汗，夺汗者无血”的观点不谋而合。而中医上的汗是心之液，汗证是以汗出异常为主要表现的临床常见病证，其病机为阴阳失调、营卫不和、腠理开阖失度，病因甚多，阴阳、表里、虚实、寒热错杂。

治疗过程中一般要求患者加强体育锻炼，注意劳逸结合，避免思虑过度，少食辛辣厚味。注重胃气的存亡、盛衰，治病要时时顾护胃气，胃气旺则饮食正常，气血生化有源，正气存内，病邪才易驱除，病体才易恢复。

一般来说，汗证以属虚者为多。自汗多属气虚不固；盗汗多属阴虚内热。但若因肝火、湿热等邪热郁蒸所致，则属实证。病程久或病情变重会出现阴阳虚实错杂的情况。自汗久则可以伤阴，盗汗久则可以伤阳，出现气阴两虚或阴阳两虚之证。虚证当根据证候的不同而治以益气、养阴、补血、调和营卫；实证当清肝泄热，化湿和营；虚实夹杂则根据虚实的主次而适当兼顾。此外，由于自汗、盗汗均以腠理不固、津液外泄为共同病变，故可酌加麻黄根、浮小麦、糯稻根、五味子、瘪桃干、牡蛎等固涩敛汗之品，以增强止汗的功能。正常人在体力活动、进食辛辣、情绪紧张、衣被过厚、气候炎热等情况下出汗，属于正常生理现象。生理之汗具有调节体温，保持机体阴阳平衡的作用。

第二章 外科病证

中医外科内容丰富，包括疮疡、瘿、瘤、岩、乳房疾病、肛门直肠疾病、男性前阴病、皮肤病、性传播疾病、外伤性疾病与周围血管病等。中医外科疾病致病因素包括外因与内因两个方面。风、寒、暑、湿、燥、火六淫邪毒作为外因能直接或间接地侵害人体，使人体产生疾病。《外科启玄》说："天地有六淫之气，乃风寒暑湿燥火，人感受之则营气不从，逆于肉理，变生痈肿疔疖……"一般来说，六淫只有在人体抗病能力低时，才能成为发病的条件。但有时六淫邪毒的毒力特别强盛，也能造成外科疾病的发生和发展。六淫邪毒致病范围相当广泛，包括现代医学生物性（细菌、病毒等）、物理性（高热、低热）、化学性（药物刺激）以及抗原抗体反应等多种因素引起的疾病。首先，六淫邪毒所致的疾病大多具有一定的季节性，如春季多风温、风热；夏季多暑热，易生暑疖、暑湿流注；秋季多燥；冬季多寒，易患冻疮、脱疽。其次，六淫邪毒致病与环境有关，如北方多风寒，患脱疽、冻疮者多；南方多湿热，患足癣、痱子者多。再者，六淫邪毒致病，可一邪独犯，亦可合邪致病，且以后者多见。最后，六淫所致外科疾病，不像其所导致的内科疾病那样，有一个由表入里的次第转变过程，而是多直接化火生毒，即使初起有畏寒、发热等症，但一定会有异于一般内科疾病的表证。

第一节 肩周炎

（一）学术思想

中医对肩周炎的认识有着悠久的历史，在病因病机、症状和治疗方面的认识也是较深刻和全面的。最早记载肩周炎症状和治疗方法的医学著作是晋代的《针灸甲乙经》，称其为“肩胛周痹”，并描述其症状“肩痛不可举，引缺盆痛”。至隋唐以后，进一步完善了其病因病机，认为其发病与体虚、劳伤、风寒湿邪及筋骨损伤有关。至明清以后，根据其病因病机及临床症状而命名为“漏肩风”“锁肩风”等。

林丹认为肩周炎虽属“筋伤”范畴，外治法有一定优势，但人体是一个整体，经络内连脏腑，外络关节。脏腑的功能失调，亦可通过经络反映到体表。中药内服可调理脏腑的功能失衡，从而治疗肢体关节的病变，而外在的症状缓解之后，又可通过调理脏腑正气，巩固疗效，预防复发，所谓“正气存内，邪不可干”。

（二）病案整理

病案

吴某某，女，60岁。初诊时间：2015年7月20日。

主诉：双肩关节疼痛7天。

现病史：患者于7天前因伏案工作过劳，而见肩关节疼痛。

症见：伴双上肢发麻，双肩关节温敷后疼痛稍减轻，局部无红肿灼热感，胃纳、睡眠尚可，大便正常，小便清长。舌质淡，苔薄白，脉沉细。

既往史：有慢性胃炎病史。

查体：双肩关节局部有压痛，心肺无异常体征，双下肢无浮肿。

西医诊断：肩周炎。

中医诊断：痹证（风寒湿痹）。

治法：温经散寒，祛风除湿，活血通脉。当归四逆汤加减。

首诊处方：当归15g，白芍15g，桂枝12g，细辛4g，甘草10g，通草6g，羌活12g，薏苡仁25g，丹参20g，防风15g，延胡索15g，没药10g。5剂，日1剂，水煎服，复渣。

二诊：上症减，舌质淡，苔薄白，脉沉细。守上方，加川乌12g，秦艽15g。

当归15g，白芍15g，桂枝12g，细辛4g，甘草10g，通草6g，羌活12g，薏苡仁25g，丹参20g，防风15g，延胡索15g，没药10g，川乌12g，秦艽15g。5剂，日1剂，水煎服，复渣。

三诊：上症减，舌质淡，苔薄白，脉沉细。

独活15g，桑寄生25g，防风15g，羌活12g，秦艽15g，当归15g，白芍15g，杜仲15g，牛膝15g，桂枝15g，鸡血藤25g，丹参20g，益母草3g。5剂，日1剂，水煎服，复渣。

后患者因其他诉求来诊时，述服药后诸症逐渐消失，未再发病。

（三）思路分析

纵观本病案，患者表现为肢体疼痛、发麻，怕冷喜温，辨证为阳气虚弱，营血不足，风寒湿邪入侵经脉，导致血行不畅，故用当归四逆汤温经散寒，养血通脉。羌活、防风、秦艽祛风除湿，止痹痛；薏苡仁除湿利关节；丹参、鸡血藤养血活血祛瘀；延胡索、没药活血通络止痛；杜仲、桑寄生、牛膝补肝肾，强筋骨，祛风湿。一诊以温经散寒、活血定痛为主。症状得减后，又辅以祛风湿、健脾胃，加强祛湿扶正之功，故患者肢体麻痛、冷痛可除。

（四）按语

当归四逆汤出自张仲景的《伤寒论》，原为血虚手足寒厥证而设，方有温经散寒、养血通脉之功，主要治疗由营血不足、寒凝经脉、血行不畅、阳气不能通运所致的手足寒厥。

而风寒湿痹证的发病机理，不外乎是血虚，风寒湿邪乘虚入侵，留滞在经脉、关节、肌肉中，导致经脉闭阻，不通则痛。此证与经方证虽称谓不同，但病机基本一致，故以当归四逆汤加祛风湿药取效，实乃异病同治之法。

第二节 痤疮

（一）学术思想

痤疮，中医又名粉刺，是一种毛囊、皮脂腺的慢性炎症性皮肤病。因典型皮损能挤出白色半透明状粉汁，故称之粉刺。《医宗金鉴·外科心法要诀·肺风粉刺》云："此证由肺经血热而成，每发于面鼻，起碎疙瘩，形如黍屑，色赤肿痛，破出白粉汁，日久皆成白屑，形如黍米白屑，宜内服枇杷清肺饮，外敷颠倒散。"本病多见于青春期男女，以好发于颜面、胸部、背部的散在性粉刺、丘疹、脓疱、结节及囊肿，伴皮脂溢出为临床特征。

林丹认为该病常常发生于年轻人，多因青春期生机旺盛，加之素体热盛，或生活作息调摄不当，导致肺胃积热，营血热而外壅，循经上熏，气血郁滞，蕴阻肌肤，上壅于胸面而发本病；或肺胃积热，久蕴化湿生痰，痰瘀互结，致使粟疹逐渐增大而出现结节；或情志内伤，经络不畅，气血郁滞所致。

（二）病案整理

病案

李某，女，20岁。初诊时间：2013年7月2日。

主诉：颜面部丘疹反复发作一年。

症见：患者颜面部丘疹反复发作，自觉皮肤汗出有油腻感，经期常提前，且量多，颜色深红，舌质淡红，苔白，脉弦滑。

西医诊断：丘疹性痤疮。

中医诊断：痤疮（血热证）。

治法：清热解毒，凉血消疮。犀角地黄汤合五味消毒饮加减。

首诊处方：丹参20g，生地15g，牡丹皮9g，赤芍18g，紫草12g，黄连6g，连翘15g，蒲公英20g，紫花地丁15g，水牛角20g，白芷12g。7剂，日1剂，水煎服，复渣。

二诊：经服药后症状好转，四周后随诊已基本痊愈。

（三）思路分析

痤疮俗称青春痘，好发于青春期，为临床常见病之一，是由毛囊及皮脂腺阻塞、发炎所引发的一种慢性炎症皮肤病。

中医学认为本病的发生与脏腑的功能失调关系密切。本病常因风热阻于肌肤，或过食肥甘厚腻辛辣之品，脾胃蕴热，湿热内生，熏蒸于颜面、皮肤而成。

本例辨为血热证，方予犀角地黄汤合五味消毒饮加减。治以清热解毒，凉血消疮。

（四）按语

本例痤疮患者辨证为血热，以清热解毒，凉血消疮立法，属“法随证立”。问题是辨发热的依据不足，现病史应体现血热的特点，比如疹色红、紫，或有脓点，或见舌红、苔黄、脉数等，处方用药实乃犀角地黄汤合五味消毒饮加减，以前方清热凉血，后方清热解毒。但从现有证候分析，患者皮肤汗出如油，脉滑，当有湿热之证，但施治当中无体现清热化湿之法。

另，痤疮以内外兼治为要，故还需注意平时的调护。如本例患者应嘱其少吃含脂肪多的食物及糖类，常用温水和硼酸皂或硫磺皂清洗脸部，不要使用油性化妆品等以免病情反复。

第三节 蛇串疮

（一）学术思想

蛇串疮是一种皮肤上出现成簇水疱，呈带状分布，痛如火燎的急性疱疹性皮肤病。因皮损状如蛇行，故名蛇串疮；因多缠腰而发，故又称缠腰火丹。本病又称为火带疮、蛇丹、蜘蛛疮等。清代《外科大成·腰部》称此症“俗名蛇串疮，初生于腰，紫赤如疹，或起水疱，痛如火燎”。以成簇水疱，沿一侧周围神经做带状分布，伴刺痛为临床特征。多见于成年人，好发于春秋季节。相当于西医的带状疱疹。

林丹认为本病多因情志内伤，情志不畅，肝郁气滞，郁而化火，火毒外溢肌肤而发；或饮食不节，脾失健运，湿邪内生，蕴而化热，湿热内蕴，外溢肌肤而生；或感染毒邪，湿热火毒蕴结于肌肤而成。年老体虚者，常因血虚肝旺，湿热毒盛，气血凝滞，以致疼痛剧烈，病程迁延。

（二）病案整理

病案

刘某某，女，72岁。初诊时间：2015年7月8日。

主诉：右胁带状水疱灼热疼痛3天。

现病史：患者前日无明显诱因出现畏寒发热，倦怠神疲，自以为感冒，遂服用“百服灵”。随后右胁下出现数个水泡，沿胁间隙呈带状分布，不超过体表正中线，局部灼热刺痛。

症见：精神疲倦，体温正常，胃纳一般，睡眠欠佳，大便干结，小便黄，舌红苔薄白，脉弦数。

既往史：有高血压病史多年，现服用降压药物，血压控制良好。

查体：右侧胁下见数个水疱，局部灼热刺痛。

西医诊断：带状疱疹。

中医诊断：蛇串疮（心肝郁热，发于肌表）。

治法：清热利湿，解毒泻下。龙胆泻肝汤加减。

首诊处方：柴胡12g，黄芩15g，栀子10g，龙胆草6g，车前子15g，通草6g，泽泻15g，生地15g，板蓝根30g，蒲公英25g，野菊花15g，淡竹叶10g，大黄6g，甘草10g。5剂，日1剂，水煎服，复渣。

另：滑石30g，青黛10g，冰片3g，研细末，用新鲜苦瓜汁调和，外涂。

二诊：服用上方后，症状已消，为防复发，上方再巩固5剂。

（三）思路分析

蛇串疮是生于腰胁间及腹部一侧的疱疹性皮肤疾病，此病因心肝二经火邪湿毒凝结而成，即西医所谓“带状疱疹”。患者症见大便干结，小便黄，舌质红，脉弦数，辨证为心肝郁热，发于肌表，治宜清热利湿解毒，拟清泻心肝之火之剂，予龙胆泻肝汤加减。柴胡、黄芩、龙胆草、栀子、车前草清泄肝经之热；淡竹叶、栀子、通草清心泻火；野菊花、板蓝根、蒲公英清热解毒；大黄通腑泄热；生地、大黄凉血活血以散血肿。另加外用之剂，诸药共用，以起泻火解毒，清利湿热，活血止痛之效。

（四）按语

带状疱疹一症，因其临床表现为皮肤上有红斑水泡，累如串珠，缠腰而发，故又名“缠腰火丹”，俗称“蛇串疮”。本病的形成多因情志不畅，肝气郁结，久而化火；或饮食不节，脾失健运，湿浊内生郁而发热，湿热内蕴，复外感邪毒，以致湿热火毒蕴结皮肤。湿热火毒为本病的基本病机，清热解毒祛湿为基本治疗法则。临证应根据发病部位的不同，疼痛程度的轻重，适当加入引经药和活血止痛之品。中药内服配合外治可提高疗效。

第四节 脱 疽

（一）学术思想

脱疽是指四肢末端坏死，严重时趾（指）节坏疽脱落的一种慢性周围血管疾病，又称脱骨疽。其临床特点是好发于四肢末端，以下肢多见，初起趾（指）怕冷，苍白，麻木，间歇性跛行，继则疼痛剧烈，日久患趾（指）坏死变黑，甚至趾（指）节脱落。在《灵枢·痈疽》中即有关于本病的记载，云："发于足趾，名脱痈，其状赤黑，死不治；不赤黑，不死。不衰，急斩之，不则死矣。"本病相当于西医学的血栓闭塞性脉管炎和动脉硬化性闭塞症。好发于青壮年男子或老年人。我国北方较南方多见。

林丹认为脱疽多因脾肾阳虚，加之外感寒湿之邪而发。脾气不健，化生不足，气血亏虚，内不能壮养脏腑，外不能充养四肢。脾肾阳气不足，不能温养四肢，复受寒湿之邪，则气血凝滞，经络阻塞，不通则痛，四肢气血不充，失于濡养则皮肉枯槁，坏死脱落。若寒邪久蕴，也可郁而化热，湿热浸淫，则患处红肿溃烂。热邪又可伤阴，病久可致阴血亏虚，肢节失养，干枯萎缩。

（二）病案整理

病案

符某某，男，38岁。初诊日期：2014年10月15日。

主诉：左下肢发凉疼痛1月。

现病史：患者于1月前无明显诱因出现左下肢发凉，夜间疼痛难眠，后见左下肢胫骨前皮肤发紫伴疼痛、发热，随后出现皮肤破溃、疼痛，曾在我院普外科住院治疗，经相关治疗后病情好转（具体治疗不详），但破溃皮肤仍未愈合，今特来林丹门诊求治。

症见：胫骨前有一约4 cm×4 cm溃疡面，局部有渗液，周边皮肤发黑，精神稍疲倦，食欲尚可，睡眠尚可，二便正常，舌质淡红，苔薄白，脉弦细。

查体：见胫骨前一约4 cm×4 cm溃疡面，局部有渗液，周边皮肤发黑，胫后动脉搏动减弱。

西医诊断：血栓闭塞性脉管炎。

中医诊断：脱疽（热毒瘀阻证）。

治法：清热解毒，活血止痛。四妙勇安汤加味。

首诊处方：玄参20g，金银花15g，当归15g，黄柏12g，蒲公英25g，丹参20g，白及15g，白芷12g，牛膝18g，赤芍18g，黄连6g，黄芩15g。5剂，日1剂，水煎服，复渣。

另予白玉膏加味外敷，以润肤、生肌、敛疮。

煅石膏9份，炉甘石1份，黄芩5份，葛根3份，白及2份。上药研细末，加入麻油适量，再加入凡士林做成70%软膏，外敷伤口，3日换药1次。

二诊：症同前述，舌脉同前。中药守上方去蒲公英，加生麻黄4g，通草6g。

玄参20g，金银花15g，当归15g，黄柏12g，丹参20g，白及15g，白芷12g，牛膝18g，赤芍18g，黄连6g，黄芩15g，生麻黄4g，通草6g。5剂，日1剂，水煎服，复渣。

2014年10月29日三诊：病史同前述，伴气短乏力，口苦，舌质淡红，苔薄白，脉弦。

黄芪45g，当归15g，玄参20g，金银花12g，蒲公英25g，连翘15g，牛膝15g，黄柏12g，紫草12g，赤芍18g，生地15g，甘草10g。5剂，日1剂，水煎服，复渣。

2014年11月5日四诊：上症减，皮肤破溃口变小，局部仍有渗液，周围肉色变红润，舌质淡红，苔薄白，脉弦。

黄芪45g，当归15g，连翘15g，玄参20g，金银花15g，蒲公英25g，黄连6g，黄芩15g，黄柏12g，牛膝15g，薏苡仁30g，苍术12g。5剂，日1剂，水煎服，复渣。

后以益气活血，解毒利湿为主，予四妙勇安汤加减治疗1月余，患者皮损愈合结痂。

（三）思路分析

脱疽是以初期肢冷麻木，后期趾（指）节坏死脱落，黑腐溃烂，疮口经久不愈为主要表现的脉管疾病。本病相当于西医学的血栓闭塞性脉管炎和动脉硬化性闭塞症。本病病因主要有四方面：一为寒湿阻络，二为血脉瘀阻，三为湿热毒盛，四为气血两虚。若寒湿阻络，阳气不能外达于四末，则患肢麻木酸胀，触之发凉；若湿热入侵，湿热蕴结，则患肢剧痛；若病邪郁久化热，热毒内盛伤阴，阴虚失养，则患肢皮肤干燥，毫毛脱落；若病久不愈，气血两虚，肢体失养，则患肢疮面久治不愈，肉色不鲜。本例患者表现为左下肢胫骨前皮肤发紫伴疼痛、发热，随后出现皮肤破溃、疼痛，可辨证为热毒瘀阻证，治以清热解毒，活血止痛，方用四妙勇安汤加味。方中金银花甘寒，清热解毒，为君；玄参苦甘咸寒，凉血养阴，为滋阴降火、散结消痈之要药；当归甘温而润，破恶血养新血，养血活血；甘草补气养阴，泻火解毒。四药合用共奏清热养阴，解毒活血之效。用黄连、黄芩、黄柏、蒲公英、连翘清热燥湿，泻火解毒，加强金银花清热解毒之功；患者疮面久不愈合，加之气短乏力，故用黄芪益气托毒，与当归合用，又可补益气血；疮面有渗液，考虑为湿热下注，故加用四妙丸清热利湿，引药下行，直达病所。

（四）按语

血栓闭塞性脉管炎的中医临床辨证至关重要，因其病因病机变化多端，同一患者，可见阴寒凝滞期，亦可见热毒炽盛期。初期多表现为寒凝血脉，晚期又多表现为寒郁化热，热盛肉腐，故阳和汤、四妙勇安汤等治方应注意择期应用。但究其根本，本病主要病机仍为脉络瘀阻，所以治疗时，活血化瘀、疏通经络之法应贯穿始终。近年来，临床使用虫类药治疗本病显示出较好的效果，如水蛭、蛰虫、乌梢蛇、地龙、蜈蚣等，具有通络、活血、止痛之功效，我们日后可注意临床观察。当然，中药内服配合熏洗、外敷也可提高疗效。

第五节 黄褐斑

（一）学术思想

黄褐斑也称“肝斑”，表现为颜面部出现的形状各异、大小不同的黄褐色或者咖啡色斑片状皮肤色素改变，表面光滑无脱屑，多发于颧、额部位，呈对称性分布。以中青年女性多发，现代医学认为其与社会—心理—内分泌相关，也与化妆品、日光灼伤等因素有关。

林丹认为黄褐斑在情志不畅的中青年女性中更加高发，因肝藏血，喜条达而恶抑郁，情志不遂，肝失条达，则肝气不舒；或阴血暗耗、郁久化热均可导致气血失调而发病。肝脏之病变，通过肝脉和支脉显示在面颊部。

（二）病案整理

病案

李某，女，35岁。初诊时间：2017年4月2日。

主诉：面部出现黄褐斑1年余。

现病史：患者于1年前无明显诱因，面部逐渐出现黄褐斑，清晰可见，余无明显不适，经多方治疗均不显效，现为求中医治疗，故来就诊。

症见：面部黄褐斑清晰，分布于两侧面颊处，胃纳、睡眠一般，大便通畅，小便正常，舌质淡红，苔薄白，脉沉细。

西医诊断：黄褐斑。

中医诊断：黄褐斑（阴血亏虚夹热）。

治法：活血养血，凉血益肾。四物汤加减。

首诊处方：丹参20g，三七5g，赤芍20g，牡丹皮10g，紫草12g，当归15g，川芎10g，鸡血藤25g，生地20g，枸杞子15g，白芷12g。5剂，日1剂，水煎服，复渣。

二诊：病史同前述，舌质淡，苔薄白，脉沉细。

中药守上方，加山茱萸10g。

丹参20g，三七5g，赤芍20g，牡丹皮10g，紫草12g，当归15g，川芎10g，鸡血藤25g，生地20g，枸杞子15g，白芷12g，山茱萸10g。15剂，日1剂，水煎服，复渣。

三诊：面部黄褐斑较前消退，患者自述入夜周身有灼热感，舌质淡红，苔薄白，脉沉细。

中药守二诊方，去川芎，加水牛角20g。

丹参20g，三七5g，赤芍20g，牡丹皮10g，紫草12g，当归15g，鸡血藤25g，生地20g，枸杞子15g，白芷12g，山茱萸10g，水牛角20g。5剂，日1剂，水煎服，复渣。

四诊：面部黄褐斑逐渐消退，余无不适，舌脉同前。

中药守三诊方，去水牛角，加女贞子15g，墨旱莲15g。

丹参20g，三七5g，赤芍20g，牡丹皮10g，紫草12g，当归15g，鸡血藤25g，生地20g，枸杞子15g，白芷12g，山茱萸10g，女贞子

15g，墨旱莲15g。15剂，日1剂，水煎服，复渣。

（三）思路分析

黄褐斑为一种慢性皮肤疾患，其病因多为肝郁、血热脾湿、肾亏，导致气血运行不畅，血瘀于颜面而成斑片。中医认为“无瘀不成斑”，故气血运行不畅，脉络瘀阻，气血不能上荣于面是黄褐斑最根本的病机。该患者自觉入夜周身灼热，平素怕热，故初步辨为阴虚血热，故使用赤芍、牡丹皮、生地、水牛角等凉血分之热的药物，予丹参、三七、川芎、赤芍、当归、鸡血藤等养血活血之药物，使气血上荣于面部，促进面部的血液供应。考虑本病与肝肾关系最为密切，故滋养肝肾之法不可或缺，如枸杞子、生地、女贞子、墨旱莲等。针对患者体质用药，疗效显著。

（四）按语

黄褐斑实质上是脏腑功能紊乱，气血失和在面部的反应。病变的机理是精血不足，气血瘀滞。临床常见的证型有：①肝失调达，气机郁结型。因郁久化火，灼伤阴血，血行不畅，导致颜面部气血失和。②脾气虚弱型。由于脾失健运，不能化生精微，则气血不能润泽于颜面。③肾虚型。因肾阳不足，失于温煦，肾阳亏虚，精血不荣于面致黄褐斑发生。但不论哪种证型，总离不开活血化瘀消斑这一治疗总则。血热者，凉血消斑为主；血寒者，温经散寒消斑为主；血虚者，养血消斑为主。内治配合中药面膜外敷，效果更佳。

第六节 瘾疹

（一）学术思想

瘾疹是一种皮肤出现红色或苍白风团，时隐时现的瘙痒性、过敏性皮肤病。《外科心法要诀》云："此证俗名鬼饭疙瘩，由汗出受风，或露卧乘凉，风邪多中表虚之人。初起皮肤作痒，次发扁疙瘩，形如豆瓣，堆累成片，日痒甚者，宜服秦艽牛蒡汤，夜痒重者，宜当归饮子服之。"本病以皮肤上出现瘙痒性风团，发无定处，骤起骤退，消退后不留任何痕迹为临床特征。一定程度上相当于西医的荨麻疹。

林丹认为先天禀赋不足者易患此病。病因上又可分为以下几种：卫外不固，风寒、风热之邪客于肌表；或肠胃湿热郁于肌肤；或气血不足，虚风内生；或情志内伤，冲任不调，肝肾不足，而致风邪搏结于肌肤而发病。

（二）病案整理

病案

张某，女，50岁。初诊时间：2015年6月19日。

主诉：周身皮肤起红色斑丘疹3年。

现病史：患者于3年前无明显诱因出现周身皮肤起红色斑丘疹，剧烈瘙痒不适，发无定处，时隐时发，在安徽某医院诊断为荨麻疹，经抗组胺药物等治疗后稍好转，但症状仍反复发作，且逐渐加重，痛苦不已。曾经多方治疗，疗效不显，遂从安徽慕名至林丹门诊就诊。

症见：精神尚可，平素咽干渴饮，食欲欠佳，睡眠尚可，二便正常，舌边尖红，苔薄白，脉弦细。

查体：全身躯干、四肢、面部皮肤见瘙痒性红色斑丘疹，高出皮肤，有搔抓痕，心、肺、腹部无异常体征。

西医诊断：慢性荨麻疹。

中医诊断：瘾疹（血热风燥）。

治法：凉血消斑，祛风止痒。荆芥犀角地黄汤加减。

首诊处方：水牛角30g，赤芍15g，牡丹皮15g，生地15g，紫草15g，蝉蜕10g，蛇衣10g，丹参30g，甘草10g，荆芥10g，防风15g，地肤子30g，神曲15g。10剂，日1剂，水煎服，复渣。

二诊：病史同前，无明显改善，诉有热气上烘感，舌边红，苔黄，脉弦细，考虑为肝火上炎，予荆防龙胆泻肝汤加减。

龙胆草6g，通草12g，泽泻15g，车前子15g，生地15g，甘草10g，山栀子15g，黄芩10g，荆芥10g，茵陈30g，防风10g，丹参30g。5剂，日1剂，水煎服，复渣。

三诊：上症稍减，舌边尖红，苔薄黄，脉弦细，守二诊方加减。

赤芍15g，龙胆草6g，通草12g，泽泻15g，车前子12g，生地15g，甘草10g，山栀子12g，黄芩12g，茵陈30g，荆芥10g，防风15g，蛇衣10g，土茯苓30g。10剂，日1剂，水煎服，复渣。

患者带药回安徽后，电话告知服上述药物后斑丘疹明显消退，瘙痒缓解，告知守原方再服5天，后随访患者上症近期未再发。

（三）思路分析

荨麻疹是一种常见的过敏性皮肤病，属于中医“瘾疹”范畴，以皮肤突然出现鲜红色或苍白色风团，痒而不痛，时隐时现，消退后不留瘢痕为特征。风邪是其主要的致病原因，中医多从血热、湿热、血瘀、气血亏虚、风寒袭表来辨证。本例患者皮肤起红色斑丘疹，剧烈瘙痒，平素咽干渴饮，舌边尖红，苔薄白，脉弦细，初诊时辨为血热，治以荆芥犀角地黄汤加减，凉血消斑，祛风止痒，但效果不显。二诊中患者诉有热气上烘感，舌边红，苔黄，脉弦细，考虑为肝火上炎，予荆防龙胆泻肝汤加减而起效。方中用龙胆草清泻肝火，清利湿热；荆芥、防风、蛇衣祛风止痒；茵陈、土茯苓增强清热利湿解毒之功。诸药相结合，则火热消、血热平、湿热利、风息，从而痒止。

（四）按语

传统的中医辨证论治荨麻疹是以“风”和“血”这两个病机为中心进行的。本例患者先以凉血消风止痒为法，但效果不显。再诊时捉住肝胆湿热之征象，以荆防龙胆泻肝汤治疗而获痊愈，是坚持辨证施治、不拘泥于常规的结果。辨证施治是中医的精髓，临床实践中通过对各种症状和体征的探索辨析，探求病因，提示病机，确立证候，然后据证立法，因法开处方用药。荨麻疹如此，百病皆然。明乎此理，可谓得“道”。

第七节 视瞻昏渺

（一）学术思想

视瞻昏渺是中医特有病名，指患眼外观正常，但视物昏蒙，并可伴有视物变形，随年龄增长而视力减退日渐加重，终至失明的眼病。初起视物昏蒙，随年龄增长，病情发展，视物模糊逐渐加重，眼前出现固定暗影，视物变形；或有一眼视力骤降，眼前被暗影遮挡，甚至仅辨明暗。

林丹认为该病常因久病、年老体弱，肝肾不足，气血亏虚，目系失养，而功能失用，肾水不足，肝火上炎，灼伤脉络，轻者视物不清，重者失明；或因素体脾胃不足，运化失司，气血化生不足，无以荣养肝脉目系；或脾虚不运，痰湿不化，病久瘀血自生，痰瘀阻络，蒙蔽清窍而不视。

（二）病案整理

病案

陈某某，男，61岁。初诊时间：2014年12月24日。

主诉：视力下降，视物模糊20天。

现病史：患者于20天前无明显诱因出现视力下降，视物模糊，遂在我院眼科住院治疗，诊断为“双眼葡萄膜炎”，经治疗后症状稍好转，今为求中医治疗特来林丹门诊求治。

症见：精神稍疲倦，双耳及周身皮肤潮红，皮肤干燥瘙痒，腰膝酸软无力，食欲尚可，睡眠欠佳，二便正常，舌质淡红，苔薄白，脉弦。

既往史：有高血压、腔隙性脑梗死等病史。

西医诊断：双眼葡萄膜炎。

中医诊断：视瞻昏渺（肝肾不足，阴虚火旺）。

治法：滋阴养血，清肝明目，活血祛瘀。自拟明目五子汤加减。

首诊处方：木贼15g，枸杞子15g，菊花15g，车前子15g，决明子25g，白芍15g，当归15g，女贞子15g，龟板25g，淮山25g，荆芥12g，菟丝子15g。5剂，日1剂，水煎服，复渣。

二诊：上症缓解，眼疾改善，舌脉同前。

中药守上方去荆芥，加石斛15g，茺蔚子15g。

木贼15g，枸杞子15g，菊花15g，车前子15g，决明子25g，白芍15g，当归15g，女贞子15g，龟板25g，淮山25g，菟丝子15g，石斛15g，茺蔚子15g。5剂，日1剂，水煎服，复渣。

后守二诊方加减，以滋阴养血，清肝明目，活血祛瘀为法，调理2月余，患者眼疾治愈。

（三）思路分析

葡萄膜炎是一种累及葡萄膜、视网膜、视网膜血管及玻璃体的炎症性疾病，是易反复发作的免疫性致盲性眼病。中医学对此类病早有认识，按其发病的部位及病证特点，分属于中医“瞳神紧小”“瞳人干缺”“云雾移睛”“视瞻昏渺”“狐惑病”等范畴。西医治疗目前多以肾上腺皮质激素和免疫抑制剂为主，但无法根治，易于反复。中医治疗本病主要分期治疗，急性期以热邪为主，予以清热解毒，活血化瘀；慢性期多见阴虚，肝肾不足，重在滋养肝肾，养阴清热，活血化瘀，以防复发。本例患者临床表现为视力下降，视物模糊，双耳及周身皮肤潮红，皮肤干燥瘙痒，腰膝酸软无力，舌质淡红，苔薄白，脉弦，可辨证为肝血不足，肝肾阴亏，阴虚火旺。肝阴血不足，不能濡养双目及肌肤，故见视力下降，视物模糊；肝肾亏虚则腰膝酸软无力；肝胆火盛及阴虚火旺，则见双耳及周身皮肤潮红。故治以滋阴养血，清肝明目为主，佐以活血祛瘀。方中用白芍、当归滋养阴血，柔肝养肝；枸杞子、菟丝子、女贞子、龟板、淮山滋养肝肾；木贼、菊花、决明子清肝明目，与荆芥配伍共奏疏散风热之功；车前子清热利湿，明目；石斛养阴明目；茺蔚子活血祛瘀，与当归配伍共奏养血活血之功。全方共奏滋阴养血，清肝明目，活血祛瘀之功。

（四）按语

中医治疗葡萄膜炎是在整体观指导下的辨证论治，本例辨证为肝肾不足，阴虚火旺，故立滋阴养血、清肝明目之法。病案中还提及活血化瘀之法，此为近年来研究的热点。因此病病程缠绵，反复发作难愈，“久病入络”的病机理论兴起，活血化瘀疗法的重要性凸显。遗憾的是，本例虽有活血化瘀之名，而无活血化瘀之实，若方中佐入赤芍、丹参、地龙之品则更妥。

第八节 乳癖

（一）学术思想

乳癖是以乳房内有形状大小不一的肿块，疼痛，与月经周期相关为主要表现的乳腺组织的良性增生性疾病。《疡科心得集·辨乳癖乳痰乳岩论》云："有乳中结核，形如丸卵，不疼痛，不发寒热，皮色不变，其核随喜怒为消长，此名乳癖。"好发于30~50岁妇女，约占全部乳腺疾病的75%，是临床上最常见的乳房疾病。本病有一定的癌变危险。相当于西医学中的乳腺增生症。

林丹认为该病发病与情志密切相关，肝脾二经经过乳中，肝主疏泄，调畅情志，情志不遂，或受精神刺激，导致肝气郁结，气机阻滞，阻于乳络而发；或因冲任失调，上则乳房痰浊凝结而发病，下则经水逆乱而月经失调。

（二）病案整理

病案

王某某，女，20岁。初诊时间：2014年10月27日。

主诉：乳房胀痛1年余，加重3月。

现病史：患者于1年前无明显诱因出现乳房胀痛，经前及心情不畅时尤甚，未予重视及治疗，近3个月上述症状明显加重，发现右乳外上有肿块，遂至我院就诊，乳腺彩超提示乳腺增生，乳腺纤维腺瘤。今为求中医治疗特来林丹门诊求治。

症见：精神尚可，无明显急躁易怒，无口干口渴，平素怕热易上火，食欲、睡眠尚可，二便正常，舌质淡红，苔薄白，脉细。

既往史：有慢性肾炎病史。

辅助检查：乳腺彩超提示乳腺增生，乳腺纤维腺瘤。

西医诊断：①乳腺增生。

②乳腺纤维腺瘤。

中医诊断：乳癖（肝郁气滞，痰凝瘀聚）。

治法：疏肝行气，活血软坚。消瘰丸加味。

首诊处方：橘叶12g，浙贝母15g，玄参20g，牡蛎30g，郁金15g，香附10g，丹参20g，川芎10g，柴胡12g，当归10g，黄芩10g，荔枝核15g。5剂，日1剂，水煎服，复渣。

二诊：服上方后，乳房胀痛明显减轻，舌质淡红，苔薄白，脉细。

中药守上方去黄芩，加猫爪草15g。

橘叶12g，浙贝母15g，玄参20g，牡蛎30g，郁金15g，香附10g，丹参20g，川芎10g，柴胡12g，当归10g，荔枝核15g，猫爪草15g。7剂，日1剂，水煎服，复渣。

（三）思路分析

乳腺纤维腺瘤是由乳腺纤维组织和腺管两种成分增生共同构成的良性肿瘤，其发生与局部乳腺组织对雌激素作用的反应性过高有关，属中医“乳癖”范畴。乳癖多由思虑伤脾，恼怒伤肝，郁结而成。病因主要有情志不畅、痰瘀积聚等。本例患者临床表现为右乳外上有肿块，乳房胀痛，经前及心情不畅时尤甚，舌质淡红，苔薄白，脉细。辨证为肝郁气滞，痰凝瘀聚。故治以消瘰丸加味，疏肝行气，活血软坚。消瘰丸出自清代程国彭《医学心悟》，原为治疗瘰疬痰核之效方，林丹临床运用该方治疗多种良性增生性疾病，收效良好。消瘰丸具有清润化痰，软坚散结之功效，方中玄参滋阴降火，软坚散结；浙贝母化痰消肿，解郁散结；牡蛎咸寒，育阴潜阳，软坚散结；柴胡、当归疏肝柔肝；郁金、香附、川芎配合柴胡疏肝解郁，并可行气活血；丹参既可养血柔肝，又可活血调经；橘叶疏肝行气，化痰，消肿毒，还可通乳络止痛；荔枝核归肝肾经，行气散结，祛寒止痛；猫爪草化痰解毒，软坚散结。诸药相结合，通气、活血、消肿，经长期中药治疗，肿块可缓缓消散。

（四）按语

消瘰丸原为治疗瘰疬而设。瘰疬是因肝肾阴虚，肝火郁结，灼津为痰，凝结而成。而本例“乳癖”患者，综合四诊，乃因肝郁气滞，痰瘀互结而致，与瘰疬之病因病机基本吻合，故取消瘰丸加味而取效，属异病同治之法。气滞经络易调，而痰瘀互结之肿块难消，这里再次强调了活血化瘀消癥药在本病治疗当中的重要性，还要注意心理疏导调畅情志，以防病情复发，另要定期监测以防向“乳岩”转化。

第九节 痛风

（一）学术思想

痛风，因发作迅猛如疾风而来、游走不定而名，中医亦称痛痹、历节、白虎历节、风痹、白虎风，是指以足、指、腕等多个小关节单发或多发的红肿剧痛为主要表现的疾病，可反复发作，出现关节畸形，形成痛风石。

林丹认为痛风病因有血热复感寒冷之邪，邪浊凝涩，火热被阴寒之邪浊包裹，缠绵日久难愈；或素体虚弱，感风寒湿邪气，杂合为痛痹，早期轻者为肿痛，病久伤形为“尪痹”。

（二）病案整理

病案

李某某，男，55岁。初诊时间：2014年9月19日。

主诉：左下肢足踝关节肿胀疼痛2天。

现病史：患者于2天前因进食大量海鲜及饮酒诱发左下肢足踝关节肿胀疼痛，疼痛较剧烈，局部红、肿、热，有压痛，活动受限，局部未见明显皮下结节，今特来林丹门诊求治。

症见：精神稍疲倦，食欲、睡眠可，二便正常，舌质淡红，苔薄白腻，脉沉细弦。有高尿酸血症病史多年。

查体：生命体征平稳，心脏、肺脏、腹部无明显异常体征，左下肢踝关节有压痛。

西医诊断：痛风性关节炎。

中医诊断：痹证（湿热下注）。

治法：清热利湿泄浊，祛风通络止痛。四妙丸加味。

首诊处方：牛膝15g，黄柏15g，薏苡仁25g，苍术15g，车前子15g，蚕沙15g，茵陈25g，土茯苓25g，忍冬藤25g，独活15g，秦艽15g。5剂，日1剂，水煎服，复渣。

同时嘱患者平时喝苏打饮料，多食碱性食物，忌饮酒及食用海鲜、动物内脏等高嘌呤食物。

二诊：左踝关节疼痛明显减轻，舌脉同前。

守上方加萆薢15g。

牛膝15g，黄柏15g，薏苡仁25g，苍术15g，车前子15g，蚕沙15g，茵陈25g，土茯苓25g，忍冬藤25g，独活15g，秦艽15g，萆薢15g。5剂，日1剂，水煎服，复渣。

（三）思路分析

痛风性关节炎是嘌呤代谢障碍所致的关节炎，属中医痹证，因患者嗜食膏粱厚味而生湿，湿痰流注关节，加之外感湿热之邪或风寒之邪，郁久化热，痹阻关节而红肿热痛。湿性重浊，故发病之初多在足部及下肢，病久才波及上肢。故治以清热利湿泄浊，祛风通络止痛为法。方用四妙丸清热利湿，引药下行，直达病所，并有燥湿、健运脾胃之效。独活善祛风湿、止痹痛，秦艽清湿热、祛风湿、通络止痛，蚕沙祛风湿、和胃化湿，忍冬藤清热解毒、祛风通络，四药配合使用可增强祛风、通络、止痛之功。茵陈善清利湿热，与车前子、萆薢等渗湿泄热之品相配，共导湿热从小便出。全方共奏清热利湿泄浊，祛风通络止痛之效。

（四）按语

痛风的典型表现为关节的红肿热痛，反复发作的患者病变部位可有痛风石、关节畸形等。本病病机多为本虚标实，脾肾之虚为本，痰浊瘀毒阻络为标。林丹临床多采用分期施治之法则，发作期以祛邪为主，重在清热解毒，通利小便，化瘀通络，方即如本案所述，四妙丸为基本法，若方中能适当佐入通经虫类药如地龙，活血化瘀止痛药如延胡索、没药等，则效果更佳。间歇期则以治本为主，调治夯实脾胃之本以减少复发。

第十节 脱 发

（一）学术思想

脱发，中医又称“发蛀脱发”“油风”等，为一种头部毛发突然发生斑块状脱落的慢性皮肤病。《医宗金鉴·外科心法要诀》云：“此证毛发干焦，成片脱落，皮红光亮，痒如虫行，俗名鬼剃头。由毛孔开张，邪风乘虚袭入，以致风盛燥血，不能荣养毛发。宜服神应养真丹，以治其本；外以海艾汤洗之，以治其标。”本病以脱发区皮肤正常，无自觉症状为临床特征。可发生于任何年龄，但多见于青年，男女均可发病。相当于西医的“斑秃”。

林丹认为脱发与平素生活饮食习惯、情志外伤等有关。过食辛辣炙煿、肥甘厚味，或情志抑郁化火，损阴耗血，血热生风，风热上窜巅顶，毛发失于阴血濡养而突然脱落；或跌扑损伤，瘀血阻络，血不畅达，清窍失养，发脱不生；或久病致气血两虚，肝肾不足，精不化血，血不养发，肌腠失润，发无生长之源，毛根空虚而发落成片。

（二）病案整理

病案

郑某某，女，42岁。初诊时间：2014年11月3日。

主诉：毛发脱落8月余。

现病史：患者诉产后2个月开始出现头发、腋毛、眉毛脱落，且逐渐加重，使用西药及中药多法治疗乏效。目前孩子已6月余，今为求治疗遂至林丹门诊求诊。

症见：头发、腋毛、眉毛脱落，额头头发明显稀疏，疲乏，胃纳尚可，睡眠一般，二便平。舌质淡，苔薄白，脉沉细。

西医诊断：脱发。

中医诊断：脱发（肾精亏虚，气血大亏）。

治法：益肾培元，大补气血。大补元煎合当归补血汤加减。

首诊处方：熟地15g，淮山25g，茯苓15g，山萸肉15g，枸杞子15g，菟丝子15g，当归15g，党参30g，黄芪30g，首乌20g，川杜仲15g，鸡血藤25g。7剂，日1剂，水煎服，复渣。

二诊：病史同前述，舌质淡红，苔薄白，脉细。

中药守上方加桑葚子15g。

熟地15g，淮山25g，茯苓15g，山萸肉15g，枸杞子15g，菟丝子15g，当归15g，党参30g，黄芪30g，首乌20g，川杜仲15g，鸡血藤25g，桑葚子15g。7剂，日1剂，水煎服，复渣。

三诊：病史同前述，舌脉同前。

山萸肉15g，桑葚子15g，首乌20g，熟地15g，淮山25g，茯苓25g，菟丝子15g，枸杞子15g，党参30g，当归15g，黄芪30g，炙甘草10g。5剂，日1剂，水煎服，复渣。

四诊：病情稳定向好，已无明显脱发，额头、眉毛见新生毛发，断乳后乳房胀痛，舌脉同前。

中药守三诊方，加炒麦芽30g。

山萸肉15g，桑葚子15g，首乌20g，熟地15g，淮山25g，茯苓25g，菟丝子15g，枸杞子15g，党参30g，当归15g，黄芪30g，炙甘草10g，炒麦芽30g。7剂，日1剂，水煎服，复渣。

（三）思路分析

本案为脱发，脱发有虚实两大类，可通过患者的证候表现进行区分。如产后气血亏虚，疲乏无力为气虚表现；舌淡红、苔薄白、脉沉细，可基本排除湿热、火热等实邪。肾之华在发，肝藏血，发为血之余，故治疗方法以益肾填精，大补气血为主，故选用大补元煎大补气血，益肾培元。方中当归补血活血，首乌、鸡血藤补血生发。脱发的治疗过程中还应注重补脾益气养血，可配党参、黄芪、白术、茯苓；活血通络也是一个不容忽视的治法，不仅可改善发根处的血液循环，还有利于清除湿浊，此病与风有关，活血还可以达到“血行风自灭”的目的，可选用鸡血藤、地龙。

（四）按语

中医认为，毛发是体内气血盛衰的特征表现。脱发的病因病机有虚实两方面，虚者主要指气血不足，肝肾亏虚，实者主要指血热，血瘀《素问·上古天真论》言：“……肾气盛，齿更发长……肾气衰，发堕齿槁。”《诸病源候论》曰：“冲任之脉，为十二经之海，谓之血海……若血气衰弱，经脉虚竭，不能荣润，故须发秃落。”《医林改错》曰：“……头发脱落，各医书皆言伤血，不知皮里肉外、血瘀阻塞血路，新血不能养发，故发脱落。”《儒门事亲》曰：“……年少，发早白落……此血热而太过也，世俗止知发者血之余也，血衰故耳。岂知血热而寒，发反不茂。”本案患者既往有“胎萎不长”病史，脱发又发于产后，又述产后无人照顾，自行劳作，考虑肾气本虚，产后又精伤血耗，肝肾亏虚，故以大补精血取效。

第三章　妇科病证

第一节 月经过少

（一）学术思想

月经过少是指月经周期正常，但经量明显少于既往，经期不足2天，甚或点滴即净，持续2个月经周期及以上，亦称“经水涩少”或“经量过少”。一般认为月经量少于20mL即为月经过少。本病是临床常见的妇科疾病之一，可发生于青春期、育龄期、更年期等女性各个年龄段。近年来，随着工作压力增大、生活节奏加快、女性精神压力大及长期服用避孕药、不健康减肥等，其发病率有增高趋势。若青春期和育龄期发病治疗不及时可逐渐发展成闭经，甚至卵巢早衰，引起不孕；若发生于更年期且多伴月经周期延后，往往预示即将进入绝经期。

月经的产生，与肝、脾、肾关系密切，其中肾起主导作用。《素问·上古天真论》曰：“女子七岁，肾气盛，齿更发长，二七而天癸至，任脉通，太冲脉盛，月事以时下，故有子……七七，任脉虚，太冲脉衰少，天癸竭，地道不通，故形坏而无子也。”这段话指出了肾气、天癸是女性月经产生的基础，肾为天癸之源，肾气盛衰决定着天癸的至与竭。《医学正传》曰：“……月经全借肾水施化。”肾中精气充盛，肾精化为肾气，肾气充盛，则促进天癸成熟。天癸主宰月经的潮与止，天癸至，则月经按时来潮。肝藏血，主疏泄，体阴而用阳，具有储藏精血和调节血量的作用。《临证指南医案》曰："因女子以肝为先天。"《理瀹骈文》曰："……肝为血海，主藏血故也。"肝血充足，气机条达，血气调畅，肝血下注冲脉，司血海之定期蓄溢，参与月经周期、经期及经量的调节。肝肾同居下焦，乙癸同源，为子母之脏。肾藏精，肝藏血，精血互生，同为月经提供物质基础；肝主疏泄，肾主封藏，共同配合调节，使藏泄有序，故经量正常。脾为后天之本，气血生化之源，脾胃健运，则血海充盈，血循常道，则月经正常。若先天禀赋不足，或年少肾气不充，或房劳、多产伤肾，均可致肾气不足、精血不充，冲任血海亏虚，精血乏源而致月经过少。若肝气郁结，郁久化火，暗耗肝阴肝血，致冲任亏虚，血海不盈，则经行量少。若脾气素虚，或饮食失宜、劳倦过度伤脾，或木郁侮土，脾虚气弱，健运失常，气血生化不足而脾虚血少，也可致冲任亏虚，血海不盈而致月经过少。此外，不同发病年龄的发病特点不一样，如青春期及更年期发病多为虚证，青春期多为肾气未盛，更年期则是肾气开始衰退。育龄期则多虚实夹杂，育龄期女性因存在孕、产、乳的特殊生理活动，可能又有人工流产、药物流产、人工节育、口服避孕药等因素的影响，每每易耗气伤血，而致血常不足，同时又肩负家庭生活负担，往往又易出现情绪波动，肝气郁结，肝失疏泄，导致冲任失调，经量过少，点滴即净。

由于月经的产生与肝、脾、肾密切相关，故林丹非常重视肝、脾、肾三脏虚损在月经过少方面的影响，临证强调审证求因，明辨虚实，补泻有度，辨证施治。月经过少的病因不外乎虚实两类，实证少而虚证多，或虚实并见。虚证与肝、脾、肾关系密切，实证则多与肝相关，以气滞血瘀及痰湿为主。明代万全在《万氏妇人科·经水多少》中提出："瘦人经水来少者，责其血虚少也……肥人经水来少者，责其痰凝经隧也。"中医治疗应遵循"虚则补之，实则泻之"的治疗原则。虚证者治以健脾补肾，益气养血。《证治准绳·女科·调经门》曰："经水涩少，为虚为涩，虚则补之，涩则濡之。"《傅青主女科》曰："……经本于肾……"肾气的盛衰决定着月经量的多少，肾气旺，天癸健，任通冲盛，经水正常。脾为后天之本，气血生化之源，《景岳全书·妇人规·经脉类》曰："……调经之要，贵在补脾胃以资血之源，养肾气以安血之室。"脾气健旺，水谷充盛，血旺则经调。每遇虚证患者，林丹临证中喜用归肾丸加减。归肾丸源自张景岳的《景岳全书》，方中熟地滋阴养血，益精填髓；山茱萸滋补肝肾，涩精止遗；山药滋肾补脾；杜仲补肾阳，强筋骨；菟丝子补肾益精；枸杞子养阴补血，益精明目；当归补血调经，活血止痛；茯苓渗湿健脾。全方以滋阴为主，兼补肾阳，起到补肾滋阴，益气养血的作用，从而使肾气旺、气血充而月经量足。若是虚中夹实者，多为脾肾亏虚夹肝郁，治疗则以补肾健脾疏肝为主，兼行气活血化瘀。林丹惯以寿胎丸合黑逍遥散为方。寿胎丸是补益肾气的名方，方中菟丝子补肾益精；桑寄生、续断养血，补益肝肾；阿胶养血补血。从肾的阴阳两方面调补，阳生阴长，肾气自旺。黑逍遥散乃逍遥散加熟地而成。逍遥散出自《太平惠民和剂局方》，具有调和肝脾，疏肝解郁，养血健脾之功效，方中柴胡疏肝解郁，使肝气得以调达；当归甘辛苦温，养血和血；白芍酸苦微寒，养血敛阴，柔肝缓急；白术、茯苓健脾去湿，使运化有权，气血有源；炙甘草益气补中，缓肝之急；薄荷疏散郁遏之气，透达肝经郁热；生姜温胃和中；加入熟地与白芍、当归即有四物汤之疗效，起到加强滋阴养血功效。对于实证患者，要分辨其是肝郁血瘀，还是痰浊阻滞，并分别采取疏肝解郁，活血化瘀，及化痰泄浊等方药治疗，相应的方药可酌情选用柴胡疏肝散、血府逐瘀汤、苍附导痰丸等。

（二）病案整理

病案

陈某，女，28岁。初诊时间：2018年5月30日。

主诉：月经量少伴先期2月余。

现病史：近2月经量明显减少，持续2~3天即净，伴月经周期缩短，一月两至。末次月经于2018年5月28日晚间来潮，量少，色暗红，夹血块，目前未净。初始有痛经，疼痛拒按。前次月经2018年5月15日，2天净，量少。

症见：乏力，口干，微口苦，少许腰酸痛，纳可，眠一般，多梦，小便调，大便干，量少，每天1行，舌淡红，苔薄黄，脉细滑。

月经史：13岁月经初潮，既往月经周期规律，量中，色红，持续5~6天干净。孕2产0自然流产2，分别于2017年5月及2018年2月两次怀孕不足12周因胚胎停育而行清宫术。

西医诊断：月经失调。

中医诊断：月经过少（脾肾亏虚伴瘀热内结）。

治法：补肾健脾，化瘀清热。摄血固冲汤加减。

首诊处方：三七5g，茜草根15g，海螵蛸25g，白术15g，黄芩15g，益母草25g，侧柏叶15g，煅牡蛎30g，白芍15g，当归15g，党参20g。7剂，日1剂，水煎服，复渣。

2018年6月6日二诊：月经已干净，现有少许咽痒咳嗽，干咳无痰，无口干口苦，乏力，纳可，眠一般，大小便调，舌淡红，苔薄白，脉细滑。

杜仲15g，熟地15g，党参30g，白术15g，茯苓15g，山药25g，桑寄生25g，桑叶10g，荆芥12g，白芍15g，山茱萸10g，枸杞子15g。7剂，日1剂，水煎服，复渣。

2018年6月14日三诊：无咽痒咳嗽，腰酸痛，余症大致同前，舌淡红，苔薄白，脉细。

杜仲15g，熟地15g，党参30g，白术15g，茯苓15g，山药25g，桑寄生25g，白芍15g，覆盆子15g，山茱萸10g，菟丝子15g，枸杞子15g。7剂，日1剂，水煎服，复渣。

2018年6月27日四诊：月经于6月18日提前10日来潮，经量较前增多，色质正常，行经4天，现觉下肢畏寒疼痛，舌淡红，苔薄白，脉细。

杜仲15g，熟地15g，党参30g，白术15g，茯苓15g，山药25g，桂枝15g，续断15g，覆盆子15g，山茱萸10g，菟丝子15g，枸杞子15g。7剂，日1剂，水煎服，复渣。

2018年7月4日五诊：近两日大便黏滞不爽，下肢畏寒疼痛消失，余无特殊，舌尖稍红，苔薄白，脉沉细。

杜仲15g，续断15g，党参30g，白术15g，茯苓15g，山药25g，桑寄生25g，炒白扁豆15g，覆盆子15g，山茱萸10g，菟丝子15g，煅牡蛎30g。7剂，日1剂，水煎服，复渣。

2018年7月11日六诊：大便黏滞不爽好转，伴腰痛，舌淡红，苔薄黄，脉沉细。

杜仲15g，续断15g，党参30g，白术15g，茯苓15g，山药25g，桑寄生25g，当归15g，覆盆子15g，山茱萸10g，菟丝子15g，淫羊藿15g。7剂，日1剂，水煎服，复渣。

2018年7月18日七诊：月经于7月14日来潮，量较前稍多，少许血块，目前刚刚干净。余无不适，舌淡红，苔薄黄，脉沉细。

杜仲15g，续断15g，党参30g，白术15g，茯苓15g，山药25g，桑寄生25g，当归15g，熟地15g，山茱萸10g，女贞子15g，白芍15g。7剂，日1剂，水煎服，复渣。

2018年7月25日八诊：无特殊不适，舌淡红，苔薄黄，脉细。病情平稳，守上方继续治疗。

杜仲15g，续断15g，党参30g，白术15g，茯苓15g，山药25g，桑寄生25g，当归15g，熟地15g，山茱萸10g，女贞子15g，白芍15g。7剂，日1剂，水煎服，复渣。

2018年8月1日九诊：无特殊不适，舌淡红，苔薄黄，脉细滑。

杜仲15g，山药25g，党参30g，白术15g，茯苓15g，续断15g，桑寄生25g，当归15g，覆盆子15g，山茱萸10g，鸡血藤25g，菟丝子15g。7剂，日1剂，水煎服，复渣。

转归：经2个月的调理，月经周期、量、色正常，偶有小血块。精神好，饮食睡眠正常，大小便调。后随访5个月，月经一直正常。

（三）思路分析

纵观本病案，患者有两次自然胚胎停育史，本来就存在肾虚的情况，素体禀赋虚弱，又因清宫术损伤冲任、胞宫、胞脉，以致肾气不足，精血不充，冲任血海亏虚，经血来源不足以致经行量少；脾气受损，致脾气虚弱，摄血无力，故同时出现月经先期。病情较为复杂，脾肾亏虚为根本，诊治过程中应全程顾护脾肾，故健脾补肾的治则贯穿始终。初诊时月经未完全干净，行经期治疗本应以活血为主，以期祛瘀生新，故使用三七、益母草、当归等活血药物，但因患者不久前才来过月经，单用活血药恐通利太过反致出血不止，伤血过度，故加上茜草根、海螵蛸、侧柏叶、煅牡蛎收涩止血。患者口苦、大便干，提示有热象，故加黄芩清热，白芍滋阴以免伤阴血，党参、白术健脾。二诊时经血已净，乏力，少许咽痒咳嗽，干咳无痰，无口干口苦，纳可，眠一般，大小便调，舌淡红，苔薄白，脉细滑。考虑在脾肾亏虚基础上有外感症状，故在归肾丸和四君子汤加减基础上加荆芥、桑叶疏风清肺。三诊时已无咽痒咳嗽，故去荆芥、桑叶，改覆盆子、菟丝子以加强补肾功效。四诊时患者述月经提前10天来潮，量、色、质正常，虽然提前10天，但周期较上次的间隔有所延长。出现下肢畏寒疼痛，故在原来补肾健脾的基础上去桑寄生、白芍，加桂枝以温阳通络，加续断温补肾阳。五诊时出现大便黏滞不爽，无下肢畏寒疼痛，考虑脾虚生湿，故去桂枝、熟地改续断，加炒白扁豆加强健脾祛湿力度，加煅牡蛎收涩。六诊时大便情况好转，但有腰痛，考虑湿邪已去，但脾、肾虚仍较明显，故去炒白扁豆、煅牡蛎，因当时属经前期，加淫羊藿以温肾助阳。七诊时述月经于7月14日来潮，经量较前继续增多，余无不适，病情持续好转。因当时进入经后期，血海空虚，故在原方基础上去淫羊藿、覆盆子、菟丝子，改为熟地、白芍、女贞子加强滋养阴血之力。八诊时无特殊，方案不变。九诊时自觉症状平稳，从月经周期上看即将又要进入经前期，故去熟地、白芍、女贞子等滋阴之品，改成覆盆子、菟丝子等助阳之品，并加鸡血藤活血补血。经2个月治疗，患者基本恢复，随访5个月，月经各方面都正常。

（四）按语

月经来潮与肝、脾、肾功能关系密切，更以肾为主导。肾藏先天之精，为脏腑阴阳之本，生命之源，主生长、发育、生殖。精气是人体生长发育及各种功能活动的物质基础，包括月经等生理活动。精能化气，肾为天癸之源，天癸主宰月经的潮与止，故肾气盛，天癸至，则月事以时下。肾为气血之根、冲任之本，《冯氏锦囊秘录》谓："气之根，肾中之真阳也；血之根，肾中之真阴也。"这句话阐明了肾有阴阳二气，为气血之根。气血是月经的物质基础，冲为血海，任为阴脉之海，关系月经的潮与止。肾是月经产生的根本，故调经之本在于肾。故治疗上一直贯彻补肾主线。本病患者先天肾精不足，外加数次清宫致冲任、胞宫、胞络受损，气血生化无源，以致胞脉空虚，血海不盈，发为本病。《景岳全书·妇人规》曰："五脏之伤，穷必及肾，此源流之必然，即治疗之要着……脾肾大伤，泉源日涸，由色淡而短少，由短少而继绝……”故林丹主张治疗月经过少首从补肾入手，兼以健脾养血。此外，在治疗过程中，还强调应顺应月经周期的阴阳消长变化而分期论治，依据月经不同时期肾之阴阳消长、气血盈亏的变化规律，周期用药。临证中把月经周期分为经后期、经间期、经前期、行经期四期，根据不同时期的生理特点，用药有所差别。行经期，胞宫泻而不藏，气血由满而溢，重阳转阴，排泄经血，治疗应因势利导，以通为用，以活血通经，引血下行为主，方用桃红四物汤加减，常用药物有柴胡、香附、桃仁、红花、川芎、当归、丹参、鸡血藤、益母草、牛膝、泽兰、三七、茜草根、枳壳、桂枝、通草等，以期胞宫排经通畅，祛瘀生新。经后期血海空虚，子宫藏而不泻，此期应以补益肝、脾、肾三脏之阴阳，调理冲任气血为要，可辨证使用寿胎丸、六味地黄丸、归脾汤、八珍汤、二至丸等以补益肝肾，健脾养血。经间期，卵泡渐趋成熟，阴精充盛，阴极生阳，肾阳之气始动，阴精施泄，治疗以益肾填精，疏肝调冲，促进排卵为主，此期益肾需阳中求阴，以使阳施阴化，常用菟丝子、枸杞子、当归、熟地、山茱萸、党参、黄芪、鹿角胶、淫羊藿、桂枝、茺蔚子、香附、路路通、皂角刺等。经前期，胞宫充盈，肾气实，天癸充，阴盛阳生渐至重阳，治疗以阴阳双补，均衡肾气为主，可使用归肾丸加温肾助阳药物，如续断、鹿角胶、淫羊藿、紫石英、桂枝、巴戟天等。

第二节 闭 经

（一）学术思想

闭经是妇科临床常见病及多发病之一，临床上将其分为原发性和继发性两类。前者是指女子年逾16周岁，月经尚未来潮者。后者则是月经周期建立后，在正常绝经年龄前停经6个周期以上者（妊娠除外）；或原本月经稀发者，按其自身原来月经周期计算，停经3个周期以上者。中医又将其称为“经闭”“不月”“月事不来”“经水不通”“月水不通”等。闭经的病因较为复杂，有先天因素也有后天因素，亦可由个别月经失调疾病演变而来，也有因他病致闭经者。近年来，由于生活节奏紧张、精神压力大、频繁流产刮宫、过度减肥等因素，继发性闭经的发病率有逐年增加的趋势。

月经的产生是脏腑、天癸、气血、冲任协调作用于胞宫的结果，与肝、脾、肾关系最为密切。其中任何一个环节发生功能失调都可导致血海不能满溢而闭经。病变原因不外乎虚实两类。虚者，多因肝、脾、肾功能失调，如肾气亏虚，冲任不足。或脾胃虚弱，气血乏源，《兰室秘藏》云：“妇人脾胃久虚，或形羸，气血俱衰，而致经水断绝不行。”或肝肾亏损，精血不足。或阴虚血燥，精亏血少，冲任血海空虚，源断其流，导致无血可下形成闭经，如《兰室秘藏》曰：“夫经者，血脉津液所化，津液既绝，为热所烁，肌肉消瘦，时见渴燥，血海枯竭，病名曰血枯经绝。”实者，多为气血阻滞，或痰湿流注下焦，使血流不畅，冲任阻滞，血海阻隔，经血不得下行而成闭经。病变脏腑主要与肾、脾、肝相关。病变本质以肾脾亏虚为本，肝郁气滞为因，痰湿血瘀为标。肾藏精，主生殖，肾中精气的盛衰主宰着人体的生长发育与生殖，故肾对月经的产生起主导作用。脾为后天之本，气血生化之源，充养滋培天癸；冲为血海，脾胃水谷充盛，则冲脉之血盛，月事以时下。肝藏血，主疏泄，肝血下注冲脉，司血海之定期蓄溢，参与月经周期、经期及经量的调节。肝肾精血同源而互生，同为月经之物质基础；肝肾互为子母，一泄一藏，一开一合，动静相宜，调节胞宫，使藏泻有序，经候如常。反之，肝失疏泄，肝郁气滞，则肝血下注胞宫无时，或气滞血瘀，瘀阻冲任，血不归经，则月经紊乱，或月经稀发，闭经，崩漏，不孕等。《傅青主女科》谓：“而肝为肾之子，肝郁则肾亦郁矣。”故女子以“肝气”为病最多。甚至，肝郁气滞还可引起肝木乘脾伐肾、脾肾亏虚、水湿停聚等病理变化。肝失疏泄，肝郁气结则血滞，瘀阻冲任、胞宫形成闭经。《万氏妇人科》云：“……忧愁思虑，恼怒怨恨，气郁血滞，而经不行……”肾主水液，肾虚则不能化气行水；脾主运化，脾虚则运化失司，水湿内停，聚湿成痰，痰湿阻滞冲任、胞宫则不孕。痰瘀又易阻遏气机，损伤阳气，因虚致实，由实重虚。《女科切要》云：“其肥白妇人，经闭而不通者，必是湿痰与脂膜壅塞之故也。”故闭经的发病机理不外乎虚实两类，虚者主要为肾虚、脾虚，实者为肝郁、痰湿、血瘀，涉及肾、脾、肝三脏功能失调，多种病机常常相互错杂、并存，虚中夹实，实中有虚。

临证中根据虚、实或虚实夹杂的不同情况，虚证者滋补肝肾，或补益气血，以滋养经血之源；实证者治以温经通脉，或祛邪行滞，以疏通冲任经脉。由于闭经的发病是以肾脾亏虚为根本，故在辨证治疗的基础上，林丹强调补肾健脾益气是本病治疗的基本法则，其在治疗闭经的各个阶段均以补肾为根本，详加辨证，或补肾益阴，或温补肾阳，或阴阳双补，或补肾养血，或补肾健脾，或补肾活血，或补肾化痰，等等。脾胃为气血生化之源，乃月经之本，“治血先治脾”，故补肾的同时应兼顾健脾益气养血，以使冲任充盛而经血按时来潮。甚至在痰湿、血瘀等标实症状明显时，仍不离补脾肾以治其本，正如《景岳全书》谓：“……痰之化无不在脾，而痰之本无不在肾……”临证中林丹常选用温阳而不燥，养阴而不腻，滋补而不峻的菟丝子、枸杞子、杜仲、桑寄生、山茱萸、女贞子、熟地、当归等药物益精养血，温补肾阳；肾阳虚明显者，常选用鹿角胶、淫羊藿、紫石英、巴戟天等温补肾阳；肾阴虚者，常选用女贞子、墨旱莲、熟地、枸杞子、龟板、石斛等滋阴益肾；脾虚者，常选用党参、黄芪、山药、茯苓、白术等健脾益气。

除上述补肾、扶脾、疏肝、调理气血等治则之外，林丹认为临证时还需详加辨证，方能取得良效。

（二）病案整理

病案

林某，女，33岁，已婚。初诊时间：2013年10月25日。

主诉：月经4月余未来潮，未避孕，未孕5年。

现病史：月经失调1年余，先是量少，然后后期，遂至数月一至。末次月经在2013年10月20日（为服用激素治疗后出现的撤退性出血，经量偏少，有血块，有腰酸，无腹痛，当月23日基本干净）。

前次月经在2013年6月8日。曾在我院西医妇科治疗，经相关检查明确诊断为“多囊卵巢综合征”，治疗1年疗效不显，因有生育要求，遂来门诊求治。

症见：患者平素怕冷，形体稍胖，毛发较浓密，带下正常，饮食睡眠尚可，大小便正常，舌质淡红，苔薄白，脉细。

西医诊断：多囊卵巢综合征。

中医诊断：①闭经（肾虚）。

②不孕（肾虚）。

治法：补肾健脾，养血调经。归肾丸合当归补血汤加减。

首诊处方：菟丝子15g，熟地20g，山茱萸15g，山药25g，女贞子15g，陈皮9g，枸杞子15g，淫羊藿15g，桂枝12g，当归15g，鹿角胶10g，黄芪30g。7剂，日1剂，水煎服，复渣。

2013年11月1日二诊：服上方后腰酸缓解，口干，舌质淡红，苔薄白，脉细弦。中药守上方，去桂枝，加石斛15g。

菟丝子15g，熟地20g，山茱萸15g，山药25g，女贞子15g，陈皮9g，枸杞子15g，淫羊藿15g，当归15g，鹿角胶10g，黄芪30g，石斛15g。7剂，日1剂，水煎服，复渣。

2013年11月8日三诊：已无明显口干，余无不适，舌脉同前。

菟丝子15g，熟地20g，山茱萸15g，山药25g，女贞子15g，枸杞子15g，淫羊藿15g，鹿角胶10g，当归15g，黄芪30g，党参30g，炙甘草10g。14剂，日1剂，水煎服，复渣。

2013年12月2日四诊：月经11月28日来潮，量略增，色鲜红，少血块，有腰酸，舌脉同前。

菟丝子15g，枸杞子15g，桂枝10g，山药25g，鹿角胶10g，山茱萸15g，熟地20g，党参30g，黄芪30g，杜仲15g，续断15g，桑寄生

25g。15剂，日1剂，水煎服，复渣。

2013年12月23日五诊：无明显不适，舌脉同前。予通经治疗。

当归15g，川芎12g，桂枝12g，鸡血藤30g，桃仁15g，红花10g，丹参20g，制何首乌25g，熟地15g。5剂，日1剂，水煎服，复渣。

转归：于12月26日月经自然来潮，量较前稍多，色鲜红，无血块。之后继续以补肾健脾，养血疏肝，活血调经之法辨证治疗2个月，患者月经按时来潮，量较前增，并于2014年3月怀孕，后经中药保胎，顺利产一子。

（三）思路分析

纵观本病案，该患者闭经的发生经历了月经量少—后期—闭经的过程，逐步发生，是继发性闭经。其根本为肾精亏虚，精不化血，脾失健运，气血乏源，经血化源不足，肝失濡养，气机不畅，导致痰湿内生，瘀血阻滞，诸症遂生，属于虚实夹杂。此病之根本在于肾虚，故治疗应始终贯彻益肾健脾，养血调经的原则。通过使用激素建立人工周期是针对3个月以上闭经者常用的处置方式。患者初诊时恰逢使用激素导致的撤退性出血结束，正好处于月经后期，遂给予归肾汤加减以补肾健脾。因患者平素怕冷，考虑肾阳亏虚较明显，故在原方基础上去茯苓，加淫羊藿、桂枝、鹿角胶以加强温补肾阳之力。患者形体稍胖，考虑脾虚致痰湿阻滞，故加陈皮健脾祛痰，黄芪健脾益气。服药一周后复诊，述腰酸缓解，口干，舌脉同前。口干考虑上方补阳稍过，阳盛伤阴，故去桂枝加石斛以养阴。服药后口干好转。下一步治疗继续补肾健脾养血。去石斛、陈皮，加党参、炙甘草加强益气健脾之力。继续用药两周后患者复诊，述于11月28日月经自然来潮，经量较前增多，色鲜红，少血块，有腰酸，舌脉同前。此时治疗以促卵泡发育和排卵为主，原方去山药、女贞子、淫羊藿、当归，加桂枝、续断、桑寄生、杜仲温阳补肾，助卵泡发育。服药半月后五诊，无明显不适，从月经周期看恰逢经前期，故改用桃红四物汤加减以活血养血通经。经过近3个周期治疗，月经恢复，顺利怀孕。

（四）按语

月经过少与闭经都属于闭止性月经病，一个量少，一个完全闭阻，显然闭经更为严重。故治疗的原则有相似之处，都需要分辨虚实。虚者以补肾为第一要义，但闭经的治疗难度更大一些，需要的时间更长。必要的时候可以适当使用西医激素建立人工周期，引发撤退性出血，然后再按照月经周期各个时期特点用药。该患者月经量少，后期闭经，不孕，为肾精亏虚，精不化血，脾失健运，气血乏源，经血化源不足，肝失濡养，气机不畅，故可致痰湿内生，瘀血阻滞，诸症遂生。此病之根本在于肾虚，故治以益肾健脾，养血调经为主，经后期、经间期、经前期均以归肾汤为主方治疗，辨证加减用药；而月经期则以活血养血通经为法，以桃红四物汤加减治之，以促进月经周期建立。部分患者可能难以坚持长期服用汤药，又因病程较长，难以迅速起效，故临床上林丹也选用调经促孕丸、滋肾育胎丸等丸剂配合汤药治疗，一者“丸者，缓也，不能速去之，其用药之舒缓而治之意也”，二者方便患者长期坚持用药。

第三节 崩漏

（一）学术思想

崩漏是月经周期、经期、经量失去规律性和自限性而出现的经血非时暴下不止或淋漓不尽的一种妇科疾病。本病可发生于初潮期至绝经前任何年龄段的女性，以青春期少女及绝经前妇女更为多见，属妇科常见难治性疾病之一。《古今医统大全》云："妇人崩漏，最为大病。"崩与漏的区别在于出血量的多少及病势急缓的不同。崩者，出血量多而势急，又称崩中、血崩、经崩等；漏者，出血量少且势缓，又称漏下、血漏、经漏等。《医宗金鉴·妇科心法要诀》云："妇人行经之后，淋沥不止，名曰经漏；经血忽然大下不止，名曰经崩。"临床中崩与漏常交替发病，故统称"崩漏"。

崩漏是严重的月经失调性疾病，其病机本质亦属于肾—天癸—冲任—胞宫轴的严重失调。主要病机是冲任损伤，不能制约经血，使子宫藏泄失常。引起崩漏的常见病因为脾虚、肾虚、血热和血瘀。

1. 脾虚。素体脾虚，或忧思过度、饮食劳倦损伤脾气，可导致脾气亏虚，脾虚不摄则血失统摄，非时而下，遂致崩漏。如《妇科玉尺》云：“思虑伤脾，不能摄血，致令妄行。”

2. 肾虚。若因先天肾气不足，或少女肾气稚弱，天癸未充，或房劳、多产损伤肾气，或久病大病，穷必及肾，或更年期肾气渐衰，天癸渐竭等因素引起肾气虚，则封藏失司，冲任不固，不能制约经血，导致子宫藏泄失常而发为崩漏。亦或素体阳虚，命门火衰，或久崩久漏，阴损及阳，阳不摄阴，不能制约经血而成崩漏。又或素体肾阴亏虚，或多产、房劳耗伤真阴，阴虚失守，虚火动血，迫血妄行，子宫藏泄无度，遂致崩漏。

3. 血热。血气喜温而恶寒，若阳热偏盛，则能损伤胞脉，迫血妄行于经脉之外，导致经血非时而下之病变。引起血热的常见原因有素体阳盛，或阴虚内热，或情志不遂，肝郁化火，或感受热邪，或过食辛辣助阳之品，致火热内盛，热伤冲任，迫血妄行，非时而下，遂致崩漏。

4. 血瘀。瘀血阻滞经脉是形成崩漏的主因之一。如《备急千金要方》认为瘀结占据血室，而致血不归经是崩漏出血的主要原因。可因七情内伤而致气滞血瘀；或感受寒热之邪，寒凝或虚滞而致瘀；或经期、产后余血未净而内生瘀血；或崩漏日久，离经之血而为瘀。瘀阻冲任，血不循经，以致恶血不去，新血不得归经，导致血非时而下，发为崩漏。

林丹平时善读经典，博采众方，在认真研习前人思想的同时，密切结合自己的临床实践，形成了自己的诊疗方法和用药原则。她强调临证之时须辨析详尽，具体施治之法应当因人、因时、因地、因证制宜，具体结合病患体质与证候的特点用药。崩漏虽可发于各年龄段的女性，但不同年龄段有各自的发病特点，故用药应有区别。如《素问病机气宜保命集·妇人胎产论》云：“妇人童幼天癸未行之间，皆属少阴；天癸既行，皆从厥阴论之；天癸已绝，乃属太阴经也。”这句话指出了少女经病重在补肾，育龄期女子重在调肝，更年期女子重在调脾。崩漏临床辨证，有虚实之别。虚者多因脾虚、肾虚；实者多因血热、血瘀。鉴于崩漏的主证是出血，病程日久，常反复发作，故临证时应注意辨别是属于出血期还是血止后。一般而言，出血期多见标证或虚实夹杂证，血止后常为本证或虚证。出血期当根据血证呈现的量、色、质特点，辨其证之寒、热、虚、实。经血非时暴下，量多势急，继而淋漓不止，色深红或鲜红，质稠者多属热证；经血非时而至，时崩时闭，时出时止，时多时少，色紫暗有块者，多属血瘀证。辨证应用化瘀止血法，且止血不忘滋阴养肾以固本。崩漏之出血乃为离经之血，如《血证论》云：“……既是离经之血，虽清血、鲜血，亦是瘀血……”故出血之证，不论其新旧出血，离经之血均有可能变为瘀血。经血暴崩不止，或久崩久漏，血色淡暗，质稀者多属寒证。非出血期补肾调周期，兼顾护脾胃。崩漏血止后，往往月经周期尚不能恢复正常，多出现后错不以时下，如不治疗恐有一旦来潮，仍大下不止之患。《景岳全书·妇人规·经脉诸脏病因》曰：“女人以血为主，血旺则经调，而子嗣、身体之盛衰，无不肇端于此。故治妇人病，当以经血为先。”故当以调经为首重，而调经之道在于详审月经周期节律。因此林丹认为在治疗青春期和育龄期妇女的崩漏时，促其恢复月经周期，更为必要。《傅青主女科》曰：“……经水出诸肾……”故调经之本在于肾。补肾在于益先天之真阴，以填精养血为主，佐以助阳益气之品，使阳生阴长，气血俱旺，则月经自调。方以两地汤合二至丸（女贞子、墨旱莲、山茱萸、枸杞子、生地、地骨皮、麦冬、玄参、当归、阿胶、白芍、淫羊藿）加减为基础。

对于崩漏的治疗，明代方约之提出的“塞流、澄源、复旧”治崩三法一直有效地指导着临床。林丹指出临证中应根据发病的缓急和出血的新旧，本着“急则治其标，缓则治其本”的原则，灵活掌握和运用“塞流、澄源、复旧”的治崩三法。塞流即止血，用于暴崩之际，急当塞流止血防脱。澄源即正本清源，亦是求因治本，是治疗崩漏的重要阶段，一般用于出血减缓后的辨证论治。复旧即固本善后，是巩固崩漏治疗的重要阶段，用于止血后恢复健康。根据不同年龄段选择不同的治法，调整月经周期，或促排卵。治法为补肾、健脾、疏肝，三脏同调，各有偏重。

林丹强调治崩三法虽各有不同，但又不能完全分开，塞流须澄源，澄源当固本，复旧要求因。三法互为前提，相互为用，临证必须灵活使用。

（二）病案整理

病案

王某，女，48岁。初诊时间：2018年10月25日。

主诉：月经延期半年，阴道不规则出血45天。

现病史：患者半年前开始无明显诱因出现月经周期延长，末次月经为2018年6月16日，量、色正常。此后月经未行。2018年9月10日开始阴道出血，开始量少，色褐，一周后出血量增多，如平时月经量，色暗，有血块，无腹痛，5天左右血量减少，但一直淋漓不断，3天前劳累后阴道出血量又明显增多，色鲜红，血块多，无腹痛，曾在妇科检查未发现器质性病变，遂来林丹门诊求治。

症见：患者阴道出血量适中，色暗红，夹血块，无腹痛，伴少许腰酸痛，头晕乏力，烦躁多梦，食欲一般，大便干，小便正常。舌质暗红，苔薄白，脉细弦。

月经史：月经规律，14岁初潮，（4~5）天/（28~35）天，量中等。

辅助检查：B超显示子宫内膜厚10mm。

西医诊断：功能失调性子宫出血。

中医诊断：崩漏（肾阴亏虚，虚热内扰，瘀血阻滞）。

治法：滋肾育阴，清退虚热，化瘀止血。两地汤合失笑散加减。

首诊处方： 山茱萸15g，枸杞子15g，生地15g，地骨皮15g，麦冬15g，当归10g，蒲黄10g，五灵脂10g，三七粉3g（冲服），阿胶15g（烊化），龟甲20g（先煎），白芍20g，益母草30g，茜草15g。5剂，日1剂，水煎服，复渣。

2018年10月30日二诊：自诉服药4天后，经血已停，现仍觉头晕乏力，烦躁多梦，少许腰酸痛，食欲可，大便干，小便正常。舌质淡暗，苔薄白，脉细弦。以二四六汤加减（二至丸、四君子汤、六味地黄汤加减）。

党参20g，茯苓20g，白术15g，山茱萸15g，山药20g，熟地15g，牡丹皮15g，菟丝子15g，白芍15g，女贞子15g，墨旱莲20g，炙甘草10g。7剂，日1剂，水煎服，复渣。

2018年11月6日三诊：自诉头晕乏力减轻，烦躁多梦，无腰酸痛，食欲可，小便正常，大便稍溏。古质淡红，苔薄白，脉细弦。

守二诊方去熟地，加柴胡10g，香附6g，酸枣仁20g。

党参20g，茯苓20g，白术15g，山茱萸15g，山药20g，牡丹皮15g，菟丝子15g，白芍15g，女贞子15g，墨旱莲20g，炙甘草10g，柴胡10g，香附6g，酸枣仁20g。7剂，日1剂，水煎服，复渣。

之后陆续来诊3次，均按上方加减，后于2018年12月5日月经来潮，行经5天，量、色、质均正常。随访半年月经偶有后错，经量、经期未见异常。

（三）思路分析

患者年近七七，肾气渐衰，肾阴亏虚，阴虚无以制阳，虚阳内扰，热迫血妄行，导致经血不能如期而止，故见崩漏下血。出血日久，外因劳累，耗气伤阴，气阴进一步亏损，气虚无力摄血，故见出血量进一步增多。阴虚内热，灼血成瘀，故见血块，瘀血闭阻脉道，致血不归经，病久难愈。辨证属肾阴亏虚，虚热内扰，瘀血阻滞，拟滋肾育阴，清退虚热，化瘀止血为法。一诊服药4剂后，出血即止。但患者二诊时仍觉头晕乏力，烦躁多梦，少许腰酸痛，食欲可，大便干，小便正常，舌质淡暗，苔薄白，脉细弦。考虑患者已48岁，天癸将竭，肾阴渐虚，续以补肾、健脾、固冲任以培源善后，方药用二四六汤加减。三诊时患者头晕乏力减轻，烦躁多梦，无腰酸痛，食欲可，小便正常，大便稍溏，舌质淡红，苔薄白，脉细弦。因之前出血时间较长，气血恢复仍需时日，故仍应继续补肾健脾，且考虑患者为中年女性，正处于上有老、下有小的特殊时期，情绪难免烦躁，有肝郁之象，佐加疏肝行气之品，因大便稍溏，考虑可能为熟地滋腻所致，故停用熟地，加酸枣仁养血安神。经中药治疗1月余，于12月5日月经正常来潮，5天后干净。随访半年月经偶有后错，经量、经期未见异常，基本恢复正常。

（四）按语

崩漏是严重的月经失调性疾病，其病机本质亦属于肾—天癸—冲任—胞宫轴的严重失调。主要病机是冲任损伤，不能制约经血，使子宫藏泄失常。西医中的排卵障碍导致的异常子宫出血可参考本病治疗。明确本病的一个关键是要排除子宫器质性的病变。

崩漏虽可发于各年龄段的女性，但以青春期及更年期为主。前者因肾气发育不充，排卵异常导致；后者则由肾气渐亏，排卵不足引起。治疗上根据年龄特点应有所区别。

结合本例看，本例患者为典型的更年期妇女，因年近七七，肾气渐衰，肾阴亏虚，阴虚无以制阳，虚阳内扰，热迫血妄行，导致经血不能如期而止，故见崩漏下血。治疗上以滋肾养阴为前提，佐以退虚热，化瘀血。用药后，出血得止，此为塞流成功，接着应澄源。澄源当固本，其出血的根本为肾阴亏虚，故应继续滋肾养阴，患者因劳累耗气伤阴，加之出血日久，气血亏虚，且我们需要后天滋养先天，故应在原先滋肾养阴基础之上加以健脾益气，故二诊使用二至丸、四君子汤、六味地黄汤加减。复旧要求因，本年龄段的妇女常琐事缠身，难免有肝郁之象，故三诊治疗佐以疏肝。整体治疗体现了治崩三法环环相扣的思路。

第四节 不孕症

（一）学术思想

育龄女子婚后未避孕，男性生殖功能正常，有正常性生活，同居1年而未受孕，即认为女子患有不孕症。从未妊娠者，古称“全不产”，西医称原发性不孕；有过妊娠而后不孕者，古称“断绪”，西医称继发性不孕；夫妇有一方存在先天或后天生殖器解剖生理方面的缺陷或损伤，无法纠正而不能妊娠者，称绝对不孕；夫妇有一方因某些因素阻碍受孕，一旦纠正仍能受孕者，称相对性不孕。相对性不孕又有功能性不孕和器质性不孕之分，功能性不孕是指借助西医性激素测定、超声检查、子宫输卵管造影等辅助检查排除了输卵管障碍性不孕、子宫及子宫内膜病变等引起的不孕，以内分泌紊乱或者单纯月经改变为主的不孕症，例如西医的多囊卵巢综合征、黄体功能不足、卵巢低反应、卵巢早衰等。器质性不孕是指由输卵管、子宫、子宫内膜因素引起的不孕，包括输卵管轻度粘连、积液、通而不畅，阻碍精卵结合的输卵管障碍性不孕，子宫内膜异位症所致的不孕，子宫内膜息肉、子宫内膜粘连等内膜因素影响受精卵着床而致的不孕。我们这里主要讨论功能性不孕。

《女科要旨》云："……妇人无子，皆由经水不调。经水所以不调者，皆由内有七情之伤，外有六淫之感，或气血偏盛、阴阳相乘所致。种子之法，即在于调经之中……"这段话说明女子相对性不孕的重要治则在于调经。

林丹根据本病患者临床证候表现归纳其临床证型，总结出本病以肾虚为本，涉及肝、脾，有气、血、阴、阳亏虚之不同或并见，病理因素可为气滞、血瘀、痰湿。归纳总结本病病因病机主要分为肾虚、肝郁、痰湿、血瘀、湿热、血虚等。

1. 肾虚。冲为血海，任主胞胎，冲任之本在肾，肾气虚衰，损及天癸，冲任失调，不能摄精成孕；肾精不足，天癸逾期不至或至而不盛，冲任血海亏虚，胞宫失于濡养可致不孕；肾阴亏虚，阴虚火旺，胞宫涸热，干涸之地草木失养可致不孕；肾阳亏虚，命门火衰，胞宫虚寒，寒冰之地草木不生可致不孕；肾阳虚衰，水湿不得化，湿邪聚集成为痰液，遮隔子宫，精卵无门而入亦可致不孕。

2. 肝郁。女子以肝为用，肝主疏泄，为通调气机之枢纽，若女子好思虑、苦抑郁，情怀时常不畅，可致肝之疏泄功能失常，气失畅达，冲任不相资，可致不孕，严重者可进一步发展为肝郁化火，致冲任蕴热，胞宫血海不宁而不孕。

3. 痰湿。痰分有形与无形，前者多从下阴受之，多与妇人日常生活不洁相关；后者多从内生，多与脾虚痰湿内生有关，多见于肥白妇人，平素贪食肥甘厚腻，阻碍脾胃升清降浊之功能，水谷精微不化，积聚成痰，日久脂膜遮隔子宫，阻碍精卵结合而不孕。

4. 血瘀。血瘀多由气虚、气滞、寒凝、金刃损伤、跌扑损伤等引起，瘀阻冲任，阻碍精卵纳入胞中故难受孕；或病邪滞留，结成癥瘕，阻滞胞宫，精卵无门而入，亦令无子。

5. 湿热。手术后、产后、经期余血未净，将息失宜，湿邪乘虚入侵，蕴久化热，湿热流注下焦，阻滞冲任胞宫，不能摄精成孕。

6. 血虚。若素体虚弱，阴血不足，或脾胃虚损，化源亏少，或久病失血伤津，而致冲任血少，胞脉失养，不能摄精成孕。

林丹在治疗上重视肾、肝、脾三脏，结合周期用药，以调整“肾—天癸—冲任—胞宫”之间的平衡，从而达到调经种子的目的。肾藏精而司生殖，若先天禀赋不足，体质虚弱，或后天失养，房劳伤肾，多次流产刮宫以致肝肾不足，精亏血涸，胞脉失养，则肾气衰惫，不能摄精成孕。肝藏血，主疏泄，司冲任之调畅，且冲任隶于肝肾，血虚精少，冲任失养，或肝郁气滞，瘀阻胞络均难成孕；脾为气血生化之源，肾之精血赖后天滋养，脾肾不足，则精血亏虚，冲任失养而难孕。因此，调经种子当益肾、调肝、健脾。中药周期疗法是根据月经周期不同时期阴阳、气血的变化规律结合妇科疾病的病机特点进行分期用药，调整肾—天癸—冲任—胞宫轴功能的一种治法。月经期胞宫气血由满而溢泻，渐至空虚，肾气天癸相对减弱，治以理气调经法，宜泻而不藏，当疏肝活血，因势利导，常用桃红四物汤随证加减；经后期胞宫气血由虚转盈，肾气渐复渐盛，阴长阳消生机萌动，此期是调经种子的基础阶段，当滋补肝肾，养血填精，为排卵做好准备，治以当归地黄汤充养癸水达滋养卵泡之效，常加减应用紫河车、鹿角胶、龟板胶、桑寄生、续断、熟地、菟丝子、覆盆子、女贞子、枸杞子、当归、鸡血藤等。经间期肾气充盈，是阴极育阳，阴阳互根，阳气勃发，阴精施泄的种子时期，又称氤氲期，若交合则有受孕可能，治疗以促使阴阳转化为宗旨，治以促卵助孕汤促卵排出、温养冲任、健全黄体；经前期肾气均衡充实，阴长阳盛，气血调和，以维持肾气均衡为原则，用育肾培元法治疗，常用当归芍药散、归肾丸、温经汤等佐以疏肝理气、活血调经之药。临证中，还需结合实际，辨证施治，随证加减。

输卵管阻塞性不孕可辨证分为气滞血瘀、湿热瘀阻、寒凝瘀滞等，治疗上分别以行气活血化瘀、清热利湿、化瘀通络为法，可口服中药配合中药保留灌肠治疗。林丹认为子宫内膜异位症不孕的主要病机是肾虚血瘀，应用补肾化瘀方药可促使异位内膜吸收，改善机体生殖内分泌功能，使卵巢内分泌趋于正常，进而改善子宫内膜异位症相关症状，提高妊娠率。

（二）病案整理

病案

宋某某，女，30岁。初诊时间：2018年8月29日。

主诉：流产后有正常性生活，未避孕，未孕1年余。

现病史：患者曾因月经后期在外院治疗（具体不详）后怀孕2次，均在早期自然流产，近1年来夫妻同居，有正常性生活，未避孕，未再孕。

症见：患者精神尚可，偶觉腰酸，无明显膝部酸软，手足欠温，无恶寒发热，无腹痛，胃纳尚可，大便可，每日1次，小便正常，睡眠可。舌质淡红，苔薄白，脉沉细。

既往史：有多囊卵巢综合征病史6年余，血糖血脂正常。

月经史：13岁初潮，月经后期，近1年来月经周期35~45天，经期5~7天，月经量中等，色淡暗，无明显血块，经期腰酸，无腹痛，经前无乳房胀痛。末次月经2018年8月6日。

西医诊断：继发性不孕。

中医诊断：不孕（肾虚）。

治法：补肾调冲助孕。归肾丸加减。

2018年8月29日一诊：患者处于经前期，以维持肾气均衡充实，阴长阳盛，气血调和为原则，故以育肾培元法治疗。予归肾丸加减。

首诊处方：当归10g，山茱萸15g，杜仲15g，续断15g，桑寄生25g，菟丝子15g，淮山25g，淫羊藿15g，覆盆子15g，鹿角胶3g，桂枝15g，熟地20g。14剂，日1剂，水煎服，复渣。

2018年9月26日二诊：患者服上药后于2018年9月16日行经，经量可，色淡红，无明显血块，无腹痛，腰酸减轻，胃纳可，睡眠可，大小便正常。舌质淡红，苔薄白，脉沉细。

患者腰酸较前减轻，基本证型未发生变化，现为经后期，此期是调经种子的基础阶段，当滋补肝肾，养血填精，故守上方去桂枝、淫羊藿，加紫河车5g、黄精15g，以养精血。

当归10g，山茱萸15g，杜仲15g，续断15g，桑寄生25g，菟丝子15g，淮山25g，覆盆子15g，鹿角胶3g，，熟地20g，紫河车5g，黄精15g。7剂，日1剂，水煎服，复渣。

2018年10月4日三诊：患者无明显腰酸，无明显不适，今晨见少许透明白带，无明显拉丝，舌质淡红，苔薄白，脉沉细。基本证型仍为肾虚，现处经间期，治疗以促使阴阳转化为宗旨，治以促卵助孕汤促卵排出、温养冲任、健全黄体。

桑寄生25g，杜仲15g，续断15g，菟丝子15g，枸杞子15g，牛膝15g，巴戟天10g，丹参20g，当归10g，鸡血藤25g，羌活10g，益母草15g，川芎9g。5剂，日1剂，水煎服，复渣。

2018年10月9日四诊：患者诉服上药后锦丝样白带增多，余症同前，舌质淡红，苔薄白，脉细。嘱续服8月29日方。

当归10g，山茱萸15g，杜仲15g，续断15g，桑寄生25g，菟丝子15g，淮山25g，淫羊藿15g，覆盆子15g，鹿角胶3g，桂枝15g，熟地20g。14剂，日1剂，水煎服，复渣。

2018年11月3日五诊：患者诉服上药后于2018年10月25日行经，经量可，色淡红，无明显血块，无腹痛，腰酸减轻，近来自觉乏力，睡眠欠佳，胃纳可，大小便正常。舌质淡红，苔薄白，脉细。辨证属气虚兼脾肾亏虚，以健脾补肾，益气养精为法。

党参30g，黄芪40g，白术15g，杜仲15g，覆盆子15g，菟丝子15g，淮山25g，枸杞子15g，桑寄生25g，炙甘草10g，鹿角胶3g，当归15g，紫河车5g，熟地10g。7剂，日1剂，水煎服，复渣。

2018年11月10日六诊：患者诉服上药后乏力减轻，睡眠较前改善，昨日至今有少许清稀透明白带，余症同前，舌脉同前。嘱续服10月4日方。

桑寄生25g，杜仲15g，续断15g，菟丝子15g，枸杞子15g，牛膝15g，巴戟天10g，丹参20g，当归10g，鸡血藤25g，羌活10g，益母草15g，川芎9g。5剂，日1剂，水煎服，复渣。

其后患者按时来再诊，守此方案再调理2个月，于2019年1月5日月经逾期6日未行，自测尿妊娠试验阳性，其后予积极保胎，2019年9月6日足月顺产。

（三）思路分析

中医认为女性不孕的原因复杂，分为先天因素和后天因素。“五不女”中先天性的生理缺陷如螺、纹、鼓、角、脉而致的不孕，非药物所能奏效。《妇科玉尺·求嗣》中引用万全语：“男子以精为主，女子以血为主。阳精溢泻而不竭，阴血时下而不愆，阴阳交畅，精血合凝，胚胎结而生育滋矣。”由此可见生殖的根本是以肾气、天癸、男精、女血作为物质基础。“胞络者系于肾”“冲为血海，任主胞胎”，故肾虚是不孕症的重要原因。本例患者因两次流产，损伤肾气，而致冲任虚衰，不能摄精成孕，发为不孕，既往有多囊卵巢综合征病史，长期月经后期，考虑先天之肾精不足；腰为肾之府，肾虚则见腰酸；手足欠温，为肾阳偏虚之象。故辨证属肾虚，采用中药周期疗法，即以补肾法为基础，根据妇女月经周期不同阶段的生理改变而用药。一诊时患者处于经前期，以维持肾气均衡为原则，故以育肾培元法治疗，方用归肾丸加减，方中重用熟地为君药，滋阴养血，益精填髓；山茱萸滋补肝肾；淮山滋肾补脾，助君药滋肾之力；杜仲补肾阳，强筋骨；菟丝子补肾益精；当归补血调经，活血止痛。患者手足欠温，考虑肾阳偏虚，宜于经前温补肾阳，故去养阴补血益精之枸杞子，改为覆盆子益精血、温肾阳；予淫羊藿、鹿角胶、桑寄生、续断、桂枝，均有温补功效，顺应重阳则开，促使月经来潮。全方共奏滋阴温肾之功。一诊药物服完即行经，达到预期。二诊为经后期，此期是调经种子的基础阶段，当滋补肝肾，养血填精，故去桂枝、淫羊藿，加紫河车、黄精以养精血。三诊为经间期，治疗以促使阴阳转化为宗旨，治以促卵助孕汤促卵排出、温养冲任、健全黄体，归肾丸方中加入巴戟天温养冲任；丹参、鸡血藤、羌活、益母草、川芎活血促行，鼓动肾气，促使卵泡破裂排出卵子。此方最多5剂，卵泡排出即可。四诊为经前期，效不更方，故守一诊方不变。五诊，患者行经后自觉乏力，考虑气随经血亏耗，故以益气养精、健脾补肾为法。其后周而复始，原方微调，行之有效，顺利妊娠产子。

（四）按语

随着社会压力的增加、生活节奏的加快，不孕症发病率呈上升趋势，严重影响女性身心健康及家庭关系。西药治疗不孕症的方法单一，辅助生殖技术费用昂贵，且副作用、并发症较多，中医药治疗不孕症有独特的优势。中医调经种子之法，主要是调理肾、肝、脾，而以肾为本，同时注意调理气血。常用治法有补肾益精、调冲疏肝、养肝健脾、调理气血、温化痰湿。林丹除根据不同证型辨治外，还结合妇女月经周期不同阶段用药，提出了“调治月经周期法”，治疗由生殖内分泌功能紊乱所致的月经失调性不孕。中药周期通过调节“肾—冲任—天癸—胞宫”间的平衡关系来改善性腺的功能，即通过下丘脑—垂体—卵巢轴的功能改善而发挥治疗作用，促进月经恢复及排卵。《证治准绳·女科·胎前门》云：“胎前之道，始于求子。求子之法，莫先调经。”林丹主张种子必先调经，故凡诊治不孕症者，首询月事，针对月经周期予以辨证分型治疗。

第五节 先兆流产

（一）学术思想

先兆流产是由母体及胎儿两方面的因素造成的，以妊娠期腰酸腹痛下坠，阴道少量出血为主症的临床常见病，属中医学“妊娠腹痛”“胎漏”“胎动不安”等范畴。妊娠期阴道少量下血，时下时止，或淋漓不断，而无腰酸腹痛者，称为“胎漏”。妊娠期出现腰酸腹痛，胎动下坠，或阴道少量流血者，称为“胎动不安”。

先兆流产病因复杂，主要有遗传因素、感染因素、内分泌异常、子宫畸形、环境因素、子宫病变、免疫因素及日益凸显的社会因素的影响等。中医对本病的认识，历代医家都有相关论述，《诸病源候论》首先指出引起胎动不安的原因有母体和胎元两方面，并提出论治原则：“若其母有疾以动胎，治母则胎安；若其胎有不牢固，致动以病母者，治胎则母瘥。”《妇人大全良方》在“胎动不安”“妊娠漏胎下血”等九个方论中比较详细地阐述了外感病邪、饮食不节、房事过度、外伤、七情所伤及体质因素等几个原因均可以导致冲任脉虚，胎气不固。张景岳《景岳全书·妇人规》曰：“凡胎热者血易动，血动者胎不安，故堕于内热而虚者亦常有之。”《医宗金鉴·妇科心法要诀》曰：“孕妇气血充足，形体壮实，则胎气安固。若冲、任二经虚损，则胎不成实。或因暴怒伤肝，房劳伤肾，则胎气不固，易致不安。”《女科经纶》曰：“母之肾脏系于胎，是母之真气，子之所赖也。”“然而有胎本不固，而因房室不节，先漏而后堕者。”这两句话说明孕后房事不慎可耗伤肾精，致冲任损伤，胎元不固。《医学衷中参西录》中所说的“肾旺自能荫胎也”，强调了气血失和、脾肾虚损、冲任失养与胎元不固的关系。王清任认为“瘀血”这一病理产物可使胎元失养不固，发为胎漏、胎动不安，他在《医林改错·少腹逐瘀汤说》中写道：“……子宫内，先有瘀血占其地……今又怀胎，至两个月前后，将此方服三五付，或七八付，将子宫内瘀血化净……断不致再小产。”

林丹结合本病临床特点归纳后，认为胎漏、胎动不安的主要病机是冲任损伤，胎元不固。病因可归纳为肾虚、脾虚、气血不足、血热、血瘀和跌扑伤胎。病机主要是孕妇肾气虚弱、脾肾两虚、气血不足、阴虚内热或跌打损伤等。肾虚者，父母先天禀赋不足，或房劳多产，大病久病伤及肾，或孕后房事不节伤肾耗精，肾虚冲任损伤，胎元不固发为胎漏、胎动不安。脾虚者，素体脾虚或孕后思虑过度，饮食劳倦损伤脾胃，气血化源不足，气血两虚，冲任不足，无以载胎养胎，致胎元不固。气血不足者，母体气血素虚，或久病大病耗伤气血，气血虚弱，冲任匮乏，不能固摄滋养胎元，致胎元不固。《格致余论·胎自堕论》曰：“血气虚损，不足荣养，其胎自堕。”血热者，素体阳盛血热或阴虚内热，或孕后过食辛热，或感受热邪，热伤冲任，扰动胎元，致胎元不固。血瘀及跌扑伤胎者，宿有癥瘕瘀血占据子宫，或孕后不慎跌扑闪挫，或孕期手术创伤，均可致气血不和，瘀阻子宫、冲任，使胎元失养而不固，发为胎漏、胎动不安。

胎漏、胎动不安既有单一的病机，又常有脏腑、气血、经络同病，虚实错杂的复合病机，如脾肾亏虚或肾虚血瘀，临证中必须动态观察病机的兼夹及其变化。

林丹在治疗方面多以补肾之法贯穿治疗始终，多采用寿胎丸加减以固肾安胎，治疗胎漏、胎动不安，并配以健脾养血、补气安胎、清热安胎、活血化瘀等法。气血亏虚型，治以补气养血、固肾安胎，方用胎元饮加减；血热型，治以滋阴清热、养血安胎，方用保阴煎加味；血瘀型，治以益气活血、和血安胎，方用当归芍药散加减；肾气虚为主者，重用党参、太子参、黄芪、淮山、白术；肾阴虚为主者，重用龟板胶、阿胶、熟地、山茱萸、白芍；肾阳虚为主者，重用鹿角胶、杜仲、补骨脂、菟丝子等；肝肾阴虚型用二至丸合寿胎丸；脾肾两虚型用寿胎丸加益气健脾之药；肾虚血瘀型用寿胎丸合四物汤加减。

林丹主张出血时以固冲止血为主，止血药物常选用仙鹤草、藕节炭、苎麻根等。仙鹤草益肾补虚止血，其性平和，凡出血病证，无论寒热虚实，皆可应用。藕节炭既能收敛止血，又兼化瘀，有止血不留瘀的特点。苎麻根具有止血安胎功效，文献中多处记载其可治疗妊娠病证。《梅师集验方》中云："治妊娠胎动下血腹痛，以单味苎麻根煎汤服用。"

寿胎丸中菟丝子滋补肝肾，固摄冲任，以养胎元，使肾旺荫胎；桑寄生可养血，强筋骨，助胎气强壮，使外邪难侵；续断补益肝肾，养血安胎，为补肾良药；阿胶补血滋阴止血，为佐使。现代研究表明，寿胎丸可抑制子宫平滑肌收缩活动，加强垂体—卵巢促黄体功能以及雌激素样作用，改善黄体功能，调控Th1和Th2细胞的免疫状态，诱导母胎免疫耐受，起到安胎作用。

总的来说，对于胎漏以止血安胎为主，根据不同证型采用益气、清热等治法；对于胎动不安则主以补肾固冲，辅以益气、养血、清热或化瘀固冲。若流血增多，腹痛加重，或已经发展为堕胎，应及时下胎益母。在诊治过程中，灵活用药，并动态监测胚胎发育情况。

（二）病案整理

病案1

杨某，女，38岁，已婚。初诊时间：2019年11月28日。

主诉：辅助生殖胚胎移植后22天，腰酸、阴道流血2天。

现病史：婚后10余年未避孕，未孕，多次行试管婴儿助孕均未受孕。经医院检查，排除了男女双方免疫性、感染性等因素，女方子宫输卵管造影提示输卵管阻塞。

症见：现辅助生殖胚胎移植后22天，按孕周计算为孕5W+，确认妊娠9天，腰酸明显，小腹隐痛伴下坠感，阴道流少量暗红色血。形体适中，稍感乏力，偶觉心烦，少许口干，无明显口苦，纳可，眠一般，二便调，舌质淡红，苔白微腻，脉细滑略数。

月经及孕产史：患者14岁月经初潮，平时月经（3~5）天/（30~38）天，量少，色暗红，婚后10余年有正常性生活，未避孕，未孕。

辅助检查：测血清HCG 8542.85mIU/mL、孕酮193.2nmol/L，雌二醇966pmol/L（西医已予黄体酮、补佳乐、肝素等保胎）。B超检查提示：宫内早孕。

西医诊断：先兆流产。

中医诊断：①胎动不安（脾肾亏虚夹肝热）。

②胎漏。

治法：健脾固肾，清热疏肝，止血安胎。寿胎丸合柴胡疏肝散加减。

首诊处方：桑寄生25g，续断20g，菟丝子15g，柴胡10g，黄芩15g，白芍15g，仙鹤草15g，砂仁10g（后下），苎麻根15g，藕节炭15g，侧柏叶炭10g，白术15g。5剂，日1剂，水煎服，复渣。

2019年12月3日二诊：上药服用3天阴道流血已完全停止，现腰酸减轻，时有小腹隐痛但较前减轻，无下坠感，心烦减轻，时有恶心，无呕吐，胃纳可，眠可，二便调。舌质淡红，苔薄白，脉细滑略数。测雌二醇4406pmol/L（未测孕酮及血清HCG），已较前明显升高。中医诊断为胎动不安，证属脾肾亏虚兼肝郁。治以健脾补肾，固冲安胎，稍佐疏肝清热。

桑寄生25g，续断20g，菟丝子15g，柴胡10g，黄芩15g，白芍15g，党参15g，砂仁10g（后下），白术15g，山药15g，巴戟天10g，陈皮5g。7剂，日1剂，水煎服，复渣。

2019年12月10日三诊：患者现孕7W+，已无下腹隐痛及下坠感，仍时有腰酸，偶心烦，稍感乏力，胃纳差，恶心，时有呕吐，夜尿频多，手足欠温，大便正常，眠可。舌质淡红，苔薄白，脉沉细滑。测血清HCG 37803mIU/mL，孕酮53.91nmol/L，雌二醇2352pmol/L。考虑现以肾气虚、肾阳虚为主证，治法拟补气温阳，固肾安胎，稍佐和胃止呕。

桑寄生30g，续断20g，菟丝子15g，砂仁10g（后下），竹茹10g，黄芪30g，巴戟天15g，杜仲10g，补骨脂15g，白术15g，陈皮6g，山药15g。14剂，日1剂，水煎服，复渣。

2019年12月24日四诊：患者现孕9W+，腰酸较前明显减轻，自觉每日凌晨3~5点腰酸，夜尿减少，无小腹坠痛，恶心呕吐减轻，胃纳可，眠可，二便调。舌淡红，苔白微腻，脉滑略细。测血清HCG 77119mIU/mL，孕酮231.2nmol/L，雌二醇4911pmol/L。B超检查提示：宫内见一孕囊，CRL 19mm，胎心好。继续治以补气温阳，固肾安胎。

桑寄生30g，续断20g，菟丝子25g，砂仁10g（后下），党参15g，黄芪20g，巴戟天15g，杜仲10g，补骨脂15g，白术15g，益智仁15g，山药15g。14剂，日1剂，水煎服，复渣。

2020年1月14日五诊：患者现孕12W+，无腰酸，无小腹坠痛，情绪可，时有恶心，无呕吐，胃纳可，眠可，二便调。舌质淡红，苔薄白，脉滑。B超提示宫内妊娠，单活胎，胎心规则，CRL 45mm，NT 0.9mm。嘱停药，注意休息，转产科门诊按时产检。

病案2

何某，女，31岁，已婚。初诊时间：2019年4月4日。

主诉：停经32天，小腹闷痛伴有下坠感，腰酸3天。

症见：小腹闷痛不适，伴有下坠感，腰酸明显，时有头痛，纳可，夜寐差，多梦，二便正常，舌尖红，苔薄，脉细滑略数。

月经史：平素月经规律，(4~6)天/(25~28)天，量偏少，经前、经期头痛明显，无痛经史，腰酸(++)，经前乳房胀痛。前次月经为2019年2月4日，末次月经为2019年3月3日。

生育史：0-0-1-0，2017年2月孕50余天胚胎停育行清宫术。其后未避孕，未再孕，四处求诊。

辅助检查：测血清HCG 272.54mIU/mL，孕酮205.5nmol/L，雌二醇4631pmol/L。B超暂未做。

西医诊断：先兆流产。

中医诊断：胎动不安（肾虚气滞血瘀）。

治法：补肾固冲，行气和血安胎。寿胎丸合逍遥散加减。

首诊处方：桑寄生25g，续断15g，菟丝子20g，白术15g，柴胡10g，白芍15g，香附15g，牡丹皮15g，当归10g，枸杞子15g，茯神10g，钩藤5g。5剂，日1剂，水煎服，复渣。

2019年4月9日二诊：服上药后头痛减轻，仍觉腰酸，小腹闷痛伴有下坠感减轻，无恶心呕吐，胃纳可，眠较前改善，二便调。舌尖红，苔薄，脉细滑略数。测血清HCG 5559mIU/mL，孕酮200.3nmol/L，雌二醇

4372pmol/L。B超暂未做。辨证同前。

方药不变，守前方。

桑寄生25g，续断15g，菟丝子20g，白术15g，柴胡10g，白芍15g，香附15g，牡丹皮15g，当归10g，枸杞子15g，茯神10g，钩藤5g。7剂，日1剂，水煎服，复渣，早晚分服。

2019年4月16日三诊：患者现停经44天，已无小腹隐痛及下坠感，时有腰酸，但较前减轻，无明显头痛，胃纳差，腹胀，恶心呕吐，大小便正常，眠可。舌质淡红，苔薄白，脉滑略细。测血清HCG 19065mIU/mL，孕酮117.52nmol/L，雌二醇3547pmol/L。患者现已无头痛，睡眠改善，腰酸，胃纳差，腹胀，恶心呕吐，考虑脾肾亏虚为主证，治法拟健脾补肾，降逆止呕。方药如下：

桑寄生30g，续断15g，菟丝子15g，山茱萸10g，紫苏叶10g，党参15g，白术15g，茯苓10g，巴戟天15g，炙甘草15g，竹茹10g，砂仁10g（后下），陈皮6g。7剂，日1剂，水煎服，复渣。

2019年4月23日四诊：患者现停经51天，腰酸较前减轻，无小腹隐痛及下坠感，时有头晕，无头痛，恶心呕吐减轻，腹胀减轻，胃纳一般，大小便正常，眠可。舌淡红，苔薄白，脉滑略细。测血清HCG 60159mIU/mL，孕酮119.06nmol/L，雌二醇3192pmol/L。彩超提示宫腔内偏左侧见一孕囊，囊内见卵黄囊及长约6mm胎芽回声，可见胎心搏动，大小相当于6W+。患者现症状改善，守三诊方，去陈皮，加熟地10g养血滋阴。

桑寄生30g，续断15g，菟丝子15g，山茱萸10g，紫苏叶10g，党参15g，白术15g，茯苓10g，巴戟天15g，炙甘草15g，竹茹10g，砂仁10g（后下），熟地10g。14剂，日1剂，水煎服，复渣，早晚分服。

2019年5月7日五诊：患者现停经65天，恶心呕吐明显减轻，仍时有腰酸，无小腹隐痛及下坠感，无头晕头痛，偶有腹胀，胃纳尚可，大小便正常，眠可。舌淡红，苔薄白，脉滑略细。测血清 HCG 182363mIU/mL，孕酮 122.22nmol/L，雌二醇 4804pmol/L。患者现恶心呕吐明显减轻，治法予健脾补肾，固冲安胎。

桑寄生 30g，续断 15g，菟丝子 25g，阿胶 3g，党参 15g，白术 15g，茯苓 10g，山药 15g，巴戟天 15g，炙甘草 15g，山茱萸 10g，熟地 10g，陈皮 6g。7 剂，日 1 剂，水煎服，复渣。

2019 年 5 月 14 日六诊：患者现停经 72 天，恶心呕吐较前加重，时觉头晕乏力，腰酸减轻，无小腹隐痛及下坠感，无头晕头痛，有腹胀，胃纳差，大小便正常，眠可。舌淡红，苔薄白，脉滑略细。测血清 HCG 193039mIU/mL，孕酮 147.21nmol/L，雌二醇 7674pmol/L。患者现以恶心呕吐、头晕乏力为主要症状，考虑仍脾肾亏虚，治法拟健脾补肾，和胃降逆止呕。守 4 月 16 日方。

桑寄生 30g，续断 15g，菟丝子 15g，山茱萸 10g，紫苏叶 10g，党参 15g，白术 15g，茯苓 10g，巴戟天 15g，炙甘草 15g，竹茹 10g，砂仁 10g（后下），陈皮 6g。14 剂，日 1 剂，水煎服，复渣，早晚分服。

2019 年 6 月 3 日七诊：患者现停经 92 天，无明显腰酸，无小腹隐痛及下坠感，无头晕头痛，胃纳可，眠可，大小便正常。舌淡红，苔薄白，脉滑。B 超提示宫内妊娠，单活胎，胎心规则，CRL 71mm，NT 2.3mm，大小相当于 13 周加 2 天。嘱停药，注意休息，转产科门诊按时产检。经随访，已于 2019 年 12 月 11 日顺利分娩一健康男婴。

（三）思路分析

肾藏先天之精，生胎之元，与胞脉相连接，肾气损耗则冲任不固，系胎无力，发为胎漏、胎动不安。张锡纯在《医学衷中参西录》中记载："且男女生育，皆赖肾脏作强……肾旺自能荫胎也。"根据精血同源理论，肾中所藏之精可化生为血，所生之血又为养胎载胎提供物质基础，因此肾与安胎的关系最为密切。故林丹在治疗中以补肾安胎贯穿始终。妊娠期女性的生理特点为“血感不足，气易偏盛”，因其阴精气血下注冲任以养胎元，若过食辛辣生热之品或七情内伤太过而化火或感受热邪可致热扰冲任，而发为胎动不安。《景岳全书·妇人规》中记载“凡胎热者血易动，血动者胎不安，故堕于内热而虚者亦常有之”。

【病案1】

杨某腰酸明显，小腹隐痛伴下坠感，阴道流少量暗红色血，稍感乏力，觉心烦，少许口干，辨证属脾肾亏虚兼有血热。脾肾亏虚，冲任失养，不能摄血载胎；患者婚久不孕，情绪不畅，肝郁化热，热扰胎元，热邪迫血而导致胎漏，伴心烦失眠、口干。方中寿胎丸补肾固冲；柴胡疏肝解郁；黄芩为清热安胎之要药；白芍养血敛阴柔肝，使胎有所养；白术健脾益气，使冲任得固，其胎可安；仙鹤草益肾补虚止血；藕节炭养阴清热凉血；苎麻根、侧柏叶炭清热止血安胎；砂仁理气安胎。诸药合用，气血得调，脾肾得补，胎火得清，胎有所养，胎元得安。二诊时血已止，腰酸腹痛为主要症状，去止血之仙鹤草、藕节炭、苎麻根、侧柏叶炭，加用健脾补肾之党参、山药、巴戟天、陈皮。三诊无腹痛，腰酸，夜尿频多，手足欠温，胃纳差，恶心，时有呕吐，故加强温补肾阳，佐和胃止呕。予巴戟天、杜仲、补骨脂温补肾阳；砂仁、竹茹止呕安胎。四诊诸症好转，治法不变。

【病案2】

何某平素经前、经期头痛明显，腰酸（++），经前乳房胀痛，两年前胚胎停育，求子心切，此次小腹闷痛不适，伴有下坠感，腰酸明显，时有头痛，夜寐差，多梦，考虑证属肾虚兼气滞血瘀。予桑寄生、续断、菟丝子、枸杞子补肾安胎；柴胡、香附疏肝解郁，理气止痛；钩藤、白芍配伍柔肝养阴、平肝息风，以止头痛；白术健脾和胃；当归补血活血；牡丹皮活血化瘀；茯神健脾益气，宁心安神。诸药合用，共奏补肾固冲，行气和血安胎之效。二诊诸症减轻，继用前方。三诊腰酸，胃纳差，腹胀，恶心呕吐为主要症状，余症均已缓解，考虑脾肾亏虚为主证，予寿胎丸补肾安胎，合香砂六君子加减健脾行气；紫苏叶、竹茹顺气安胎开胃。四诊均好转，服上药有效，效不更方，继续服用14剂。后诊均以健脾补肾，固冲安胎为主，因自觉症状稍加调整。胎元得安，随访妊娠结局良好。

（四）按语

胎漏、胎动不安是堕胎、小产的先兆，西医称之为“先兆流产”。流产是一个动态变化的过程，若先兆流产安胎成功则可继续正常妊娠，否则可能发展为流产，故安胎尤为重要。安胎须辨清原因，对证用药，方可奏效。对于导致胎漏、胎动不安的原因，古人有很多论述。《格致余论·胎自堕论》中说：“血气虚损，不足荣养，其胎自堕。”《万氏妇人科》中云：“胎动不安，如脾胃素弱，不能管束其胎，气血素衰，不能滋养其胎……”朱丹溪和万全均认为母体脾胃虚弱、气血不足可使冲任亏虚，胎失所养而发为本病。然胎漏、胎动不安的发生有母体和胎元两方面因素，其中孕母冲任气血失调、胎元不固，是胎漏、胎动不安发生的主要病机。“肾藏精，主生殖”，冲为血海，任主胞胎，冲任之本在肾，故治疗以补肾固冲、健脾养血为大法。另胎儿的形成与发育，不但需要肾的固摄，同时也离不开血之奉养。林丹认为《医学衷中参西录》所载寿胎丸可安先天之本肾，同时兼顾后天之本脾胃，脾肾同治，以达安胎之目的。方中菟丝子经现代中药药理研究证明可以改善内分泌功能，促进卵巢黄体的形成，有雌激素样作用；续断可抑制子宫平滑肌自发收缩，从而起到镇痛作用，既能补肾安胎，又有一定活血的功效，可以改善循环，作用缓和；桑寄生可养血，强筋骨，助胎气强壮，使外邪难侵；阿胶补血、滋阴，为佐使。临证时随证加减应用，可获良效。

第六节 盆腔炎

（一）学术思想

盆腔炎性疾病是指女性内生殖器及其周围结缔组织和盆腔腹膜的炎症，是妇科常见病、多发病，主要由女性上生殖道炎症引起，包括子宫内膜炎、输卵管炎等，若未得到及时、积极、正确治疗，则可引起盆腔炎性疾病。根据其危急程度和进展可分为急性盆腔炎和慢性盆腔炎。临床上以慢性盆腔炎最为常见。

急性盆腔炎常于分娩、流产、刮宫或不洁性交后发病，或原有慢性盆腔炎劳累后发作。主要症状为发热（高热）或伴有恶寒，头痛，少腹胀痛，脓性秽臭赤白带下，尿频、尿赤或尿痛，肛门坠胀，腰骶酸楚等，舌质红，苔黄腻，脉滑数或洪数。妇科检查见下腹剧痛或胀痛拒按，下腹压痛伴或不伴反跳痛，宫颈举痛或后穹隆触痛，宫体压痛，双侧附件增厚，有压痛或有包块形成。白细胞及中性粒细胞增高，血沉加快。B超可见盆腔内有积液或肿块。中医辨证为热毒壅盛，湿浊下注，瘀毒内结，即热、湿、瘀三者交阻，甚则有癥瘕包块形成。

慢性盆腔炎大多由急性盆腔炎迁延所致，具有病程长、复发率高等特点。临床表现以反复下腹疼痛、腰骶酸痛、白带增多、不耐劳累、性生活不适或疼痛等症状为主。因发生盆腔结缔组织炎性增生及粘连，卵巢、输卵管功能障碍而出现月经失调、带下增多、小腹坠痛、异位妊娠、不孕症、盆腔疼痛等，属中医“妇人腹痛”“带下病”“痛经”“癥瘕”“不孕症”等范畴。妇检见宫颈举痛，子宫活动受限或粘连固定，可在子宫一侧或两侧触及片状或条索状增厚，如已形成输卵管积水或输卵管囊肿，则可触及囊性包块，有压痛，宫骶韧带增粗变硬。B超检查有助于诊断。盆腔炎可导致输卵管阻塞、不孕、宫外孕等，严重影响女性健康。

急性盆腔炎与邪毒有关，主要病因有热、毒、湿、瘀，其中又以热毒为主。常见于经期、产后、流产后或手术损伤后，体质虚弱，血室正开，余血浊液未净，摄生不慎，感染邪毒；或宫腔内手术消毒不严或产后不注意卫生，导致邪毒入侵。常见证型有热毒炽盛、湿热瘀结。发病初期，湿热毒邪与气血相互搏结，正邪相争，临证表现为邪实；病久正气受损，邪实正虚，湿热瘀滞缠绵难去，则可表现为寒热错杂、虚实夹杂的证候。

慢性盆腔炎主要病机为产后或宫腔手术后，胞门未闭，风、寒、湿、热或虫毒之邪，乘虚而入而使气血运行受阻，邪瘀互结，若未彻底治疗或体质虚弱，则病程延长反复，缠绵难愈，余邪留恋于胞宫、冲任、胞脉，与冲任之气血相搏结，气血运行受阻而成瘀结，且湿、热、瘀反复缠绵，耗伤机体之正气，最终发为本病。临床常见的证型有湿热瘀结，寒湿凝滞，气滞血瘀，气虚血瘀，或脾肾亏虚兼湿、热、瘀等。《素问·评热病论》云“邪之所凑，其气必虚”，机体由于正气亏虚而发病，久病多虚，不荣则痛，久病多瘀，不通则痛，林丹结合临床总结出本病当从虚、从瘀论治。慢性盆腔炎病程长，病邪易耗伤人体正气，虽表现为实证，然其潜在的本虚是疾病不容易治愈的关键。本病属本虚标实之证，虚、瘀是慢性盆腔炎病因病机的关键所在，以本虚之“气虚”“脾虚”“肾虚”中的“正气亏虚”为核心，以标实之“热”“毒”“湿”“寒”中的“瘀”为病理产物贯穿整个病程。

林丹在辨证用药方面亦分急性、慢性之不同。急性盆腔炎辨证属热毒炽盛证，应清热解毒，利湿排脓。方用《医宗金鉴》之五味消毒饮合大黄牡丹汤加连翘、红藤、败酱草、延胡索、黄柏。红藤味苦、平，入大肠经，具有败毒消痈、活血止痛之效。现代药理学证明，红藤具有抗菌作用，对金黄色葡萄球菌、乙型溶血性链球菌、大肠杆菌等致病菌具有抑制作用，同时能够防止粘连，对盆腔炎导致的粘连具有一定的疗效，红藤水溶物能够抑制血栓形成，提高血浆cAMP水平。败酱草味苦、辛，能够消痈解毒，祛瘀止痛，现代药理学研究显示，败酱草对白色葡萄球菌、类白喉杆菌等具有抑制作用，能起到抗炎效果。连翘味苦，性微寒，具有清热解毒、活血消肿之功效，现代药理学研究显示，连翘具有广谱抗菌作用，连翘中的连翘酚及挥发油是抗菌的有效成分，对金黄色葡萄球菌、钩端螺旋体等致病病菌、支原体有一定的抑制作用，同时能够调节免疫机能，提高巨噬细胞的吞噬能力，增强免疫力。延胡索味苦、辛，性温，入肝、心等经络，具有理气、活血、止痛之效。黄柏味苦，性寒，具有泻火解毒、清热燥湿之功效，对于下焦湿热、带下黄浊秽臭的治疗作用尤为显著。

急性盆腔炎辨证属湿热瘀结证，予清热利湿，化瘀止痛。方用《校注妇人良方》之仙方活命饮去防风，加牡丹皮、败酱草、薏苡仁等。

林丹对于慢性盆腔炎的治疗，除了辨证内服方药外，还常常以中药保留灌肠、红外线照射（TDP照射）下腹部、中药贴敷疗法等来改善盆腔循环，促进炎症吸收，同时配合针灸疗法疏通经络、止痛，围绕“气虚”“脾虚”“肾虚”之“正气亏虚”的本虚，“热”“毒”“湿”“寒”之“瘀”的标实遣方用药。湿热瘀结证，症见少腹部隐痛，或疼痛拒按，痛连腰骶，低热起伏，经行或劳累时加重，带下量多，色黄，质黏稠，胸闷纳呆，口干不欲饮，大便溏或秘结，小便黄赤，舌体胖大，色红，苔黄腻，脉弦数或滑数。予清热利湿，化瘀止痛。方用《王渭川妇科治疗经验》之银甲丸（金银花、连翘、升麻、红藤、蒲公英、鳖甲、紫花地丁、蒲黄、椿根皮、大青叶、茵陈、桔梗）加减。气滞血瘀证，症见少腹胀痛或刺痛，经行时腰腹疼痛加重，经血量多有块，瘀块排出则痛减，带下量多，婚久不孕，经前情志抑郁，乳房胀痛，舌体紫暗，有瘀斑瘀点，苔薄，脉弦涩。予活血化瘀，理气止痛。方用膈下逐瘀汤加减。若有湿热滞留，症见低热起伏，可加败酱草、蒲公英、黄柏、土茯苓；有炎性包块，加皂角刺、三棱、莪术；胸胁胀痛加川楝子；带下量多加薏苡仁、白芷。寒湿凝滞证，症见小腹冷痛，或坠胀疼痛，经行腹痛加重，喜热恶寒，得热痛减，经行错后，经血量少，色暗，带下淋漓，神疲乏力，腰骶冷痛，小便频数，婚久不孕，舌暗红，苔白腻，脉沉迟。予祛寒除湿，活血化瘀。方用少腹逐瘀汤。若腹中结块，可加鸡内金、桃仁、莪术；四肢不温加淡附片；小便短数加益智仁、乌药；带下量多加茯苓、苍术；腰骶痛加桑寄生、续断、牛膝。气虚血瘀证，症见下腹部疼痛结块，缠绵日久，痛连腰骶，经行时加重，经血量多有块，带下量多，精神不振，疲乏无力，食少纳呆，舌质暗红，有瘀点瘀斑，苔白，脉弦涩无力。治以益气健脾，化瘀散结。方用《医学衷中参西录》之理冲汤（黄芪、党参、白术、山药、天花粉、知母、三棱、莪术、鸡内金）。若腹痛不减，加白芍、延胡索、蜈蚣；腹泻去知母，重用白术；虚热未清加生地、天门冬。若湿热瘀结，低热不退，带下黄稠量多，腹痛不宁，则可根据白带病原菌检测药敏结果，辅以抗生素，中西医结合治疗。

（二）病案整理

病案

苏某，女，27岁。初诊时间：2018年8月11日。

主诉：反复下腹痛2年余，加重4天。

现病史：该患者于2015年5月因胚胎停育行清宫术后出现下腹疼痛，时发时止，无疼痛向下肢放射，时感腰骶部坠胀样疼痛，无恶寒发热，就诊于外院，诊断为“急性盆腔炎”，给予中药及口服药物（具体不详）治疗后好转。其后下腹痛反复发作，4月余前，患者于我院行输卵管造影提示左侧输卵管阻塞。4天前，患者行宫腔镜检查后下腹疼痛不适加重，伴乏力，为求进一步诊治遂收入我科住院。

症见：精神疲倦，乏力，下腹疼痛不适，无疼痛向下肢放射，偶有心慌，腰酸痛明显，口干，无口苦，无恶寒发热，无头晕，无胸闷胸痛，无恶心呕吐，胃纳一般，眠可，大小便正常，白带中夹少许血丝，色淡暗，质黏量少，近期无明显消瘦，舌尖红，苔白，脉细滑略数。

既往史：于2018年3月30日发现解脲支原体感染，根据药敏用药已治愈。2018年8月7日于本院生殖科行宫腔镜探查术。否认高血压病史、糖尿病史、冠心病史；无肝炎、结核等传染病史；无中毒、外伤及输血史；否认药物、食物过敏史。

月经及孕产史：平素月经规律，月经初潮12岁，7天/（30~35）天，末次月经2018年7月28日，量中，色鲜红，血块（±），痛经（±），偶有经前乳房胀痛。已婚未育，2012年孕40余天行清宫术；2015年5月停经12周行妇科B超发现胚胎停育，大小约6周，遂行清宫术；2016年1月及7月出现2次生化妊娠。未避孕，其后未再孕。丈夫体健。

妇检：外阴发育正常，已婚型；阴道畅，见少量分泌物，质黏；宫颈光滑，常大，触血（-）；活动可，无举摆痛；宫体前位，常大，轻压痛；左侧附件区稍增厚，轻压痛，右侧附件区未触及明显条索及包块。

辅助检查：

2018-03-23，输卵管造影：右侧输卵管通畅；左侧输卵管未显影，考虑输卵管痉挛与梗阻相互鉴别。

2018-03-30，解脲支原体培养鉴定提示阳性。白带常规清洁度Ⅲ，白细胞（++）。

2018-05-25，白带一般细菌、真菌培养及鉴定均为阴性。生殖支原体RNA检测、解脲支原体RNA检测均为阴性。

2018-07-06，阴道三维彩超提示子宫内膜异常改变，考虑宫腔粘连；盆腔积液，盆腔粘连；双侧卵巢未见明显异常。

2018-08-05，白带常规：清洁度Ⅱ，白细胞（+-）。

2018-08-07，宫腔镜提示子宫内膜炎。

西医诊断：①慢性盆腔炎急性发作。

②左侧输卵管阻塞。

③继发性不孕症。

④子宫内膜炎。

中医诊断：妇人腹痛（脾肾亏虚兼湿热瘀阻）。

治法：健脾补肾，清热祛湿，化瘀止血。毓麟珠加减。

并予中药保留灌肠，同时配合中药贴敷疗法、红外线照射（TDP照射）下腹部以改善盆腔循环，促进炎症吸收；配合针灸疗法疏通经络、止痛。

首诊处方：川芎10g，白芍15g，茯苓15g，当归10g，黄柏10g，山茱萸15g，连翘15g，六神曲10g，党参20g，熟地15g，何首乌15g，墨旱莲15g，三七10g，蒲黄10g。6剂，日1剂，水煎服，复渣。

灌肠中药，以清热祛湿，活血通络为法。方药如下：

鸡冠花30g，三棱15g，蒲公英30g，大血藤45g，昆布15g，土鳖虫18g，细辛5g，蜈蚣2g，丝瓜络15g，王不留行15g，路路通15g，皂角刺30g，小通草15g，赤芍15g，黄芪30g。3剂，日1剂，浓煎150mL，保留灌肠。

中药贴敷疗法选用本科室约定方（大血藤1.5g，赤芍1g，透骨草3g，地龙0.75g，路路通0.5g，白芷0.5g，蒲公英1.5g，丹参1g，黄柏1g），研细末，用白醋调敷于少腹部。

针刺处方：中极，关元，归来（双），天枢（双），地机（双），三阴交（双），太溪（双）。温针，灯照腹部，电针疏密波。

治疗期间嘱患者禁房事，避风寒，增加营养，忌食辛辣刺激、肥甘厚味及寒凉之品；锻炼身体，提高机体抵抗力；劳逸结合，消除紧张情绪，保持心情舒畅。

2018年8月15日二诊：患者精神可，稍感乏力，下腹疼痛不适减轻，时觉心烦，无心慌，时有腰酸痛，少许口干，无口苦，无恶寒发热，无头晕，无胸闷胸痛，无恶心呕吐，胃纳一般，眠可，大小便正常，白带无明显异常。患者白带中已无血丝，故继续健脾补肾，清热祛湿。患者时觉心烦，加入郁金解郁清心。方药如下：

党参20g，白芍15g，茯苓15g，炙甘草10g，陈皮10g，香附10g，郁金15g，牡丹皮15g，熟地15g，泽兰15g，丹参20g，杜仲15g，牛膝15g，通草10g。10剂，日1剂，水煎服，复渣。

患者时有腰酸痛，故灌肠中药中加入狗脊补肝肾，强筋骨，兼祛湿；患者精神可，去补气之黄芪。具体方药如下：

鸡冠花30g，三棱15g，蒲公英30g，大血藤45g，昆布15g，土鳖虫18g，桂枝15g，地龙15g，丝瓜络15g，路路通15g，皂角刺30g，狗脊30g，小通草15g，赤芍15g。5剂，日1剂，浓煎150mL，保留灌肠。

中药贴敷疗法选用本科室约定方（大血藤1.5g，赤芍1g，透骨草3g，地龙0.75g，路路通0.5g，白芷0.5g，蒲公英1.5g，丹参1g，黄柏1g），研细末，用白醋调敷于少腹部。

2018年8月18日三诊：患者精神可，未感乏力，下腹疼痛已明显好转，无心慌，腰酸痛明显减轻，无口干口苦，无恶寒发热，无头晕，无胸闷胸痛，无恶心呕吐，胃纳一般，眠可，大小便正常，白带无明显异常。查体：生命体征平稳，全腹已无压痛。患者症状明显好转，可停用口服中药，灌肠中药及中药贴敷疗法继续同前。

2018年8月25日四诊：患者精神可，未感乏力，无下腹疼痛，无心慌，未感腰酸痛，无口干口苦，无恶寒发热，无头晕，无胸闷胸痛，无恶心呕吐，胃纳一般，眠可，大小便正常，白带无明显异常。查体：生命体征平稳，全腹无压痛。故予以出院。

出院后继续随访，患者于2018年10月22日自测尿妊娠试验阳性，成功自然受孕。继续门诊保胎，已于2019年7月中旬足月顺利产子。

（三）思路分析

本患者由于胚胎停育行清宫术，导致正气受损，脾气亏虚运化失司，气血运行不畅，瘀血阻滞冲任，不通则痛，故见下腹疼痛不适；腰为肾之府，肾虚则腰部失于濡养，故见腰部酸痛；脾虚生湿，湿郁化热，湿性重着，久病致瘀，湿热瘀阻胞脉，故见白带异常。治疗上采用清热祛湿化瘀、通络止痛以祛邪，健脾补肾以扶正。

根据入院时的情况，辨证为脾肾亏虚兼湿热瘀阻，结合患者所患的继发性不孕症，内服中药以毓麟珠加减健脾补肾。方中茯苓意在补脾祛湿，使脾气健运，湿浊得消；党参健脾补中益气；合用四物汤补益气血，温养冲任；加入山茱萸、何首乌补肝肾；墨旱莲补肝肾，凉血止血；六神曲健脾开胃，消积行滞；加入黄柏利湿清热，令湿浊从小便而出；连翘清热解毒，散结消肿；蒲黄、三七化瘀止血。全方共奏健脾补肾，清热祛湿，化瘀止血之效，兼顾湿热、瘀血以及固脾肾之本三方面，以达标本兼顾之功效。中药保留灌肠采用红藤，红藤苦、平，入大肠经，具有清热祛湿、消痈、活血止痛之效；蒲公英清热解毒祛湿；皂角刺搜风消肿排脓。红藤、蒲公英、皂角刺三药合用共奏清热祛湿、消肿止痛、活血祛瘀之效。三棱、土鳖虫活血行气、消肿止痛；鸡冠花、赤芍凉血活血通络；丝瓜络、王不留行、路路通、小通草祛湿通络兼行血利水；细辛祛风止痛；蜈蚣善走能散，通络止痛；昆布软坚散结；黄芪补脾益气以扶助正气，兼顾利水消肿。总观全方具有清热祛湿，活血通络之功效。

治疗4天后患者精神可，稍感乏力，下腹疼痛不适减轻，时觉心烦，无心慌，时有腰酸痛，少许口干，无口苦，无恶寒发热，无头晕，无胸闷胸痛，无恶心呕吐，胃纳一般，眠可，大小便正常，白带无明显异常。患者时觉心烦，加入郁金解郁清心，香附理气解郁。香附味辛、微苦、微甘，性平，归肝、脾、三焦经，具有理气解郁，止痛调经功效，《本草纲目》记载："散时气寒疫，利三焦，解六郁，消饮食积聚，痰饮痞满，胕肿腹胀，脚气，止心腹、肢体、头、目、齿、耳诸痛，痈疽疮疡，吐血下血尿血，妇人崩漏带下，月候不调，胎前产后百病。"郁金味辛、苦，性寒，归肝、心、肺经，具有行气化瘀，清心解郁，利胆退黄之功效，用于经闭、痛经，胸腹胀痛、刺痛，热病神昏，癫痫发狂，黄疸尿赤等症。《本草备要》记载郁金"宣，行气解郁；泻，泄血破瘀……凉心热，散肝郁……治吐衄尿血，妇人经脉逆行"，《本草纲目》记载郁金"治血气心腹痛，产后败血冲心欲死，失心颠狂蛊毒"，《本草从新》载郁金"能开肺金之郁"。泽兰味苦、辛，性微温，入肝、脾经，具有活血、行水的功效，治经闭，癥瘕，产后瘀滞腹痛，身面浮肿，跌扑损伤，金疮，痈肿。《神农本草经》记载泽兰“主乳妇内衄，中风余疾，大腹水肿，身面四肢浮肿，骨节中水，金疮痈肿疮脓”，《雷公炮炙论》记载泽兰“能破血，通久积”。丹参味苦，性微寒，归心、肝经，有祛瘀止痛，活血通经，清心除烦之功效，用于月经不调，经闭，痛经，癥瘕积聚等。《神农本草经》记载丹参“主心腹邪气，肠鸣幽幽如走水，寒热积聚；破癥除瘕，止烦满，益气”，《云南中草药选》记载丹参可“活血散瘀，镇静止痛；治月经不调，痛经，风湿痹痛，子宫出血，吐血，乳腺炎，痈肿”。

本患者口服健脾补肾，清热祛湿，化瘀止血之中药，另予清热祛湿，活血通络之中药液保留灌肠，可使药物通过直肠静脉丛吸收，较快到达盆腔组织。贴敷疗法可使药物透皮吸收，局部药物浓度明显高于其他部位，作用较为直接，直达病所。红外线照射可产生温热的良性刺激促进盆腔局部血液循环，改善组织营养状态，提高新陈代谢，以利炎症吸收和消退。针灸疗法循经取穴，从外治内，可疏通经络之气血，使盆腔内郁滞的气血畅通，达到“通则不痛”的治疗目的。几种方法合用，可改善盆腔血液循环，减轻盆腔充血、渗出，缓解粘连，以促进炎症消除，从而起到消炎止痛的治疗作用。

（四）按语

盆腔炎是女性内生殖器及其周围的结缔组织、盆腔腹膜炎症的总称，包括子宫内膜炎、输卵管卵巢炎、盆腔腹膜炎、盆腔结缔组织炎以及盆腔脓肿等。有急性和慢性之分，临床上以慢性盆腔炎最为常见。慢性盆腔炎常因急性盆腔炎治疗得不及时、不彻底、不恰当，或患者体质较弱、病程迁延日久所致，是引起慢性盆腔疼痛、异位妊娠、月经失调、不孕症等多种疾病的重要原因之一，严重影响妇女健康、工作及生活质量，且发病率有日益上升的趋势。目前西医临床上对本病的主要治疗方法为给患者服用抗生素、物理疗法及手术等。抗生素对于急性盆腔炎的控制效果明显，对不孕、异位妊娠、慢性盆腔疼痛等后遗症无明显改善。中医药治疗盆腔炎具有明显优势，在缓解症状的同时又能避免西医长期使用抗生素引起的不良反应。由于长期的炎症刺激，患者盆腔局部组织已经粘连，抗炎药物不易到达病所。依据慢性盆腔炎主要的临床症状，可将其归属于中医“妇人腹痛”“热入血室”“月经失调”“带下病”“不孕症”等范畴，本病的病位在子宫、冲任及下焦，主要的病因病机为湿、热、瘀蕴结于胞宫、胞脉，以致冲任气血运行不畅，不通则痛，发为本病。血瘀可引起机体气机不利，输布津液的正常功能受到影响而最终聚而成湿，内湿郁久化热，变生湿热。与此同时，湿热的形成会再次加重脏腑气血运行的障碍，湿热与血相搏结，瘀阻冲任，血行不畅，不通则痛，故见下腹胀痛或刺痛，痛处固定不移；瘀阻胞脉，而胞脉系于肾，且“腰为肾之府”，故发为腰骶胀痛或酸痛；湿热之邪下注，伤及任、带、胞宫，则可见白带量多伴色黄质稠。本病通过中医辨证施治，内服中药与中药保留灌肠及贴敷疗法、红外线照射（TDP照射）、针灸疗法等多种方法并用的综合治疗，可以取得更佳治疗效果。

第七节 痛 经

（一）学术思想

女性经期或行经前后出现周期性小腹疼痛，痛引腰骶甚则剧痛昏厥则称为痛经或经行腹痛。若经前或经期仅有小腹或腰部轻微的胀痛不适，不影响日常工作和生活，则属经期正常生理现象，不作病论。现代医学将其分为原发性痛经和继发性痛经。原发性痛经也称功能性痛经，指无生殖器官器质性病变，一般多见于青春期女性；继发性痛经则由盆腔器质性病变引起，如子宫内膜异位症、子宫腺肌病、宫腔粘连、宫颈狭窄、盆腔炎性疾病、盆腔淤血综合征等，常见于育龄期女性，可有疼痛进行性加重。其中，继发性痛经以子宫内膜异位症、子宫腺肌病最为常见。

中医古籍认识痛经并无原发性及继发性之分，亦无对子宫内膜异位症的直接记载，子宫内膜异位症可属古代“痛经”“痛瘤”“不孕”等的范畴。中医有关痛经的记载，最早见于《金匮要略·妇人杂病脉证并治》：“带下经水不利，少腹满痛，经一月再见者，土瓜根散主之。”《诸病源候论》则首立“月水来腹痛候”，认为“妇人月水来腹痛者，由劳伤血气，以致体虚，受风冷之气，客于胞络，损冲任之脉”，为研究痛经奠定了理论基础。《景岳全书·妇人规·经期腹痛》曰：“经行腹痛，证有虚实……然实痛者，多痛于未行之前，经通而痛自减；虚痛者，于既行之后，血去而痛未止，或血去而痛益甚。大都可按可揉者为虚，拒按拒揉者为实。”这一认识，至今仍具有临床指导意义。

林丹结合本病临床特点归纳后认为，痛经病位在子宫、冲任，以“不通则痛”或“不荣则痛”为主要病机。实者可由于气滞血瘀、寒凝血瘀、湿热瘀阻导致子宫的气血运行不畅，“不通则痛”；虚者主要由于气血虚弱、肾气亏损导致子宫失于濡养，“不荣则痛”。其之所以伴月经周期而发，又与经期及经期前后特殊生理状态有关。未行经期间，由于冲任气血平和，致病因素尚不足以引起冲任、子宫气血瘀滞或不足，故平时不发生疼痛。经期前后，血海由满盈而溢泄，气血由盛实而骤虚，子宫、冲任气血变化较平时剧烈，易受致病因素的干扰，加之体质因素的影响，导致子宫、冲任气血运行不畅或失于濡养，不通或不荣则痛。经净后，子宫、冲任血气渐复则疼痛自止。但若病因未除，素体状况未获改善，则下次月经来潮，疼痛又复发。病因病机分述如下。气滞血瘀者素性抑郁或恚怒伤肝，气郁不舒，血行失畅，瘀阻子宫、冲任。经前、经期气血下注冲任，或复为情志所伤，壅滞更甚，“不通则痛”，发为痛经，诚如《张氏医通》所云：“经行之际……若郁怒则气逆，气逆则血滞于腰腿心腹背肋之间，遇经行时则痛而重。”寒凝血瘀者经期、产后感受寒邪，或过食生冷，寒客冲任，与血相搏，以致子宫、冲任气血失畅。经前、经期气血下注冲任，子宫气血更加壅滞，“不通则痛”。若经前、经期冒雨、涉水、游泳或久居阴湿之地，则发为寒湿凝滞证痛经。《傅青主女科》即有“夫寒湿乃邪气也，妇人有冲任之脉，居于下焦……经水由二经而外出，而寒湿满二经而内乱，两相争而作疼痛”之论述。湿热瘀滞者素体湿热内蕴，或经期、产后摄生不慎感受湿热之邪，与血相搏，流注冲任，蕴结胞中，气血失畅。经前、经期气血下注，子宫、冲任气血壅滞更甚，“不通则痛”，致使经行腹痛。气血虚弱者脾胃素虚，化源匮乏，或大病久病，或失血过多，气血不足，冲任气血虚少，行经后血海气血愈虚，不能濡养冲任、子宫，导致气虚而无力流通血气，因而发为痛经。《景岳全书·妇人规》中所说的“凡人之气血犹源泉也，盛则流畅，少则壅滞，故气血不虚则不滞”即说明了这种病理机转。肾气亏虚者禀赋素弱，或多产、房劳损伤，精血不足，经后血海空虚，冲任、子宫失于濡养，“不荣则痛”，发为痛经。《傅青主女科》已有“妇人有少腹疼于行经之后者，人以为气血之虚也，谁知是肾气之涸乎”的认识。

根据疼痛发生的时间、部位、性质及疼痛的程度辨寒热虚实为本病的辨证要点。一般而言，痛发生于经前或经行之初，多属实；月经将净或经后始作痛者，多属虚。辨痛之部位以察病位在肝还是在肾，在气还是在血，如痛在少腹一侧或双侧多属气滞，病在肝，少腹是子宫所居之地，其痛在少腹正中常与子宫瘀滞有关；若痛及腰骶多属病位在肾。详询疼痛的性质、程度是本病辨证的重要内容，隐痛、坠痛、空痛、喜揉喜按属虚；掣痛、绞痛、灼痛、刺痛、拒按属实；灼痛得热反剧属热；绞痛、冷痛得热减轻属寒；痛甚于胀，持续作痛属血瘀；胀甚于痛，时痛时止属气滞；等等。此为辨证之大要，临证需结合月经期、量、色、质，伴随症状，舌，脉，素体和病史综合分析。

辨证论治方面总结如下。第一，气滞血瘀证。症见经前或经期小腹胀痛拒按，经血量少，行而不畅，血色紫暗有块，块下痛暂减；乳房胀痛，胸闷不舒；舌质紫暗或有瘀点，脉弦。此为肝失调达，冲任气血郁滞，经血不利，不通则痛，故经前或经期小腹胀痛或拒按，经量少，经行不畅，色暗有块，块下气血暂通而疼痛暂减；肝郁气滞，经脉不利故乳胀胸闷；舌质紫暗或有瘀点，脉弦均属气滞血瘀之征。予理气行滞，化瘀止痛。方用膈下逐瘀汤（《医林改错》）（当归、川芎、赤芍、红花、桃仁、枳壳、延胡索、五灵脂、乌药、香附、牡丹皮、甘草）或痛经方（《许润三》）。膈下逐瘀汤方中乌药、香附、枳壳理气行滞；当归、川芎、桃仁、红花、赤芍活血化瘀；延胡索、五灵脂化瘀定痛；牡丹皮凉血活血；甘草缓急止痛、调和诸药。气顺血调则疼痛自止。第二，寒凝血瘀证。症见经前或经期小腹冷痛拒按，得热则减；月经或见推后，经色暗而有瘀块；面色青白，肢冷畏寒；舌暗苔白，脉沉紧。此为寒凝子宫、冲任，血行不畅，故经前或经期小腹冷痛，寒得热化，瘀滞暂通，故得热痛减；寒凝血瘀，冲任失畅可见月经推后，经色暗而有块；寒邪内盛，阻遏阳气，故面色青白，肢冷畏寒；舌暗苔白、脉沉紧均为寒凝血瘀之候。予温经散寒，化瘀止痛。方用少腹逐瘀汤（《医林改错》）（小茴香、干姜、延胡索、没药、当归、川芎、官桂、赤芍、蒲黄、五灵脂），方中官桂、小茴香、干姜温经散寒；当归、川芎、赤芍养营活血；蒲黄、五灵脂、没药、延胡索化瘀止痛。寒散血行，冲任、子宫气血调和流畅，疼痛自止。第三，湿热瘀阻证。症见经前或经期小腹疼痛或胀痛不适，有灼热感，或痛连腰骶，或平时小腹疼痛，经前加剧；经血量多或经期长，色暗，质稠或夹较多黏液；平素带下量多，质稠，有臭味；或伴有低热起伏，小便黄赤；舌质红，苔黄腻，脉滑数或弦数。此为湿热之邪盘踞子宫、冲任，气血失畅，经前血海气血充盈，湿热与血互结壅滞不通，故腹痛拒按，痛连腰骶，有灼热感；湿热扰血，故经量多或经期长，色暗，质稠或夹较多黏液；累及任带，则带下异常；湿热缠绵，故伴低热起伏，小便黄赤；舌质红，苔黄腻，脉滑数或弦数均为湿热蕴结之候。予清热除湿，化瘀止痛。方用清热调血汤（《古今医鉴》）（牡丹皮、生地、白芍、黄连、当归、川芎、红花、桃仁、延胡索、香附、莪术)，加车前子、薏苡仁、败酱草。方中黄连清热燥湿；牡丹皮、生地、白芍清热凉血；当归、川芎、桃仁、红花活血化瘀；延胡索、香附、莪术行气活血止痛；加车前子、薏苡仁、败酱草意在增强原方清热除湿之功。第四，气血虚弱证。症见经期或经后小腹隐隐作痛，喜按或小腹及阴部空坠不适；月经量少，色淡，质清稀；面色无华，头晕心悸，神疲乏力；舌质淡，脉细无力。此为气血不足，冲任亦虚，经行之后，血海更虚，子宫、冲任失于濡养，故经期或经后小腹隐隐作痛，喜按，气虚下陷则小腹及阴部空坠不适；气血两虚，血海未满而溢，故月经量少，色淡，质清稀，面色无华，头晕心悸，神疲乏力；舌质淡，脉细无力均为气血不足之象。予益气养血，调经止痛。方用圣愈汤（《医宗金鉴·妇科心法要诀》）(人参、黄芩、熟地、当归、川芎、白芍)，方中人参、黄芩补脾益气，熟地、当归、白芍、川芎养血和血，气血充沛，子宫、冲任复其濡养，疼痛自止。第五，肾气亏虚证。症见经期或经后1~2天内小腹绵绵作痛伴腰骶酸痛；经色暗淡，量少质稀薄；头晕耳鸣，面色晦暗，健忘失眠；舌质淡红，苔薄白，脉沉细。此为肾气虚损，冲任俱虚，精血本已不足，经行之后，血海更虚，子宫、冲任失养，故小腹绵绵作痛，外府不荣则腰骶酸痛不适；精亏血少，阳气不足，故经色暗淡，量少质稀薄；肾虚脑失所养，则见头晕耳鸣，健忘失眠；舌、脉亦为肾虚之征。予补肾益精，养血止痛。方用调肝汤（《傅青主女科》）或益肾调经汤（《中医妇科治疗学》）(巴戟天、杜仲、续断、乌药、艾叶、当归、熟地、白芍、益母草)。益肾调经汤方中巴戟天、杜仲、续断补肾壮腰，强筋止痛；乌药温肾散寒；艾叶温经暖宫；当归、熟地、白芍滋阴养血；益母草活血调经。肾气实，筋骨坚，阴血充沛，子宫、冲任得以濡煦则疼痛自止。

（二）病案整理

病案

栾某，女，19岁，未婚。初诊时间：2018年8月27日。

主诉：经行腹痛1年余。

症见：每于经期小腹胀痛，行经第一、二天痛甚，疼痛拒按，难忍，需服用止痛片，经量偏少，色暗红有血块，自诉血块排出后疼痛减轻；平素情志抑郁，偶有胸闷不舒，经前乳房胀痛，胃纳可，眠一般，二便调。舌质淡暗有瘀斑，脉弦。

月经史：13岁月经初潮，平时月经基本规律，（5~6）天/（30~35）天，量偏少，色暗红，有血块，末次月经2018年8月5日。

西医诊断：痛经。

中医诊断：经行腹痛（气滞血瘀）。

治法：疏肝理气，化瘀止痛。膈下逐瘀汤加减。

首诊处方：柴胡12g，香附15g，当归15g，川芎12g，五灵脂15g，蒲黄12g，延胡索15g，白芍25g，益母草25g，甘草10g，枳壳10g，红花5g。7剂，日1剂，水煎服，复渣。嘱行经第1天复诊。

2018年9月7日二诊：今日行经，量少，色暗，腹胀痛，但尚可忍受，仍拒按，服上药期间乳房胀痛、胸闷明显减轻，情绪尚可，胃纳可，眠可，二便调。舌质淡暗有瘀斑，脉弦略滑。

中药守上方不变。

柴胡12g，香附15g，当归15g，川芎12g，五灵脂15g，蒲黄12g，延胡索15g，白芍25g，益母草25g，甘草10g，枳壳10g，红花5g。3剂，日1剂，水煎服，复渣，早晚分服。

月经第一、二天加用针刺疗法：选取双侧三阴交、关元、地机、太冲穴，各穴行提插捻转手法，尽量使关元穴的针感传到会阴部，三阴交穴的针感传至大腿根部，得气后留针30分钟。经治疗，患者此次经期腹痛明显减轻。

2018年10月8日三诊：近来情绪尚平稳，无乳房胀痛，偶胸闷不适，无胁肋胀痛，无腹痛腹胀，胃纳可，眠可，二便调。舌质淡暗有瘀斑，脉弦。辨证同前，治法同前，前方有效，故不更方。

柴胡12g，香附15g，当归15g，川芎12g，五灵脂15g，蒲黄12g，延胡索15g，白芍25g，益母草25g，甘草10g，枳壳10g，红花5g。5剂，日1剂，水煎服，复渣，早晚分服。

加用针刺疗法直至月经来潮第二天：选取双侧三阴交、关元、地机、太冲穴，各穴行提插捻转手法，尽量使关元穴的针感传到会阴部，三阴交穴的针感传至大腿根部，得气后留针30分钟。

经上述治疗，患者行经期腹痛明显缓解，嘱其每于经前7天复诊，继续予此法方药治疗3个月经周期，患者经期腹痛未再发。

（三）思路分析

本案患者每于经期小腹胀痛，行经第一、二天痛甚，疼痛拒按，难忍，需服用止痛片，经量偏少，色暗红有血块，自诉血块排出后疼痛减轻。考虑因其平素情志抑郁，肝失调达，冲任气血郁滞，故辨证属气滞血瘀证，治疗上予疏肝理气，化瘀止痛，气顺血调，疼痛自止。选方予膈下逐瘀汤加减。方中柴胡疏肝理气；香附、枳壳理气行滞；当归、川芎、益母草、红花活血化瘀；延胡索、五灵脂、蒲黄化瘀定痛；白芍酸敛柔肝，缓急止痛；当归、白芍合用，平肝舒郁而又不忘滋养阴血，寓祛邪于扶正之中；甘草缓急止痛，调和诸药。气顺血调则疼痛自止。寒凝血瘀和气滞血瘀为原发性痛经的主要病因。患者19岁，未婚，平素情志抑郁，考虑为原发性痛经之气滞血瘀证。配合针刺双侧三阴交、关元、地机、太冲穴，各穴行提插捻转手法，使关元穴的针感传到会阴部，三阴交穴的针感传至大腿根部，得气后留针30分钟。可于每次经前7天开始施治，隔日治疗直至月经来潮第二天。连续治疗最少3个月经周期。经治疗，瘀滞消散，气机平调，通而不痛。

（四）按语

原发性痛经属中医“经行腹痛”范畴。对于痛经的病因病机，明代《景岳全书》云：“经行腹痛，证有虚实。实者，或因寒滞，或因血滞，或因气滞，或因热滞；虚者，有因血虚，有因气虚。”《傅青主女科》亦载：“盖肾水一虚则水不能生木，而肝木必克脾土，木土相争，则气必逆，故尔作疼。”林丹认为，痛经的发病机制可总结为“不通则痛”和“不荣则痛”，即虚实两端。一方面，若素性抑郁或郁怒伤肝，气郁不舒，血行失畅，或经期产后，感受寒邪，寒客胞宫，损伤冲任，与血相搏，以致经前或经期气血下注冲任之时，寒凝血瘀，不通则痛，而产生痛经；另一方面，脾胃素虚，化源不足，或大病久病后气血不足，冲任气血虚少，血海气血愈虚，不能濡养冲任胞宫，或肾阳亏虚，冲任胞宫失其温煦，不荣则痛，而发生痛经。林丹认为，未行经期间，冲任气血平和，即使致病因素存在，也不发生疼痛；经期前后，血海满盈而溢泄，气血由盛实转为骤虚，冲任胞宫气血变化急剧，致病因素影响冲任胞宫，或气滞血瘀致血行不畅，或气血亏虚，肾阳不足，失其濡养，而导致痛经的发生。痛经治疗可分三步：经前调，经期治，经后养。实证患者，即气滞血瘀型和寒凝血瘀型患者，宜经前一周开始服药治疗，以鼓动气血运行，瘀散滞消，气血平调。月经期疼痛明显者，则可配合针灸止痛。

第四章　儿科病证

医之为艺实难矣，而疗小儿之疾尤甚。小儿脏腑娇嫩，皮骨软弱，血气未盛，经络如丝，脉息如毫，易虚易实，易冷易热，口不能言，手不能指，疼痛莫知，故有云："能医十男子，莫治一妇人，能治十妇人，莫疗一小儿。"临证之中，儿有大小之不同，病有深浅之异。初生子一年内称为婴儿，一至三岁称为幼儿，三岁以上至七岁称为幼童，七岁以上至十二岁称为童子。

古有医者将小儿之疾门称为"哑科"，皆因小儿啼笑无端，痛痒之处不可名状，或可言亦不足以全信，是其一难也；小儿脏腑娇弱，药物不能多受，其二难也；小儿筋骨皮肉尚脆，则针灸理疗之法尤非易施，其三难也；小儿脉数较之常人有异，又因见医生怯，神乱矣，致医者不易持脉，其四难也；较之儿童西药，中药味苦涩，小儿不喜服用，此为五难也。

林丹从医执教四十余载，临验颇丰，精于辨证，妙用经方，屡起沉疴。笔者有幸师从林丹，聆听教诲，获益匪浅。就林丹诊疗小儿内科病证之临床思路，存其精要，辨其是非，详论之，旨在借医药以济世，以飨同道。

（一）小儿病因病机概要

小儿为"稚阴稚阳"之体，又具有"易于感触，传变迅速""脏气清灵，易趋康复"的病理特点，基于小儿之病因，万全《幼科发挥·原病论》认为"大抵小儿之病，大半胎毒，而小半于伤食也。其外感风寒之疾十一而已"。小儿病因颇多，除先天所致疾患，多因皮毛、肌肉、筋骨、髓脑、五脏六腑、荣卫气血不固，对外界气候变化适应能力较差，易受六淫之邪侵袭，亦因内伤饮食而发病，或因受惊吓致病，等等。治病求本，本于病因，故熟练掌握小儿疾病的病因特点，才能更好地对症下药。下面就临证中常见的七种病因进行论述。

1. 受风寒侵袭所致。小儿脏腑娇嫩，行气未充，易受风寒之邪侵袭。客于肺卫，肌腠密闭，见或恶寒发热，或体痛，或咳嗽，或喘等症；客于胃肠，则见或腹痛，或呕哕，或吐逆，或腹泻等症；伤于足底，伤及足少阴肾经，则见或尿急尿频，或遗尿，甚则发热等症。

时气病者，亦称之为天行病，是四时之间忽有非节之气。其气伤人，为病亦头痛、壮热，大体与外感六淫相似，无问长幼，其病形证略同。

2. 内伤饮食所致。小儿脾胃娇嫩，又不知饥饱，易于伤食。因今时小儿除正常饮食外，多有饮用乳制品，故临证常见因乳食伤胃而呕吐，因乳食伤脾而腹泻，久吐久泻致阴亏，伤及肝脏，出现易怒，多动，甚则抽动，或发慢惊风。乳食停滞，易生痰湿，痰积生火，痰火变作，则为急惊，或成喉痹，痰火结滞，或为发热，或为喘嗽，或为口舌生疮。

3. 惊吓所致。小儿五脏尚虚，神气软弱，《诸病源候论》首论因惊吓致小儿病曰："小儿中客忤者，是小儿神气软弱，忽有非常之物，或未经识见之人触之，与鬼神气相忤而发病，谓之客忤也，亦名中客，又名中人。"盖心藏神，惊则伤神，肾藏志，恐则伤志，小儿神志怯弱，有所惊恐，则神志失守，可见夜卧不安，或手足抽动，或嗜睡，或惊啼等症。

临证中多见小儿情志失调引发各种疾病，如消瘦、失眠、发育迟缓、呕吐、腹泻等，现代西医均从心理方面进行调治。

4. 因虫致病。小儿若无良好的卫生习惯，加之饮食不洁，易感染诸虫，临证中常见有蛔虫、蛲虫、绦虫等寄生虫。寄生虫多因腑脏虚弱而动，或因食甘肥而动，可见或腹痛，以脐周为甚，或纳呆，或异食，或夜啼，或发育迟缓等症，亦可见夜间磨牙、指甲白斑、面部白斑，白睛青斑等症。而重症如蛔虫性肠梗阻、脑囊虫病等现今已很少见。

5. 小儿时行疫病。因感受时行疫病，自口鼻而入，蕴于肺胃，疫毒内郁，上蒸咽喉而成。因胃主肌肉，肺主皮毛，又司呼吸，故有病在肺胃二经，病邪传变则由卫气至营血。热毒上客咽喉，出现咽痛，热毒外客于肌肤，则发为痧疹。客于胃肠，则出现呕吐腹泻。热毒熏灼营血，疹红紫，舌红绛，亦可出现高热不退，神昏谵语，甚则惊风抽搐等邪陷厥阴之证候。

6. 医源损害。因小儿气血未充，凡遇疾病，医者用药本当谨慎，中病即止。而临证中，多有医者用药过猛，伤及脾胃，甚则元气受损。有病，病受之；无病，人受之。小儿常因病而元气耗损，又因医者伐之，而见病情缠绵难愈，或一病初愈又感新疾，或一病未愈又得新病，此亦为病因之一。如小儿因消瘦，每寻医则云痰火或食积，动以肥儿丸、保和丸之类，使之常服，然此类药物为苦寒之品，最败元阳，中病即止，不可久服，此为医之过也。

7. 其他社会因素。一方面，儿童过多或过早接触手机、电脑等电子产品，其辐射会影响小儿脑部及免疫系统的发育，使小儿从心理上产生成瘾性，进而出现精神问题，如焦虑、注意力下降、易怒，甚则产生抽动、自闭及抑郁等疾病。另一方面，学习压力的增加及运动量减少导致的情绪问题，在小儿疾病中造成的影响日益显著，小儿心神怯弱，心理承受能力差，更易对身体及心理造成双重损害。

（二）儿科诊法概要

小儿口不能言，脉无所视，诊断之法仍基于望闻问切，以望诊尤为重要。小儿又有特殊之处，如有三关指诊，而成人未有，小儿臂短，脉诊又与成人不同；而问诊一法，小儿口述又不全备，长辈代诉，又恐信息有误；小儿每怯生人，无不啼叫，呼吸先乱，则神乱矣，故小儿之诊断难之又难。要求医者不光要技术精湛，还需对小儿有耐心、细心及诚心，竭心思而施治。

简言之，“望者鉴貌辨其色也……闻者听声知其证也……问者问病究其原也……切者切脉察其病也”。临证中儿科唯以望诊为主，问诊继之，闻则次之，切脉多为参考。正所谓失之毫厘，谬之千里，医者当慎之又慎，故临证可中西互参，亦可应用现代之诊断技术，清晰明确诊断。本节就小儿临证中重要的诊法概述如下：

1. 面上诊。五脏面部分布：面部左腮属肝，右腮属肺，额上为心，鼻属脾，颧属肾。

肝病见面青，肺病见面白，心病见面赤，脾病见面黄，肾病见面黑，是望五脏之病色也。鼻在面中，应四季，准头红黄者，无恙。

临床上参照陈氏《小儿病源方论》辨面色主病诀：

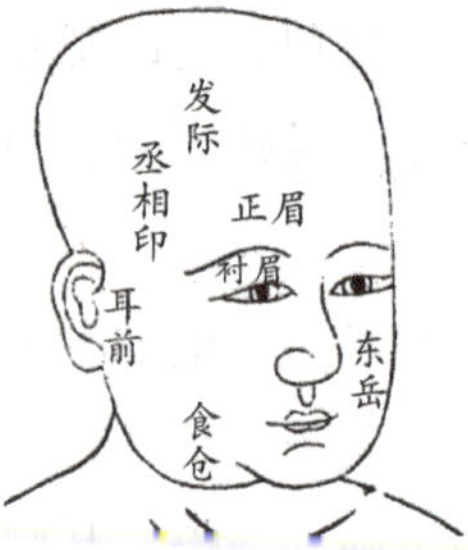

肝惊起发际，肝积在食仓，
肝冷唇青白，肝热正眉当。

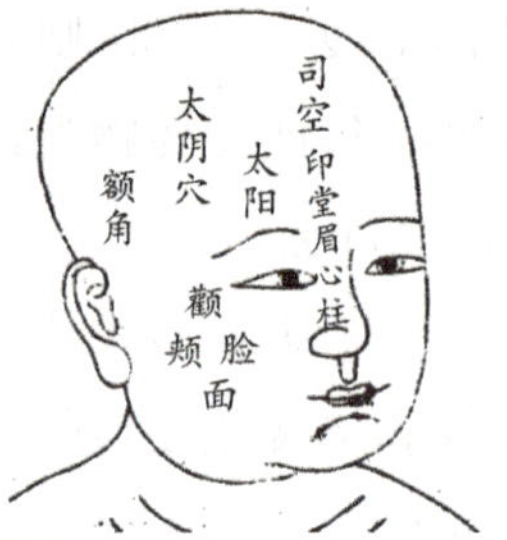

心惊在印堂，心积额角荒，
心冷太阳位，心热面颊装。

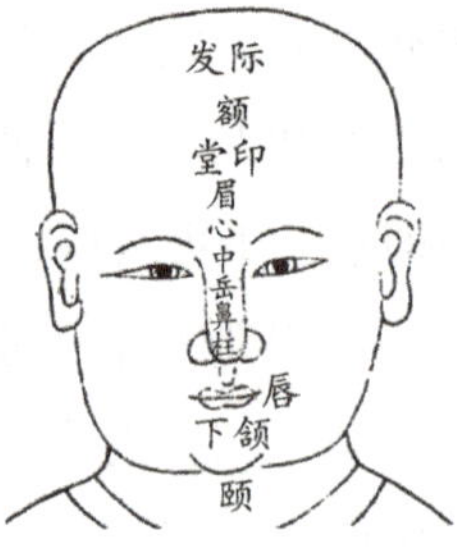

脾惊止发际，脾积唇应黄，
脾冷眉中岳，脾热穴太阳。

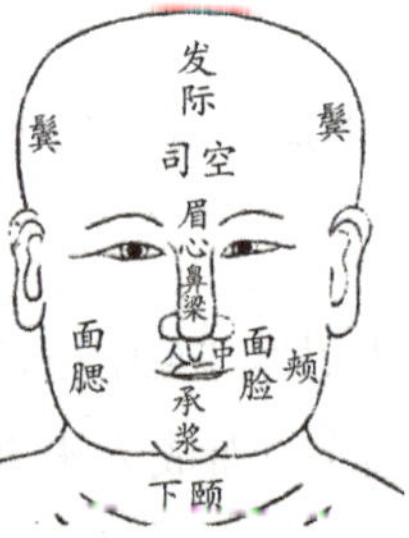

肺惊发际赤，肺积发际当，
肺冷人中见，肺热面颐傍。

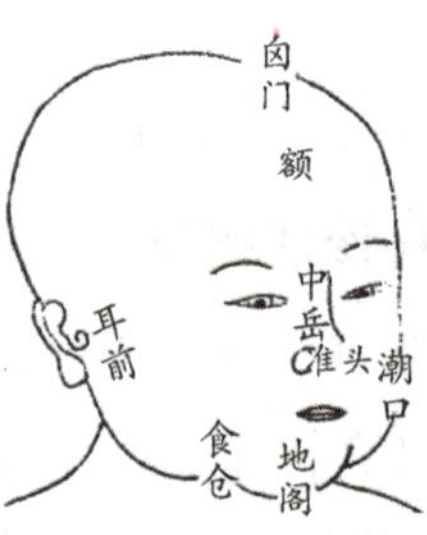

肾惊耳前穴，肾积眼胞相，
肾冷额色紫，肾热赤食仓。

五色主病：赤色多主热证，见外感风热、里热炽盛、食积内热、阴虚内热；白色多主寒证、虚证，见外感风寒、脾肾阳虚、血亏；黄色多为脾虚证或湿证，见疳积、黄疸、水肿；青色主寒证、痛症、瘀血、惊痫，见腹痛、惊风、癫痫、抽动；黑色主肾虚、寒证、痛症、瘀血、水饮。

2. 诊苗窍。苗窍为五脏之外候，具体为目、耳、口、鼻、舌，及前后二阴。《幼科铁镜·卷二》有云："故小儿病于内，必形于外，外者内之着也。望形审窍，自知其病。"目、耳、口、鼻、舌，及前后二阴望诊，与中医诊断学基本相同，特别是舌诊，临证多精准，不多赘述，此处重点论述临证时的特殊望诊知识。

（1）望目

南宋《仁斋直指方·卷之二十·眼目》谓："眼者，五脏六腑之精华……其首尾赤眦属心，其满眼白睛属肺，其乌睛圆大属肝，其上下肉胞属脾，而中间黑暗一点如漆者，肾实主之。是虽五脏，各有证应，然论其所主，则瞳子之关系重焉。"故临证见白睛赤者，为心克肺之贼邪；白睛见青色，为肝乘侮之微邪；白睛见青色斑点，为虫疳之证；白睛见黑色，病重，此为肾乘肺之实邪；白睛见黄色，为脾乘肺之虚邪。依此类推，皆可明目诊之要。另临证见下眼睑青色，多为胃寒；睡而露睛，脾胃虚也。

目诊还需特别注意是否有畏光、复视、眼睑下垂、不自主眨眼、斜视、结膜充血或贫血，是否有分泌物，检查瞳孔大小及对光反射等。如两眼上翻，双目上视，双目圆睁，炯炯逼视，甚至横眉立目，斜眼，均属于肝风内动或病重病危之象；眼睑下垂、复视可见小儿睑废，西医称之为"重症肌无力"；不自主眨眼，斜视，因肝风内动而致，见于小儿抽动秽语综合征。

（2）察鼻

鼻五色变化与五脏相应，鼻准为脾之窍，临证中鼻准红为脾经热，鼻准惨黄，脾败也。鼻孔为肺之窍，鼻孔燥为热证，鼻孔流清涕为寒证。察鼻必望山根，临证见山根青，多见于疳积证或惊风；山根紫，多见于热证；山根青赤，则小儿烦躁不定。鼻下生疮，则为肺热。鼻翼不自主煽动或抽动，常见于小儿抽动秽语综合征。

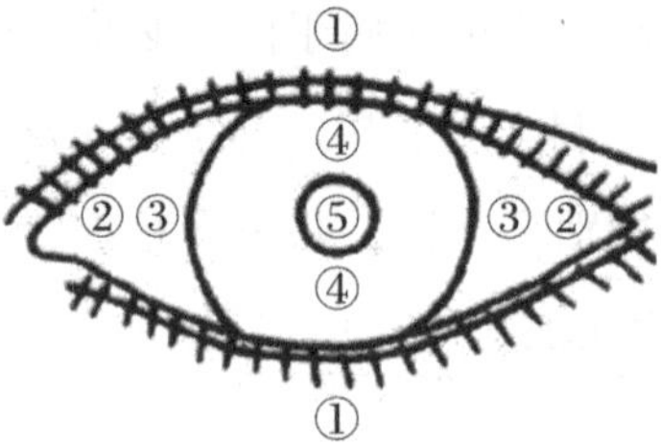

图1　五轮

①肉轮（胞睑）　②血轮（两眦）

③气轮（白睛）　④风轮（黑睛）

⑤水轮（瞳神）

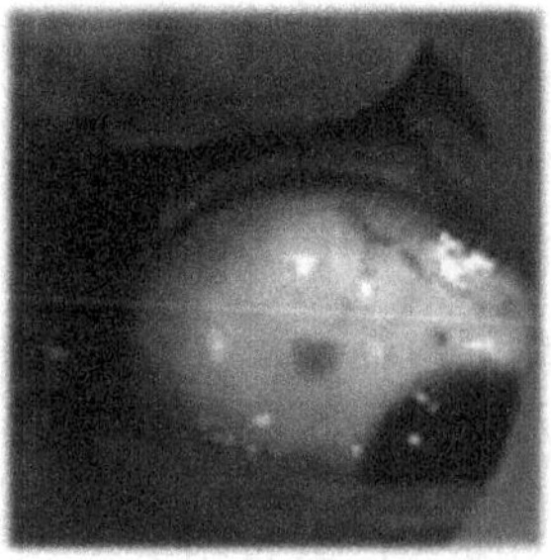

图2　白睛有虫斑

（3）察口

唇为脾之窍，色红紫为热证，淡白为虚证，色黑，脾败将绝也。临证还可见口角流涎，多为脾胃积热或脾胃虚寒所致；常流涎，亦不除外虫证。小儿不自主口角掣动或噘嘴，多为风动。嘴角向右扯，为肝风，向左扯，为脾之痰。小儿唇周色青，肝风重。

小儿口臭，多见于湿热或食积，如若小儿口酸臭，伴手心热、大便酸臭多为食积所致，亦可引起发热。临证亦有牙齿之疾，小儿牙齿望诊尤为重要，牙床为脾之窍，牙床红肿，热也，牙床溃烂，胃火也。

（4）望舌

舌乃心之苗，舌红紫为心热证，淡白，虚证也。舌苔为脾胃之气上蒸胃阴而成，此处就临证中的特殊舌苔论述。霉苔多见于小儿营养不良；苔厚腻多见于食积；地图舌见于消化不良；舌光滑无苔见于哮喘或痰多、使用雾化药物后。

3. 切脉。虽云“夫脉也者，人身之造化，病机之先见，用药之准绳，不可不先明诸心者也”，而当今之世，尤贵小儿，医者诊断需极为慎重，多配合现代辅助检查，明确诊断，切脉在临床上多为辅助参考，但亦可作为医者辨别疾病轻重缓急之准则，做到心中了了。现就临床多用之处论述如下。

（1）指诊辨三关手纹

三岁以下小儿指诊虎口脉纹，临证时并非男童只诊左手，女童只诊右手，因左应心肝，右应肺脾，故双手均应诊之，诊者用左手握小儿食指，用右手大拇指力度适中地从命关向气关、风关（由远及近）直推，推数次，食指上的纹型会越推越明显，便于观察，切勿逆推。基本的三关指诊大法为“风关易治，气关病深，命关黑死”。医者可按此对病情有个基本了解。

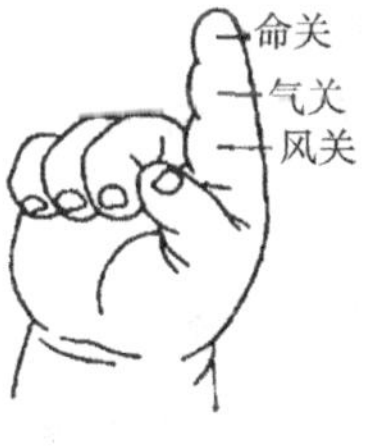

图3　幼儿指纹三关

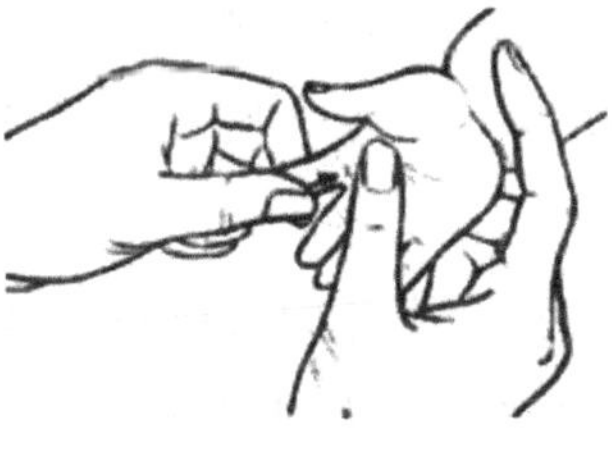
图4　取纹方法

按照“浮沉分表里，红紫辨寒热，淡滞定虚实，三关测轻重”的辨证纲领，指诊中，以辨纹色为主，色可见白、赤、黄、紫、青、黑，亦有由病情传变而色变者。详辨其纹色，紫为热证（泻痢色紫），赤为寒证，青为风证（因惊必青），白为疳病，黑者中恶，黄为脾之困也，色见善者可治，色恶则病重矣。

如其病盛色能加变，如红黄之色，红盛作紫，可见寒入里化热；红紫之色，紫盛作青，见热极生风；紫青之色，青盛作黑，见血络闭郁；青黑之色，至纯黑者则不治。又白色主疳，黄而不光者主脾困。

另见，指纹淡。因小儿阳气不足，皮肤唇舌皆淡，故指纹四时皆淡，而淡红为虚寒，淡青为虚风，淡紫为虚热，主虚证；指纹滞，为推指不流畅，主实证，由食饮风热相搏而致或痰瘀所致。

（2）小儿脉诊

小儿三至五岁，医者可一指三关定其息，有力者为实为热，无力者为虚为寒。临证多见浮大而数为风热，浮而洪为虫证，浮而迟为寒客胃，浮而悸动为惊吓，脉微细为疳积，脉牢实则便秘，此为参考。因小儿血气未实，受外界影响，则易气动，脉诊迟数多有变化，故当四诊合参。

以脉诊为基，加之他症，可知病情之顺逆。临证若见脉浮数身温，顺证；沉细肢冷，逆证；夜啼脉微小，顺证；洪大身冷，逆证（恐热盛惊厥）；疳劳，脉紧数脏实，顺证；沉细脾泄，逆证；因虫腹痛，脉紧滑身温，顺证；浮大唇青，逆证。脉过寸口入鱼际，多见遗尿、惊搐。

总之，正常小儿面若桃花，外实也；手足心和暖，小便清澈，大便黄稠，内实也；表里具实，好养也。而小儿之病多变，症亦多变，临证时不仅需要四诊合参，明确诊断，同时要考虑到疾病的传变，防病于未然，方为上工之重。

（三）儿科辨证概要

辨证的过程，是以脏腑、经络、气血津液、病因等为依据，对通过望、闻、问、切四诊所搜集的信息、体征等资料进行综合、归纳、分析、推理、判断，辨明其内在联系，以及各种病变相互之间的关系，从而认识疾病，做出正确的诊断。辨证论治是中医临证医学的核心，中医儿科常用的辨证方法有八纲辨证和脏腑辨证。因小儿急性传染病较多，临证中亦用卫气营血辨证及三焦辨证法。此处重点讨论内科常见病的八纲辨证与脏腑辨证。

1. 八纲辨证。表里、寒热、虚实、阴阳八纲辨证，是辨证的总纲。表里是辨别病位的纲领，寒热是辨别疾病性质的纲领，虚实是辨别人体正气强弱和病邪盛衰（或称为病势）的纲领，阴阳是辨别疾病类别的纲领。各类儿科病证，诸如各种外感热病和内伤杂病的辨证，都可以归纳于八纲范畴。治疗大法的选择，如解表治里、祛寒清热、补虚泻实、调和阴阳等，都需要在八纲辨证的基础上确定。临证中常见的归纳如下：

（1）辨表里

表里是一个相对的概念，辨别二者要结合疾病的寒热、舌脉的变化。

表证指的是六淫邪气经过口鼻和皮毛侵入时产生的一些证候，见于疾病的初级阶段，临床特点是发病急且病程短。临床表现多为恶寒、发热、身痛、鼻塞、流涕、咳嗽、咽痛，指诊风关色红或脉浮，舌尖红，苔薄白（变化小）等。里证则指疾病入里，多见于外感疾病的中后期或者一些内伤病，病程一般较长。临床表现多见发热不恶寒、便秘、腹泻、呕吐、烦躁、头晕，指诊气命关见青紫或脉沉，舌因证而变（变化大）。

表里辨证亦有半表半里之证，临证可见少阳证，如往来寒热、默默不欲饮食、喜呕、烦躁等，因小儿尚不能言或言而问之多有不实，故医者重在四诊合参，以望诊为主进行辨证。

（2）辨寒热

寒热指疾病之性质，所谓“阳胜则热，阴胜则寒”。寒证一般伴有脏腑功能减退所致证候，临床可见恶寒或畏寒喜热、四肢寒冷、面色㿠白或泛青、大便溏稀、口淡不渴、睡露睛，指诊淡青或黑，脉沉等。

热证一般伴有脏腑功能亢盛所致证候，临床可见恶热喜冷、高热、面红目赤、烦躁不安、小便短赤、大便秘结、舌苔黄厚腻，指诊紫或脉滑数。

寒热之证亦有假象或寒热夹杂，医者必须谨慎判断。

（3）辨虚实

虚实是反映邪气盛衰及正气强弱的概念。所谓“虚则补之，实则泻之”，虚实辨证奠定了治疗大法。实证指邪气过剩所致证候，临证可见大便秘结、大便酸臭、小便不利、腹部胀痛、呼吸气粗、呕吐、胸闷烦躁、口臭、疮疡、舌苔厚腻等。虚证指小儿正气不足所致证候，临证见神疲乏力、精神萎靡、面色淡白、声低气怯、小便频数、遗尿或小便失禁、大便稀溏、盗汗或自汗、脉虚无力。

虚实之证亦有假象或虚实夹杂，医者自当四诊合参，仔细辨之。如若小儿纳差，困倦乏力，腹胀，按之痛剧，脉沉实有力，则为真实假虚证。

（4）辨阴阳

阴阳辨证为八纲辨证之总纲，里证、寒证、虚证属于阴证；表证、热证、实证属于阳证。阴证指虚寒证，临证见精神不振、面色㿠白、畏寒肢冷、口淡不渴、下利清谷等。阳证指实热证，临证见面红目赤、烦躁不安、身大热、汗大出、口大渴、大便秘结、小便短赤等。

实证日久亦会导致阴虚或阳虚。阴虚临证见五心烦热、盗汗、消瘦、舌红少苔或花斑苔。阳虚临证见神疲乏力、少气懒言、畏寒倦卧、腹泻、小便不利等症。

阴虚或阳虚之证会发展变化出亡阴或亡阳证，重则危及生命。亡阴临证见汗出味咸而黏、如珠如油，面赤颧红，呼吸急促，身灼热，四肢温，虚烦躁扰，恶热，眼眶凹陷，小便少，舌红绛而干，脉细数疾。亡阳临证见冷汗淋漓，畏寒，神情淡漠，肌肤不温，四肢厥冷，少气懒言或昏迷，舌淡苔白滑润，脉微欲绝等。

临证中的表里、寒热、虚实、阴阳八纲辨证是彼此联系的，并不是孤立、静止不变的，亦可以相互转化，如“相兼”“夹杂”“转化”等。总之，八纲辨证是分析、归纳各种证候的类别、部位、性质、正邪盛衰等关系的纲领，在临证中当斟酌用之。

2. 脏腑辨证。脏腑辨证是应用藏象学说的理论，对小儿病证加以分析归纳，以辨明病变在何脏腑及所患何证的辨证方法，在临证中多用于内科杂病。此处主要论述五脏辨证。

（1）肝者，厥阴木

肝主藏血、疏泄，主筋，其华在爪，开窍于目，与胆相表里。肝胆病变表现为肝失疏泄，肝不藏血，肝血不足，筋脉失养，目失涵养。

肝气郁结之证可见胸闷善太息，食欲不振，恶心呕吐，睡眠不稳，指诊推指滞或脉弦；肝火上炎之证可见面红目赤，头痛，急躁易怒，大便秘结，小便短赤，舌边尖红，苔黄，指纹红青紫或脉弦数；肝血不足之证可见面色无华，两目干涩，或视物不清，虚烦，心悸怔忡，爪甲不荣或有竖纹，肢体麻木，舌质淡，苔薄，指纹淡泛青白或脉细弱；肝阴不足之证可见五心烦热，口燥咽干，双目干涩，潮热盗汗，手足蠕动，舌红少津，苔少或花剥苔，指纹淡青紫或脉弦细数；热极生风之证可见高热神昏，双目窜视，项背强直，牙关紧闭，手足抽搐，手寻衣领及乱捻物（肝热生风之证），指纹青紫或脉弦数；肝胆湿热之证可见黄疸，呕吐，胁痛，纳呆，发热，湿疹，或睾丸肿痛，舌红，苔黄腻，指纹青紫，推指滞或脉弦滑数。

（2）心者，手少阴火

心者，君主之官，五脏六腑之大主也，主神志，主血脉，其华在面，开窍于舌，与小肠相表里。心与小肠病变，常见心主血脉的功能失常和心主神志的功能失调，出现心悸怔忡、夜啼多汗、失眠、易惊、出血、行为失常、神志失常等，有实证亦有虚证。

心火炽盛之证可见面红口渴，口舌生疮，烦躁，甚则谵语，夜啼不寐，舌尖红，苔薄黄，指纹紫或脉数；痰迷心窍之证可见精神抑郁，神识呆滞，举止失常，喃喃自语，舌淡苔腻，指纹淡，推指滞或脉滑；痰火扰心之证可见面赤气粗，头顶发热，甚则高热神昏谵语，哭笑无常不能自主，精神错乱，舌质红，苔黄腻，指纹紫，推指滞或脉滑数；心气亏虚之证可见面色淡白，神疲乏力，动则汗出，易惊少寐，多动虚烦，舌淡苔白，指纹淡，脉细弱或结代；心阳虚之证可见面色淡滞，神疲自汗，畏冷肢凉（手冷过肘，足冷过膝），或见足跗浮肿，易惊健忘，反应迟钝，舌质淡润，舌苔白，指纹淡红，脉迟弱或结代；心阳虚衰之证可见心悸气短，大汗淋漓，四肢厥冷，呼吸微弱，口唇青紫，神识不清，脉微欲绝等（常见于高热惊厥之后）；心血亏虚之证可见面色无华，唇甲色淡，头晕，失眠或多梦，健忘，舌淡苔薄，指纹淡或脉细弱；心阴虚之证可见五心烦热，潮热或低热，多动不宁，口咽干燥，舌红少津，舌苔光剥或薄黄，指纹淡紫或脉细数；心血瘀阻之证可见唇指青紫，或见肌肤紫，胸闷不舒，心悸不宁，或有胸骨后刺痛，出血紫暗，舌质暗红或见瘀斑，苔少而润，推指滞或脉涩或结代（多见于先天心脏病儿）。

（3）脾者，足太阴土

脾胃者，仓廪之官，位于中焦，相为表里。脾主运化，主统血，主肌肉及四肢，开窍于口，其华在唇。脾主运化，主升清，喜燥恶湿，胃主受纳，主降浊，喜润恶燥。脾胃病变常表现为水谷受纳运化失常，生化无源，气血亏虚，水湿留滞，痰浊内生，食积，血失统摄等，症状为食欲不振、恶心呕吐、胃脘部痞满胀痛、大便酸臭、出血等，有实证亦有虚证。

寒湿困脾之证可见头重身困，泛恶欲吐，脘腹胀闷，不思饮食，口淡不渴，腹痛，或见黄疸晦暗，舌体胖，苔白，指纹黄或脉濡缓；湿热蕴脾之证可见脘腹痞闷，呕恶厌食，口苦腹胀，肢体困倦，或见肌肤色黄鲜明，或见身热尿黄便溏，舌质红，苔黄腻，脉滑数。

脾气虚之证可见面色无华，倦怠乏力，食欲不振，食后脘腹胀满，大便薄，或见久泻脱肛，或见便血，常自汗出，舌质淡，苔薄白，指纹白或脉缓弱；脾血虚之证可见面色萎黄或色白无华，唇甲淡白，眩晕心悸，神疲乏力，发黄不泽，舌质淡白，舌苔薄，指纹淡白或脉细弱；脾阴虚之证可见消瘦乏力，唇干口燥，纳呆少食，食之腹胀，五心烦热，小便色黄，大便燥结，舌质红，舌苔少，指纹淡紫或脉细数；脾阳虚之证可见面色白，形寒肢冷，口淡不渴，纳呆食少，腹胀痛，喜温喜按，尿清便溏，或见浮肿尿少，舌质淡，苔白，指纹淡红，脉沉细或细弱。

胃中蕴热之证可见胃脘灼痛，渴喜冷饮，或见纳则胃痛，或见食入即吐，或见消谷善饥，口臭，牙龈肿痛，口舌生疮，尿黄便结，舌质红，舌苔黄，少津，指纹紫，推指滞或脉数有力；食积胃肠之证可见胃脘胀满，食后痛甚，疼痛拒按，纳呆厌食，恶心呕吐，上逆嗳腐吞酸，呕吐、泻下后胀痛稍减，舌苔厚腻，脉滑。

脾胃虚寒之证可见胃脘隐痛，遇寒或饥饿痛甚，喜暖喜按，食欲不振，口淡乏味，泛吐清涎，面色少华，疲乏体弱，舌质淡，舌体胖大、边有齿痕、苔白，指纹淡红或脉沉弱；胃阴不足之证可见胃脘隐隐作痛，饥不欲食，口干不欲饮，大便干结或排便不畅，舌嫩红、少苔或无苔，指纹淡紫或脉细数。

（4）肺者，手太阴金

肺位于胸中，上通咽喉，下接横膈，开窍于鼻，主气，司呼吸，又主宣发肃降，通调水道，且外合皮毛，与大肠相表里。肺与大肠病变表现为呼吸功能失常，肺气宣肃不利，通调水道失职，外邪易从口鼻皮毛侵入，致大肠传导失司等，故而出现咳嗽、气喘、咯痰、小便不利、大便秘结或泄泻等症，有实证亦有虚证。

风寒袭肺之证可见鼻塞流清涕，喷嚏，咳嗽或气喘，痰稀色白多泡沫，或有恶寒发热无汗，全身疼痛，舌苔薄白而润，指纹红或脉浮紧；风热犯肺之证可见恶风发热，鼻塞流黄涕，口渴欲饮，咽红肿痛，咳嗽，咯痰黄稠，不易咳出，甚则气喘鼻煽，汗出，烦躁不安，舌边尖红，苔薄黄，指纹紫或脉浮数；痰热郁肺之证可见咳嗽气喘，痰多黄稠难咯，甚则咳吐脓血痰，鼻翼煽动，咽喉肿痛，大便秘结，小便黄少，舌质红，苔黄或黄腻，指纹紫或脉滑数；痰湿蕴肺之证可见咳嗽痰多，痰白黏腻或稀薄或稠厚，晨起尤甚，气喘，多色清质稀，或有喉中哮鸣，或兼形寒流涕，舌质淡，苔白滑，指诊滞或脉滑；肺气亏虚之证可见面白神疲，形寒声怯，咳嗽气短，咳声无力，咳甚气喘，动则加剧，或有自汗，舌质淡，舌苔薄白，指纹白或脉弱；肺阴亏虚之证可见形体消瘦，潮热盗汗，手足心热，午后潮红，口咽干燥，或声音嘶哑，干咳无力，痰少而黏，或痰中带血，舌红少津，舌苔少或无苔，指纹淡紫或脉细数。

临证中，小儿肺病多因大便秘结或大便失调引起，故大肠的病变亦会引起各种病证。大肠湿热之证可见腹痛，暴注下迫，大便黄浊秽臭，肛门灼热，或里急后重，泻下黏液带血，常有发热烦渴，小便黄少，舌质红，苔黄腻，脉滑数；大肠虚寒之证可见大便泄泻，质稀清冷，或便中夹有黏液，经久不愈，腹部隐痛，喜暖喜按，甚至大便失禁，或肛门下脱，四肢欠温，舌质淡，苔薄润，脉沉细无力。阳明实热证可见痞满燥实四大症。

（5）肾者，足少阴水

肾位于腰部，为水火之脏，主藏精，主水，主纳气，主骨生髓，其华在发，开窍于耳及前后二阴，与膀胱相表里。肾与膀胱病变常表现为水肿、喘促、小便异常、生长障碍、发育迟缓等。小儿时有先天禀赋不足，加之后天肾常不足，故临证中多以肾虚证为主，常见“五迟五软”、遗尿、目畏光等；膀胱又以湿热为多见，常出现尿急、尿频、尿痛，甚则癃闭等。

肾阴不足之证可见颧红潮热，盗汗，眩晕，形体消瘦，手足心热，发育迟缓，尿短赤黄，大便秘结，舌红少津，舌苔少或无苔，指纹淡紫稍黑或脉细数；肾阳不足之证可见面色虚白泛青，畏寒怕冷，手脚冰凉，神疲乏力，小便清长，或浮肿尿少，夜间多遗尿，大便稀薄清冷，舌淡，苔薄白，指纹青黑或脉沉迟；肾精不足之证可见小儿囟门迟闭，反应迟钝，智识不聪，鸡胸龟背，“五迟五软”，舌淡，苔薄白，指纹淡黑或脉沉迟。

万全曰：“五脏之中肝有余，脾常不足，肾常虚，心热为火同肝论，娇肺遭伤不易愈。”故五脏辨证中，肺脾两脏病证最多。而随着社会的不断进步，目前小儿症状的表现多与心肝两脏有关，电子产品的过早、频繁地使用导致小儿过早弱视，辐射影响小儿发育；同时学业压力的增加及运动的减少，导致更多小儿抽动症或其他儿童心理疾病的出现。医者当慎审之，详辨之，综合分析，对症治疗。

（四）小儿治疗概要

遵循中医辨证论治之原则，小儿证与大人同，但所用剂量小。又因小儿气血未充，一生盛衰之基，全在幼时，故药饵尤当慎也，此又与成人不同。

1. 尽早治疗，中病即止。小儿起病急、易虚易实、易寒易热、传变迅速，故治当尽早，及时对证下药，必兼顾脾胃，万不可耗损小儿正气，且中病即止，不可久服。

另，小儿家中应常备紧急药物，以防小儿起病或突发重症来不及就医，药物可为中成药或西药，但必须明确药物的适应证、禁忌证、使用剂量、给药途径，以解燃眉之急。

2. 慎重选药，用药精准。小儿用药遵循“药味少，剂量轻，疗效高”的原则，依据辨证论治，处判方药。具体药物及剂量的选择依据小儿年龄、体重、疾病深浅、药物毒性而定，尽量选择口感较好的药物，尽量避免用攻伐太过及有毒的药物。

3. 给药方法。中药给药方法有多种，依小儿年龄、病情、药物性状而定。中医的常用给药途径有口服法、鼻饲法、直肠给药、穴位注射和外用药等。且给药次数依病情而定，热证、急证可以多次给药。特别注意，小儿拒绝服药时，切不可强行灌药，以免药液呛入气管，导致窒息。

4. 中医外治法。中医外治法对小儿亦非常有效，特别是对“不肯服药之人，不能服药之小儿”。中医外治法包括针灸、放血、按摩、拔罐、熏洗、敷贴、膏药、脐疗、足疗、耳穴疗法等百余种方法，治疗疾病范围较广，与内治法相比，有“殊途同归，异曲同工”之妙。

（五）小儿摄生调养

小儿肌肤未成，不可暖衣，暖衣则令筋骨缓弱。宜多见风日，若不见风日，则令肌肤脆软，更易伤损。天和暖无风之时，多户外玩乐，则血凝气刚，肌肉硬密，堪耐风寒，不致疾病。若常养在室内，重衣温暖，譬如阴地之草木，软脆不任风寒。小儿脾胃娇嫩，易伤积，故饮食宜温，以软为佳，量宜少，忌生冷、较硬之食物。吃饱正餐，避免偏食，少吃零食。忍三分寒，七分饱，频揉肚，则不易生病。不建议小儿喝软饮料，该类饮品含糖量极高，且含有多种对人体有害的添加剂，会影响小儿脏腑功能发育，特别是会对脾胃、胰腺、骨骼牙齿的发育造成不良影响。小儿应当注重个人卫生，勤洗漱。

现介绍南宋御医陈文中所著《陈氏小儿病源方论》的养子十法：

1. 要背暖。人体背部有肺俞二穴，及膀胱经走行，若背受风寒，伤于肺及膀胱经，使人毫毛耸直，皮肤闭而为病。其证或高热恶寒，或无汗，或咳，或嗽，或喘，或呕吐，皆因受寒而得之，故宜保持温暖。

2. 要肚暖。肚者，胃也，为水谷之海。若冷，则物不腐化，肠鸣、腹痛、呕哕、泄泻等疾生焉。经云："胃热，能消谷，必能饮食，故肚宜暖。"小儿纯阳之体，喜掀衣被，喜食冷饮，故常见脾胃之病。

3. 要足暖。经云："足是阳明胃经之所主也，俗曰寒从下起，此之谓也。"亦有云足底为少阴肾经，寒易从足底而入伤及于肾。

4. 要头凉。经云："头者，六阳之会，诸阳所凑也，头脑为髓之海。若热，则髓溢汗泄，或囟颅肿起，或头缝开解，或头疮目疾。"故头宜凉。

5. 要心胸凉。其心属内火，若外受客热，内接心火，则内外俱热也。其证轻则口干舌燥，腮红面赤。重则啼叫惊掣，故心胸宜凉。

6. 勿令忽见非常之物。小儿忽见非常之物，或见未识之人，或闻鸡鸣犬吠，或见牛马等兽，或嬉戏惊触，或闻大声，因而作搐者，缘心气乘虚而精神中散故也。常用补心温气药治之。如腹胀足冷者，难治也。

7. 脾胃要温。经云："脾为黄婆，胃为金翁，主养五脏六腑。"若脾胃全固，则津液通行，气血流转，使表里冲和，一身康健。

8. 儿啼未定勿便饮乳。呕奶，粪青色，缘儿在胎之时，其母取冷过度。冷气入于胎胞之中，儿生之后，因悲啼未定，便予乳奶，与冷气蕴搐于腹内，久而不散，伤儿脾胃。轻则呕奶、粪青，重则腹胀肚鸣，气逆涎潮，以致难愈，宜当调其母。

9. 勿服朱砂。小儿急救药中如保婴丹、牛黄清心丸等药，均含有朱砂，其味甘，性寒，下涎，损神气，慎用之。

10. 宜少洗浴。小儿一周之内，皮毛、肌肉、筋骨、髓脑、五脏六腑、荣卫气血皆未坚固，譬如草木茸芽之状，未经寒暑，娇嫩软弱，今婴孩称为芽儿故也。一周之内，切不可频频洗浴，恐湿热之气郁蒸不散，身生赤游丹毒，俗谓之赤流，片片如胭脂涂染，皆肿而壮热。若毒入腹者，则腹胀硬气，以致杀儿，此因洗浴而得也。

若肌肉宽缓，腠理开泄，包裹失宜，复为风邪所乘，而身生白流，皆肿而壮热也，或增寒壮热，鼻塞脑闷，或上气痰喘，咳嗽吐逆，种种之疾皆因洗浴脱着而得也。为儿父母宜鉴之哉。

第一节 哮喘

（一）学术思想

哮喘发作多见于秋冬之季，气候寒冷之地较温热之地多发。哮以声响言，喘以气息名，亦有“哮证”“齁喘”“吼喘”等中医古病名。临证之中，哮喘患儿年年皆发作，多由宿根未愈合外感六淫之邪而发病，详究其因，多为该病初发之时，未能彻底治愈，仍有痰饮伏于肺窍所致，其多因患儿素体虚弱，肺、脾、肾三脏不足所致，即“脾为生痰之源，肺为储痰之器，肾为生痰之本”，故每遇外因，触动伏痰，则见痰阻气道而诱发。临证中因感邪性质、患儿体质、发病长久之不同，可分为发作期、缓解期，又因其病性不同，复杂多变，故其治法亦不相同。

林丹认为，小儿哮喘之中医治疗当遵循“辨证论治”之准则，虽曰其因为伏痰内郁，复感外邪诱发而致，治之者必当分清发病缓急，虚实寒热，随证施治。林丹认为哮喘发作期可分为寒哮、热哮；缓解期可分为肺气虚、脾气虚、肾虚不纳三型。虚实亦可参照“凡如水鸡声者为实，喉如鼾声者为虚”。

在治疗方面，林丹认为急则治其标，缓则治其本，临证多因感邪之轻重、体质之异、痰之性状、病之深浅而化裁治疗。发作期以攻邪为主，多以寒热虚实辨证为主，寒哮多用温肺散寒、化痰定喘之方，可用麻黄汤、三拗汤、小青龙汤、三子养亲汤、麻杏二三汤等，服药后温覆取汗，若遇咳痰不出可加红景天，鼻塞多涕善嚏可用辛夷，喘证较重加北杏仁；热哮多用清热化痰、降气定喘之方，可用麻杏甘石汤、定喘汤、麻桑大黄汤、导痰汤，甚则滚痰丸。缓解期以脏腑辨证为主，肺气虚多用玉屏风散加减；脾气虚多用六君子汤加减；肾气虚多用金匮肾气丸加减。虚证治疗中，可见阴阳虚损，或痰、瘀、食、火、气滞等证，故临证中当随证加减用药，如可酌情用乌梅、诃子肉、紫河车、磁石、白僵蚕、地龙、制附子、薤白、葶苈子、桑白皮等。

（二）病案整理

病案

郭某，男，12岁。初诊时间：2019年1月6日。

主诉：哮喘发作2周。

现病史：患儿居东北，哮喘五年，宿根未愈，每入秋冬之季，哮喘必反复发作，甚则休学闭室而居。此儿素体虚弱，又常年服用西药倍氯米松、布地奈德雾化剂等控制病情。于两周前，哮喘再次发作，休学后到海南调治，首次尝试中医调理。

症见：患儿孱弱，喘促气急，喉间痰鸣，胸闷，咯痰质黏，见少许黄色、泡沫样痰，精神萎靡，少气懒言，面色青黄，下眼睑微肿，色青，食少纳呆，大便稍干，1日2行，尿黄，舌边尖红，苔白腻，脉上冲。

查体：听诊双肺可闻及哮鸣音。

西医诊断：哮喘。

中医诊断：哮证（外感风寒，肺失宣降）。

治法：温肺化痰平喘，益气固表。三子养亲汤合玉屏风散加减。

首诊处方： 白芥子6g，紫苏子6g，莱菔子6g，黄芩6g，北杏仁10g，黄芪15g，防风10g，白术10g，神曲10g，浙贝母10g，桑白皮10g，麦冬10g。3剂，日1剂，水煎服，复渣。

二诊：喘促气急明显好转，喉间痰鸣消失，咳嗽、痰量减少，但咯痰不利，口渴，舌尖红，苔薄白，于上方中减去白芥子，加入五味子6g，霜桑叶10g，红景天20g。

紫苏子6g，莱菔子6g，黄芩6g，北杏仁6g，黄芪15g，防风10g，白术10g，神曲10g，浙贝母10g，桑白皮10g，麦冬10g，五味子6g，霜桑叶10g，红景天20g。5剂，日1剂，水煎服，复渣。

服药后诸症皆安。

（三）思路分析

患儿之哮喘主证为痰壅气滞，喘满气急，为本虚标实证。本证为外感风寒，肺失宣肃，肺气不利，引动内里伏痰，痰气交阻于气道，痰随气升，气随痰阻而相互搏击，肺之气机升降失常，以致喘促气急，喉间痰鸣而发为哮喘。此儿就诊以痰壅气滞证为主，加之肺气不足，故治以温肺化痰平喘，益气固表。

方解：三子养亲汤出自《韩氏医通》，主治痰壅气逆食滞证，方中白芥子温肺化痰，利气畅膈；紫苏子降气消痰，止咳平喘；莱菔子消食导滞，降气祛痰。三者合用可使气机调畅，喘平痰消，且方中三药皆质性平和，量少而专精，最适宜用于小儿哮喘，以上再佐以北杏仁降气化痰，浙贝母清热化痰，共奏化痰之功效，此乃治喘必求其本。小儿肺常不足，外邪易侵袭肺系，扰动伏痰发为哮喘，此时合用玉屏风散以益气固表散寒。方中黄芪大补脾肺之气，卫外而为固；白术培土生金，健脾消痰；再用风中润药防风，祛风解表以治其标，协助黄芪固表而不留邪；佐以黄芩清上焦伏热，但因黄芩性燥而易伤阴液，恐致阴虚之变，故仅取6g轻量缓清上焦伏热；桑白皮泻肺平喘，兼取其利水之功，调整肺脾水液代谢平衡，给顽痰以出路；麦冬入肺脾两经，味甘可养阴润肺、益胃生津以疗被损伤之阴液，此为对症用药，亦可防止化痰之后津随痰消；神曲消食和胃，以防子病及母，肺病时易出现脾胃受纳运化失司之证候，子病治母，则子病易愈，肺病治脾，则肺病易愈，此为治疗小儿哮喘当未病先防。3剂毕，喘平痰消，但所伤之阴津仍未恢复，故加霜桑叶解表清肺，润肺养阴。五味子味酸能敛，以敛肺止咳喘；味甘能润，酸甘化阴以养阴液。五味子入肾经而滋肾阴，可防哮喘过后母病及子，损耗肾中肾阴，防病恶化。红景天有润肺化痰之功效，专治咯痰不爽。

（四）按语

林丹认为治疗小儿哮喘时应首先明确发作期或缓解期，辨证主要以寒热虚实和肺、脾、肾三脏病位为主，发作期以邪实为主，再进一步辨寒热：咳喘痰黄，身热面赤，口干舌红为热性哮喘；咳喘畏寒，痰多清稀，舌苔白滑为寒性哮喘。缓解期以正虚为主，辨肺、脾、肾三脏不足，进一步辨气血阴阳：气短多汗，易感冒多为气虚；形寒肢冷面白，动则心悸为阳虚；消瘦盗汗，面色潮红为阴虚。热重加栀子、鱼腥草清其肺热；咳喘哮吼甚者加射干、桑白皮、葶苈子泻肺清热化痰；痰热明显加地龙、黛蛤散、竹沥清化痰热。临证多以本虚标实为常见，故治疗应标本兼治，用药灵活，提前预防病情传变。

林丹认为案例中的患儿得以临床治愈，其第一功臣非药物也，是患者选择海南调养，此源于哮喘存在地域性差异。患儿居于东北，天气寒冷，空气质量较差，近几年均有雾霾，故在此环境中患儿病情反复发作，且缠绵难愈。而海南椰风海韵，空气清新，对患儿哮喘的调养最为适宜。第二归功于患儿对中药治疗较为敏感，因其从未服用过中药甚至中成药。故建议小儿后期通过中药调理肺、脾、肾，固护元气，在青春发育阶段多注意饮食起居调理，有可能痊愈。

第二节 疳 积

（一）学术思想

疳积为小儿临床常见病之一，属“麻、痘、惊、疳”小儿四大要证之一。该病多因喂养不当或他病影响致脾胃受损，耗伤阴津，使脏腑、经脉、筋骨、肌肤失其濡养而引发的一种慢性消耗性疾病。临床症见形体消瘦，饮食失常，面黄发枯，腹胀膨隆，夜眠不安或磨牙，烦躁易怒，注意力不集中或精神萎靡，大便不调，甚则出现骨瘦如柴或肢体浮肿等。

就疳积病名而言，临床中“疳”多有“甘”和“干”两种解释：一是导致疳积发病的病因，“疳者，甘也”，即小儿恣食肥甘厚腻之品，积滞中焦脾胃，日久形成疳积；二是疳积的发病病理机制及症状，“疳者，干也”，小儿气阴严重耗伤，形体干瘦，以脾胃为其病变部位，故而自古以来就有“诸疳皆脾胃病”的说法。“积”有“积滞”“郁滞”之意，是由于喂养不当，饮食失常，损伤脾胃，而致中焦积滞日久，郁而生热，耗伤津液，脏腑肌肉失养。临床上疳多由积发展而来，因而有“无积不成疳”“积为疳之母”之说。究其病机多为脾胃损伤，延及五脏，正如元代曾世荣《活幼心书·卷中·疳证》记载“大抵疳之为病，皆因过餐饮食，于脾家一脏有积不治，传之余脏而成五疳”。

林丹所疗疾病多以脾胃为重，治小儿疳积亦临床疗效颇佳。她认为现代小儿疳积之病因较为复杂，多因素体禀赋不足、后天喂养失当、小儿运动减少、治疗他病损伤脾胃及情绪不畅等所致，甚至不排除今之小儿婴幼时期即开发学习知识，且频繁使用电子产品致过思而伤脾。实证多为积滞伤脾，虚证多为气血两亏。治疗时除汤剂之外，外治法如小儿推拿、针挑四缝、外敷及饮食运动调理等，对于小儿疳积的治疗亦非常重要。积滞伤脾之证治法多消食导滞，调理脾胃，多用林氏经验方调理，兼清胃经，腹部按摩（手法以清为主，补为辅），扎四缝，或随症加减治疗。气血两亏则温中健脾，补益气血，方以异功散加减化裁，食疗为重要的辅助治疗，加之进行小儿推拿，增强运动，远离电子产品，多与大自然接触，治疗效果会更好。

林丹认为现代医学将小儿疳积当作营养不良治疗，补充大量的维生素、微量元素、营养品实为不妥，所谓“过犹不及”，小儿素体脾胃虚弱，更适合自然食物、自然药物的调理，过于进补会破坏小儿的脾胃功能。另外，临床发现小儿在高热、肺炎、腹泻时服用大量抗生素后，其出现疳积的概率会更高。林丹认为，小儿为稚阴稚阳之体，其脏腑协调功能尚在形成中，身体的平衡趋向于越来越健全，越来越完善，故维护小儿的自我正气和向上生长的特性很重要，相信小儿自我的恢复机能，给予适当辅助调理，小儿身体将趋于健康，过度地干预反而会伤及小儿根本。再者，小儿智识未开，饮食不可自控，肠胃脏腑娇嫩，形气未充，喜食寒凉甜腻之品，为父母者切记不可随小儿饮食喜好无节制地给予寒凉甜腻之品，伤及脾胃。

（二）病案整理

病案

赵某，男，2岁。初诊时间：2019年8月12日。

主诉：消瘦1年。

现病史：患儿因消瘦挑食，四处寻医，腹部B超示肠系膜淋巴结肿大，曾服用抗生素治疗，亦有中西医结合治疗，疗效不佳。

症见：患儿形体明显消瘦，体重9kg，身高80cm，面色萎黄稍青，毛发稀疏且黄，精神萎靡，厌恶进食，夜卧不宁，偶有磨牙，平素易感邪而发感冒，时有脐周痛，偶有急躁易怒，大便稀溏偶夹未消化的食物，舌质淡尖稍红苔白腻，指诊淡紫。

给予针刺四缝，均有淡黄色黏稠物涌出。

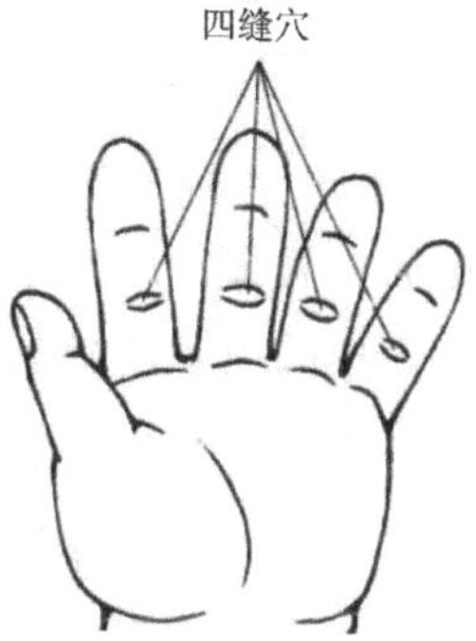

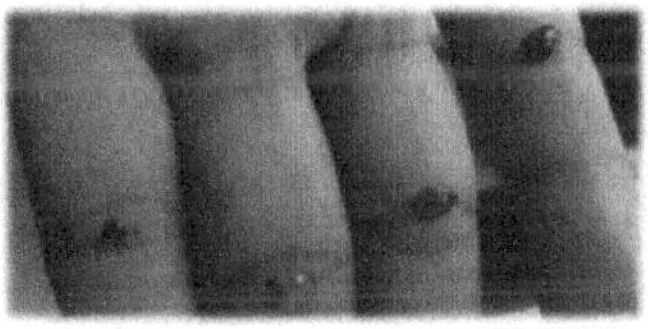

西医诊断：营养不良。

中医诊断：疳积（脾胃虚弱，积滞内停）。

治法：健脾运胃，消积理脾。林氏治疳经验方。

首诊处方：党参10g，白术10g，茯苓10g，独脚金5g，使君子6g，乌梅6g，生麦芽15g，生谷芽15g，鸡内金6g，神曲10g，连翘6g，枳实6g，炙甘草5g。4剂，日1剂，水煎服，复渣。

二诊：服4剂后患儿精神尚可，食量稍增加，且进食后有愉悦感，睡眠欠安，但未见夜间磨牙，腹痛次数减少，仍有便溏，守上方加生龙骨10g，陈皮5g。

党参10g，白术10g，茯苓10g，独脚金5g，使君子6g，乌梅6g，生麦芽15g，生谷芽15g，鸡内金6g，神曲10g，连翘6g，枳实6g，炙甘草5g，生龙骨10g（先煎），陈皮5g。7剂，日1剂，水煎服，复渣。

再次进行四缝放血，后诸症皆安。

（三）思路分析

本案为脾胃虚损，积滞内停，虚实夹杂而导致的疳积证。本证多由疳气发展而来，小儿脾常不足，恣食肥甘厚味导致脾胃虚损，运化不及，则形体明显消瘦，体重偏轻，且食少纳呆；脾胃受损，津液消亡，营养不良，则面色萎黄，毛发稀疏且黄；脾胃积滞内停，壅滞气机则腹痛；脾失健运，清浊不分，痰湿内停致大便溏稀并夹杂未消化食物，舌质淡苔白腻，脉沉细。故治疗以健脾运胃，消积理脾为主，通过调理脾胃，助其纳化，以达气血丰盈、津液充盛，处以治疳经验方。方中使君子为驱蛔要药，杀虫消积止痛；乌梅涩肠止泻、生津安蛔。两者合用，起到驱虫安蛔的作用，可治疗因虫积所致的小儿疳积、腹痛、吐泻诸症。白术培土生金，茯苓健脾益气；生麦芽、生谷芽、鸡内金消食化滞，健脾开胃，兼疏肝理气；神曲消食作用强，兼解表，尤宜治食滞兼外感；枳实理气消积；连翘清热解毒，善清上中二焦因食积而致之热，并可清心除烦；炙甘草调和诸药。全方共成健脾运胃，消积理脾之剂。此方服4剂，患儿食量增加，面色和精神皆好转，腹痛次数减少，仍便溏，提示脾失健运、痰湿未除，则继守方，加生龙骨安睡眠，助生长，陈皮理气健脾燥湿，以调理和巩固，因此诸症皆安。

（四）按语

《小儿药证直诀》中云："疳皆脾胃病，亡津液之所作也。"疳积治疗以健脾运胃、消积理脾最为适宜。临床应抓住以下辨证要点：形体明显消瘦、面色萎黄、毛发稀疏、精神萎靡、饮食异常、便溏等。临床若有顽痰，加法半夏、橘红祛痰化湿；脘腹胀满宜选用枳实、木香，行气宽胸；大便秘结加火麻仁、郁李仁以润肠通便；烦躁不安，夜卧不宁宜加栀子、莲子心，清热除烦，平肝抑木；口渴多饮、消谷善积宜选用石斛、天花粉以滋阴养胃；胸闷呕恶者加竹茹、半夏降逆止呕；胁下痞满有结块者加丹参、郁金等活血散结。治疗过程中用药须注意，不可久用消积、驱虫药，主张中病即止，后期调理脾胃。

临床对于疳积的患儿扎四缝，效果极佳。四缝穴位于手掌面，为手三阴经所过之处，且是手三阴经与三阳经交会之处。手三阴经和手三阳经互为表里，内联脏腑，外络关节，故通过点刺四缝穴可以起到畅通百脉，解热除烦，调和脏腑的作用。根据《针灸大成》中所记载四缝穴与脏腑的关系，有学者归纳其机理，一是具有清泄胃肠之热，清热除烦，通调血脉之功；二是可润补肺胃之阴液，以安肺胃；三是能疏通三焦，通降胃肠，六腑以通为用，胃宜降则和，这样能以降调升，借通为补。

第三节 癫痫

（一）学术思想

癫痫俗称为“羊角风”或“羊癫风”，是大脑神经元突发性异常放电，导致短暂的大脑功能障碍的一种慢性疾病。临床多出现意识、运动、感觉、情感及认知等方面的短暂失常，可见意识丧失、肢体抽动、行为障碍或自主神经异常等表现。本病又见于中医的“痫病”“癫痫”。癫痫的病因可分为先天和后天，先天多因母体突受惊吓和胎儿脑部发育不良所致，后天病因较为复杂，或为外感六淫所侵，或为七情失调，或为脑部外伤，或为饮食不节，或为过度劳累，或为他病累及脏腑受损而发。

林丹认为癫痫发生的先天因素多为母体受惊吓，惊则气机逆乱，恐则伤肾，导致胎儿发育异常，加之后天诱因而发病。中医临床中后天诱因多为惊恐、思虑、压抑、饮食不节和外伤，导致脏腑功能受损，风、痰、瘀内生，蒙蔽心神清窍而发病，与肾、肝、脾三脏关系最为密切，故常言“怪病多由痰作祟”。其证型临床多见惊痫、风痫、痰痫、瘀血痫、虚痫。其治疗以豁痰化瘀、镇惊息风为主。惊痫多用镇惊丸化裁，方为紫石英、远志、茯神、党参、琥珀、滑石、胆南星、生龙齿、天麻、全蝎、钩藤、朱砂；风痫多用定痫丸化裁，方为天麻、川贝母、半夏、茯苓、茯神、胆南星、石菖蒲、全蝎、白僵蚕、琥珀、陈皮、远志、丹参、麦冬、朱砂；痰痫多用涤痰汤化裁，方为竹茹、茯苓、太子参、甘草、橘红、胆南星、半夏、枳实、菖蒲、五味子、天麻、全蝎、白僵蚕；瘀血痫多用血府逐瘀汤化裁，方为桃仁、红花、当归、生地、川芎、桔梗、赤芍、枳壳、甘草、柴胡、地龙、全蝎；虚痫中脾虚多用六君子汤化裁，而髓海亏虚则用河车八味丸化裁，《幼幼集成》曰："治小儿痫证，年深日远，肝肾已亏，脾肺不足，心血耗散，证候不时举发。"

总之，林丹在继承前贤治痫的基础上，结合现代营养和强壮神经细胞的机理，加大对活血、化痰、止抽搐药物的使用。胆南星可清火化痰、镇惊定痫；全蝎、地龙、白僵蚕可有效止抽搐；天麻可祛风通络，营养神经；紫石英可镇静安神，善治惊痫。

（二）病案整理

病案

孔某，女，11岁。初诊时间：2018年1月3日。

主诉：头部及四肢不自主震颤4天。

现病史：患儿于2017年12月30日学校跨年夜晚食用杧果、辣鸭脖等食物后，半夜出现震颤，伴呼吸困难，经120抢救，入院观察，辅助检查：头颅CT扫描、MRI平扫+DWI未见明显异常，颈椎MRI平扫未见异常，脑电图未见异常。医院初步诊断为癫痫，建议服用丙戊酸钠长期治疗，家属拒绝后，考虑中医治疗。

症见：患儿头及四肢不自主震颤，以右手为甚，约每日5～7

次，每次2~3分钟，在寒冷、人多嘈杂地方，或学习时加重，会不自主发出“哼哼”怪声，常伴有强笑，坐卧不安，情绪不稳易急躁，常自觉胸闷，夜间尤甚，眠差，舌淡红，边有齿痕，苔白，脉悸动。

既往史：无杧果过敏史。喜好油腻、辛辣食物。

西医诊断：特发性癫痫综合征。

中医诊断：癫痫（风痰上扰，心火亢盛）。

治法：平肝息风，化痰，补益脾胃。涤痰汤加减。

首诊处方：法半夏10g，天麻10g，菖蒲10g，地龙5g，钩藤30g（后下），百合15g，生地15g，厚朴10g，紫苏叶5g，茯苓15g，红景天30g，甘草5g，生牡蛎30g（先煎），生龙骨30g（先煎）。7剂，日1剂，水煎服，复渣。

针刺处方：四神聪、印堂、鸠尾、曲池、内关、合谷、太冲、三阴交。主穴用毫针泻法，配穴按虚补实泻法操作。

二诊：服药7剂后，自觉好转，抽动有所减轻，每于学习时加重，汗多，于上方中加胆南星10g、党参30g。

法半夏10g，天麻10g，菖蒲10g，地龙5g，钩藤30g（后下），百合15g，生地15g，厚朴10g，紫苏叶5g，茯苓15g，红景天30g，甘草5g，生牡蛎30g（先煎），生龙骨30g（先煎），胆南星10g，党参30g。14剂，日1剂，水煎服，复渣。

针刺处方：四神聪、印堂、鸠尾、曲池、内关、合谷、太冲、三阴交。主穴用毫针泻法，配穴按虚补实泻法操作。

医嘱：减少学习时间，多接触大自然，多在户外活动，尽量避免长时间在密闭空间，饮食清淡，尽量不吃动物内脏。

三诊：患者诉昨晚整夜未眠，今日头及四肢不自主震颤加重。此前已经基本很少抽动，舌尖红，苔薄白，脉浮动。详细问诊，患儿焦虑，希望早日上学，参加考试，不能入睡。选用张仲景之方柴胡加龙骨牡蛎汤。

柴胡10g，黄芩5g，法半夏10g，桂枝10g，党参15g，茯苓15g，钩藤30g（后下），大枣10g（去核），百合15g，生地15g，生牡蛎30g（先煎），生龙骨30g（先煎），远志15g。7剂，日1剂，水煎服，复渣。

服药后诸症基本稳定，后续服药15日。

（三）思路分析

本案为脾胃积热生痰，肝风夹痰上扰，心火亢盛证。脾胃为后天之本，长期偏好油腻辛辣食物易伤脾胃，脾失健运，化生痰浊。肝风夹痰上扰，阻滞胸中，故自觉胸闷。上犯清窍，故头摇不能自主。痰随风动，阻滞经络，故双手不自主颤抖。心火亢盛，则情绪易急躁。患儿小学六年级，学习压力较大，最是消耗阴血，心阴不足，阴不敛阳，故于学习时加重。心不敛神，故眠差。脾失健运，无力运化水液，故舌边有齿痕。治疗以平肝息风，化痰，补益脾胃为主。

方中菖蒲入肝经，可开窍豁痰，《本草经解》有云“久服轻身，肝条畅也”；法半夏、厚朴共用，以散结化痰；天麻、钩藤息风止痉，其中天麻一药在《雷公炮制药性解》中载有“疗大人风热眩晕，治小儿惊悸风痫”之功效；地龙通络定惊，虫类药具有走窜通络的特性，通阻滞四肢的无形之痰以止四肢抽动；生龙骨、生牡蛎安神、潜阳；百合清心安神，生地清热凉血，共用以清心火，防止肝阳上亢治疗心慌和眠差；茯苓、紫苏叶、甘草、红景天健脾化痰，防止再生痰。

三诊，患儿因长期休学，不能正常上课，又处于小升初最重要的时期，故整夜未眠，惊恐焦虑，而致病情复发加重，给予柴胡加龙骨牡蛎汤加减。柴胡调和肝胆；桂枝平冲降逆；龙骨、牡蛎为摄纳浮阳之要药；半夏加茯苓豁肝胆之惊痰；百合、生地养阴清热，补益心肺，兼通便，可导痰下行，故可不用大黄，不用铅丹，恐中毒；另加远志，可化痰解郁、安神，《滇南本草》述“苦远志……入心、肝、脾三经，养心血，镇惊宁心，定惊悸，散痰涎，疗五痫，角弓反张，惊搐，口吐痰涎，手足战摇，不省人事”。本方可和解肝胆，交通上下，平肝潜阳息风。

（四）按语

本方从“怪病皆有痰作祟”入手，病位在肝、脾，该患儿虽西医检查尚未发现问题，但结合发病特征考虑为特发性癫痫综合征，此症除了癫痫，没有大脑结构性损伤和其他神经系统症状与体征，用药后预后良好。但在诊疗过程中，中西结合，曾高度怀疑肝豆状核变性，故建议家属让患儿定期复诊、复查，清淡饮食。另一方面，癫痫亦可见于颅内肿瘤、血管瘤、代谢性疾病等，诊断治疗最好中西医结合，方以病人为中心。

第四节 遗 尿

（一）学术思想

遗尿是指三周岁以上的小儿睡中小便自遗，醒后方觉的一种病证。此病与中医“遗溺”概念稍有不同。遗溺可见于三种情况，一为睡中而遗尿，唯幼稚多有之，此为该篇论述之遗尿；二为小便不禁，以气门不固，而频数不能禁也，此种不分昼夜；三为气脱于上，则下焦不约，而遗尿不觉，此为虚极之候。《诸病源候论·小便病诸候·尿床候》中所说的“夫人有睡眠不觉尿出者，是其禀质阴气偏盛，阳气偏虚者，则膀胱肾气俱冷，不能温制于水，则小便多，或不禁而遗尿”，明确指出遗尿之病因病机皆为虚寒。

林丹认为临床多见遗尿，治法均以固涩为主，然固其门户，仅为治标而已。《素问·经脉别论》云：“饮入于胃，游溢精气，上输于脾，脾气散精，上归于肺，通调水道，下输膀胱。水精四布，五经并行……”由此可知，人体内水液代谢与肾、膀胱、肺有密切关系，若肺气失于宣发肃降，则肾水终不能摄，故治水者，必须治气，治肾者必须治肺。故若小儿遗尿多为白日游戏过度，太过疲劳所致，治疗可补益脾肺，气壮则固，稍加固涩之剂佐之，可愈也，方可选用补中益气汤合缩泉丸化裁；若小儿遗尿多为善惊，心气不足，下连肝肾，方宜用归脾汤化裁，或合安肾丸加减香附子、川楝子、熟干地黄、小茴香、川椒；若小儿遗尿多属下元虚寒，智力较同龄稍差，形寒肢冷，方宜选菟丝子散化裁，菟丝子、牡蛎、肉苁蓉、制附子、五味子、韭菜籽加减用药。补骨脂为治遗尿之要药，故临床亦可用四神丸治疗之。另外，若小儿长期遗尿，恐人欺笑，久之易肝郁，情绪不畅，故治小儿遗尿时，疏肝亦很重要，可酌情用半夏厚朴汤。中药外治法之脐贴疗效亦不错，可将小茴香、龙眼肉、艾绒揉为团，敷于肚脐，或用暖脐膏外敷肚脐，亦有效果，但要治愈，还得配合汤药。

（二）病案整理

病案

苏某，女，10岁，学生。初诊时间：2017年11月12日。

主诉：尿床、尿频数年。

现病史：患者从小遗尿，多被父母责骂责打，遗尿症情未减，甚有加重。现仍常夜间尿床，白天尿频，尿量多，1日10余次，甚则半小时1次，常有小便难禁而尿裤子。外院垂体MRI检查提示“垂体柄增粗”，余未见明显异常，考虑“特发性中枢性尿崩症”可能，予醋酸去氨加压素（弥凝）治疗后夜间尿床及白天尿频好转，但停药后症状如前。

症见：患者平素情绪不稳，易怒，常叹息，时觉咽部有异物感，舌淡苔薄，脉沉。

西医诊断：中枢性尿崩症。

中医诊断：遗尿（肾虚）。

治法：温肾祛寒，固精缩尿。肾气丸合缩泉丸。

首诊处方： 法半夏10g，厚朴10g，紫苏叶5g，茯苓10g，甘草5g，制附子3g（先煎），桂枝3g，地黄24g，山药12g，山茱萸12g，泽泻9g，牡丹皮9g，小茴香10g，砂仁5g（后下）。7剂，日1剂，水煎服，复渣。

2017年11月19日二诊：服药7剂后白天尿量稍减少，但遗尿仍未改善，叹息消失，情绪平稳，问诊咽部异物感时有发作，余无不适，舌淡苔薄，脉沉较前好转。尿常规示：隐血（+）。

熟地40g，山药20g，山萸肉20g，泽泻15g，牡丹皮15g，薏苡仁20g，桑螵蛸10g，桔梗5g，制附子10g，醋龟板10g（先煎），白茅根30g，茯苓15g，生龙骨30g（先煎），柴胡10g，醋香附10g。7剂，日1剂，水煎服，复渣。

2017年11月26日三诊：服药7剂后，患者舌淡红，苔薄白，脉缓，问诊白天最长可达2小时进行1次排尿，夜间遗尿改善，母亲每夜间提醒2次小便，仅有1次尿床。自觉天气转冷，手脚冰凉。

制附子6g（先煎），炙甘草15g，炙麻黄3g，细辛2g。14剂，日1剂，水煎服，复渣。

2017年12月10日四诊：服药14剂后，患者15日内仅有1次尿床，自觉心慌，脉数。效不更方，续三诊方加五味子。

制附子6g（先煎），炙甘草15g，炙麻黄3g，细辛2g，五味子15g。10剂，隔1日1剂，水煎服，复渣。

2018年1月10日五诊：停药5日后，患者夜间未有尿床，但是需要母亲夜间定时提醒，嘱患儿家属小便功能也是需要锻炼的，慢慢形成生物钟即可痊愈。平素服用六味地黄丸或金匮肾气丸，旨在少火生气，以温脾土，使水液运化有司。

（三）思路分析

患儿以尿床和尿频为主症，属中医“遗尿”范畴。《幼幼集成·小便不利证治》云：“小便自出而不禁者，谓之遗尿；睡中自出者，谓之尿床。此皆肾与膀胱虚寒也。”治疗上以温肾祛寒，固精缩尿为原则。

首诊以肾气丸合缩泉丸加减，但患者症状改善并不明显，考虑病情长久，肾气为积寒所固结，二诊改用麻黄附子细辛汤，以强劲之力提拔肾气，连服数10剂后，患者尿床、尿频症状明显好转。《素问·灵兰秘典论》云："三焦者，决渎之官，水道出焉。"肝主疏泄，且肝之经络环阴器，肝失疏泄，影响三焦水道的正常通利。患者有痰气交阻的梅核气表现，且长期服用麻黄附子细辛汤有壮火食气之弊，故在病情较稳定时，嘱服用六味地黄丸巩固，夏天可服用金匮肾气丸以善其后，取其"火生土"之妙。患者尿床和尿频最终得到控制，且停药后如常人一般。

（四）按语

遗尿者，因膀胱有冷，不能制约水也。足太阳为膀胱之经，足少阴为肾之经，此二经互为表里。肾主水，肾气下通于阴。小便者，水液之余也。膀胱为津液之腑，既冷，气衰弱，不能制约水，故遗尿也。为进一步诊断，建议明确患者是否有先天性骶椎裂或腰部受伤等病史，或是否有因家庭矛盾而受惊等精神刺激史。患者经过全身检查后，仅MRI检查提示"垂体柄增粗"，予醋酸去氨加压素（弥凝）治疗有效，结合患者多尿等症状，故诊断为"中枢性尿崩症"。

第五节 抽动症

（一）学术思想

小儿抽动症，又称习惯性痉挛综合征，是发生在儿童期的一种肌肉抽动性疾病，多见于学龄前及学龄早期的儿童。病程中既有运动障碍，又有行为障碍。临床早期多见眼、嘴、鼻等面部肌肉的抽动，逐渐发展到头部、颈部、上肢、躯干、下肢等。抽动症具体的临床特点为症状快速、多变、难以控制、反复发作。常见症状有简单性运动抽动，如不自主眨眼、挤眉、噘嘴、做怪相、摇头、耸肩、甩臂、搓指、握拳、挺胸、扭腰、收腹、踮脚、抖腿、步态异常等；复杂性运动抽动，常呈现形态特异动作，如冲动型触摸东西、下蹲、膝部弯曲、蹲姿舔地、走路旋转、打自己等。抽动可因情绪激动、紧张而加重，睡眠时明显减轻，全神贯注于某种活动时，抽动随之减轻或消失。小儿整体表现为易躁动、易激惹，有破坏行为，有强迫行为，平素纳眠差，注意力不集中，学习困难。

林丹认为小儿抽动症临床上多见的病因为素体虚弱，内心脆弱，情绪不畅，加之户外活动少，长时间处于狭小空间中，或为长时间使用电子产品受影响所致，病位在肝，但与心、脾、肾关系密切，多由肝风痰火胶结成疾。按病程长短及临床表现可分为虚、实论治。实证多见肝风亢动证，予以清肝泻火，息风镇惊，兼调补脾胃，宜用龙胆泻肝汤化裁，方为龙胆草、钩藤、柴胡、黄芩、桔梗、芍药、茯苓、甘草、生麦芽、独脚金、天麻、百合、生地、连翘；痰火扰心证，予以泻火涤痰，清心安神，宜用涤痰汤化裁，方为竹茹、茯苓、太子参、甘草、橘红、胆南星、半夏、竹茹、枳实、菖蒲、五味子、天麻、全蝎、白僵蚕。虚证多见脾虚证，予以健脾益气，平肝息风，宜用醒脾散化裁，方为天麻、太子参、茯苓、炒白术、炙甘草、白僵蚕、生麦芽、神曲、钩藤；阴虚风动证，予以滋阴潜阳，柔肝息风，宜用大定风珠化裁，方为白芍、生地、麦冬、龟板、牡蛎、鳖甲、阿胶、甘草、五味子、火麻仁、钩藤、蝉蜕、天麻。临床中因治疗时间较长，多配合针灸治疗，针灸处方：太冲、百会、四神聪、内关、合谷、足三里，小儿恐针，取穴不宜多。

林丹认为儿童抽动症的心理治疗更为重要，主要与家长、老师有关，家长或老师要和孩子温情沟通，多多表扬或鼓励孩子，不可过度批评孩子，攻击孩子心理。此外，小儿稚阴稚阳的体质，需要与大自然接触，这对孩子身心发展非常有帮助。另外，随着现在学习模式的转变，孩子多通过手机、电脑、平板学习知识或玩游戏，电子产品对于孩子的大脑发育有一定影响，对孩子脆弱的心理也有干扰，孩子多有易激惹、敏感、自闭等心理发育不稳定情况，应引起家庭、学校、社会的关注。为防止反复发作，应适当减轻小儿学习的负担和精神压力。

（二）病案整理

病案

魏某，女，6岁。初诊时间：2019年3月25日。

主诉：不自主四肢晃动2年余。

现病史：患儿2年余来出现耸鼻、挤眼、翻白眼、噘嘴、歪头、不自主四肢晃动，伴发育迟缓。CT、MRI、脑电图检查均未见异常，故寻求中医诊治。

症见：患儿多动，噘嘴伴嘴角不自主抽动，弄舌，用力眨眼挤眉，擤鼻子，歪头，面色无华，黑眼圈明显，鼻根有青筋，母亲诉患儿注意力不集中，烦躁易怒，纳差，大便干结，小便黄，舌尖红，苔薄黄，舌根苔厚腻。

西医诊断：抽动症。

中医诊断：抽动症（心肝火旺夹脾虚）。

治法：泻火息风镇痉。导赤散合四君子汤加减。

首诊处方：蝉衣5g，钩藤10g（后下），生地10g，通草3g，淡竹叶5g，栀子10g，太子参15g，白术10g，甘草5g，陈皮5g，神曲10g，天麻6g，生麦芽30g，百合15g。7剂，日1剂，水煎服，复渣。

嘱患儿禁玩手机、看电视，多进行户外活动，多与大自然接触，家长要多赞扬鼓励孩子。

2019年4月1日二诊：患儿弄舌、擤鼻症状消失，余症减轻，大小便正常，纳眠仍差，舌淡红，苔薄白。患儿现主要为肝风亢动见脾虚之证。

龙胆草3g，钩藤20g（后下），柴胡6g，黄芩8g，桔梗10g，白芍10g，茯苓10g，甘草5g，生麦芽30g，独脚金10g，天麻10g，百合10g，生地10g，炒白僵蚕8g，生龙骨15g（先煎）。14剂，日1剂，水煎服，复渣。

辅以针挑四缝。

2019年4月15日三诊：患儿整体症状好转，抽动症呈阵发性出现，以空腹或劳累时症状加重，饮食睡眠较前好，舌淡红，苔薄白。此次以顾护脾胃为主。

法半夏6g，陈皮5g，党参12g，白术10g，茯苓10g，槟榔6g，焦山楂10g，钩藤20g（后下），百合15g，生地12g，生麦芽30g，独脚金10g，天麻6g。14剂，日1剂，水煎服，复渣。辅以针挑四缝，定期复查即可。

（三）思路分析

本案为儿童易发的抽动障碍，抽动障碍病机关键为风痰胶结，肝亢风动。风为阳邪，易袭阳位，上扰头面，则见点头摇头，挤眉眨眼，张口歪嘴，怪象丛生；肝亢风动，发为抽动。小儿为纯阳之体，心气怯弱，肝气未盛，外邪或内在因素一旦入侵易化热化火，犯心而生惊，犯肝而生风。本案以导赤散合四君子汤加减。导赤散泻其心火，且木生火，取实则泻其子，心火降，肝气平和，诸脏和谐；加蝉衣、钩藤、天麻入肝经，息风镇痉。小儿脾胃功能尚未完善，且小儿发病传变迅速，治疗时应兼护脾胃功能，本案以四君子汤去茯苓加陈皮、神曲、生麦芽以健脾和胃、消食理气，脾胃健，痰湿去，气血生化充足，则发育快速；且见肝之病知肝传脾，健运脾胃不受肝木所克。医嘱中鼓励小儿多进行户外活动，可使小儿心情舒畅，减少肝郁程度。

心火已降，肝火尚亢，故二诊主要清肝泻火，息风镇痉，兼顾护脾胃，待病情好转后以六君子汤加味，补益脾胃，加强后天之本，提高小儿抗病及康复能力。

（四）按语

儿童抽动障碍是一种起病于儿童时期或青少年时期的神经精神障碍性疾病，以多发性、不自主、反复、快速、无节律性的一个或多个部位肌肉的运动性抽动和（或）发声性抽动为特征。抽动障碍与先天禀赋不足、感受外邪、情志失调、饮食不当、疾病影响，以及学习紧张、劳累疲倦、久看电视或久玩游戏等多种因素有关。病位在肝，亦可涉及心、脾、肺、肾，病机关键为风痰胶结，肝亢风动。抽动障碍以运动性抽动和发声性抽动为临床核心症状。运动性抽动表现为不自主的肌肉抽动，可波及面部、颈部、肩部、躯干及四肢，表现为挤眉、眨眼、咧嘴、耸鼻、仰头、甩头、扭肩、甩手、鼓腹、踢腿、跺脚等。发声性抽动表现为异常的发音，如喉中吭吭、咯咯，吼叫声、呻吟声、秽语等。

治疗抽动障碍应抓住肝亢风动的核心病机，并根据小儿的生理病理特点，注意脏腑间传变，后期还应顾护脾胃功能。除了采取中药内服外，现代中医治疗抽动障碍还常配合外治法，例如针灸、推拿、耳穴压豆等，同时也应注意对患儿的生活调理，助其远离电子产品，多进行户外活动等。